抗原量に基づいて「食べること」を目指す

乳幼児の食物アレルギー

執筆 **伊藤節子**
同志社女子大学 生活科学部 食物栄養科学科 教授

診断と治療社

はじめに

　本書は，食物アレルギー児の示す現象をすべて真実と捉え，どのように科学的に説明すれば普遍性を持つのか，またどのような指導をすればQOLを損なうことなく食物アレルギーが治るのか，という視点で書いたものである．

　たいへん幸運なことに，京都大学医学部附属病院小児科のアレルギー外来は主治医制であったので，一貫した指導により患児や保護者との信頼関係が築かれ長期フォローが可能であり，その後赴任した医仁会武田総合病院でも同様であった．また，2児の母親としての経験から，保護者の訴えに応えて具体的な食事指導ができたことが最大の利点であった．食物アレルギーと診断されても，「食べること」を目指して食品除去は必要最小限にすること，牛乳アレルゲン除去調製粉乳以外は普通の食品で対応可能であること，摂取できるようになるまで通院することを徹底させることができた．

　本書に記したように，多くの臨床データから，食物を生体が異物として捉えたときの反応は細胞性免疫から始まり，児の発育の過程における抗原曝露のタイミングと抗原量により，IgE抗体産生が優位になりIgE依存性の食物アレルギーを発症することも，IgG抗体産生が優位になって免疫寛容が成立することもあることがわかった．しかし，食物の「消化・吸収」は依然としてブラックボックスのままであった．

　臨床現場でひたすら食物アレルギー児の診療にあたっていたときに，1つの転機が訪れた．それは，1998年秋に開かれた泊まり込みのシンポジウム「食物アレルギー：基礎と臨床のクロストーク」（代表：三河春樹京都大学名誉教授）であった．筆者に与えられたテーマはIgE産生機構の分野で「乳幼児における臨床—IgE抗体とIgG抗体・血中，母乳中のアレルゲン濃度」であった．抗原特異的IgE抗体とIgG抗体については，本書の第3章に述べるようにすでにデータの蓄積があったが，アレルゲンに関する研究の実績はなかった．これをきっかけとして，アレルゲンに目を向けることになったのである．そして，アレルゲンに関して，臨床医は基礎学者のデータを鵜呑みにしており，きちんとした臨床的な検証がほとんどされていないことがわかった．

　その後，1999年夏に同志社女子大学で管理栄養士の養成に携わる医師の公募をしていることを知った．食事指導に役立つアレルゲンの評価法と低アレルゲン化の研究をしようと一念発起して応募し，2000年4月に現職に就任した．研究日と土曜日にはアレルギー外来を続けることができ，研究成果の臨床における検証も可能となった．

　2002年にアレルギー物質の食品表示が義務化された．このときの公定法として定められたアレルゲンタンパク質の測定系の活用により，食品の「食べる」側から見た抗原性の評価ができ，食品の低アレルゲン化の評価に応用することが可能であることを示すことができた．

　卵の主要抗原である卵白アルブミンとオボムコイドの抗原性の変化についても新しい発見があった．本書をお読みいただくとわかるように，卵の抗原性の変化を理解すると患者さんの示す現象がよく理解できる．また，抗原量に基づく食事指導により，最重症例においても安全に耐性の獲得をはかることが可能である．

　本書の大まかな内容を紹介する．主題は「食べること」を目指して安全に行う食事療法であ

る．本書に示す食事療法は抗原量に基づいて計画的に摂取していく方法であり，経口免疫療法の漸増法に他ならないが，あえて「経口免疫療法」という項目立てを行っていない．それは現在行われている「経口免疫療法(急速法)」がしばしば重篤な症状を惹起することを容認しながら行われているが，本書の示す食事療法は安全性を第一にし，しかも「経口免疫療法(急速法)」が必要な食物アレルギー児を作らないことを目指しているからである．

「食べること」を目指した食事療法は，正しい抗原診断から始まる．単なる感作を食物アレルギーと判断しないためにも，詳しい問診と食物日誌の確認の重要性，網羅的検査は避けること，食物経口負荷試験は安全に行うべきであること，治すためにはいったんは除去が必要になるが必要最小限にとどめ，耐性の獲得に必要な条件とそのサインを見逃さないために，一人ひとりの食物アレルギー児を丁寧にみていく必要があることをまず述べた(第1章～第3章)．

第4章では，「経口免疫療法(急速法)」が必要となる食物アレルギー児を作らないために，多くの食物アレルギー児が最初に経験する疾患である，食物アレルギーの関与するアトピー性皮膚炎の早期診断の重要性，特に除去試験と経母乳負荷試験をきちんと実施して原因抗原の診断を行うことと，早期治療開始と適切な時期に除去解除を行うことの重要性，負荷試験時も含めて即時型反応を回避すべきであることを，非常に多くの食物アレルギーの乳幼児をみていた医仁会武田総合病院時代のデータをもとに述べた．

第1章～第4章の耐性の獲得に向けて行う正しい抗原診断を前提として，第5章では食事療法の実際について述べた．個々の食物アレルギー児において，症状の起こり方を規定するのは吸収される食物抗原の量である．この食物抗原の量こそが症状出現の鍵を握っているのであるが，複数の要因により規定されるため食物アレルギーの臨床を複雑にしている．生体側の要因としては「消化・吸収」といういわばブラックボックスがあり，食品側としては，調理や副材料により食品中の抗原コンポーネントタンパク質ごとに異なった変化を受けることが食物抗原の理解を難しくしている．この章では卵を中心にできるだけわかりやすく「食べる」側から見た食物の抗原性の変化について説明することに努めたつもりである．

第6章では誤食時の対応と誤食を起こさないための工夫や旅行時，特に海外旅行時の注意についても述べた．

より具体的な食事療法の実際として，続編として卵，牛乳，小麦アレルギー児のレシピ集の刊行を予定している．このなかでは加熱調理や副材料との組み合わせによる低アレルゲン化のより具体的な臨床応用，特に重症児の耐性獲得のための食事療法に使えるレシピについても述べる予定である．

2012年9月

同志社女子大学 生活科学部 食物栄養科学科 教授
伊藤節子

目次

はじめに ⅱ
著者紹介 ⅹ

第1章　食物アレルギーが起こるしくみ　1

A　食物アレルギーとは　2
1　食物アレルギーの定義 ………………………………………………… 2
2　食物アレルギーと鑑別すべき疾患 …………………………………… 2
　（a）毒性物質による反応（誰にでも起こる反応） ……………………… 2
　（b）食物不耐症（特定の人に起こる反応） ……………………………… 3
3　食物アレルギーの分類 ………………………………………………… 4
4　食物アレルギーによるおもな症状と原因食品 ……………………… 5
5　IgE-mediated food allergy としての食物アレルギー …………… 5

B　食物アレルギーが起こるしくみ　8
1　食物がアレルゲンとなるための条件 ………………………………… 8
　（a）食物側の要因 ………………………………………………………… 8
　（b）生体側の要因：乳児期に食物アレルギーを発症しやすい理由 … 8
2　アトピー素因 …………………………………………………………… 10
3　アレルギー反応が起こるしくみ ……………………………………… 11
4　食物抗原による感作と症状誘発の経路 ……………………………… 12
　（a）胎内感作の可能性 …………………………………………………… 13
　（b）経母乳感作 …………………………………………………………… 13
　（c）食生活と抗原感作 …………………………………………………… 14
　（d）その他の感作ルート ………………………………………………… 14
　（e）交差抗原性の関与するクラス2食物アレルギー ………………… 15
5　いったん食物アレルギーが起こると新たな食物アレルギーが起こりやすい理由 … 15

第2章　食物アレルギーの原因抗原の診断と摂取可能量の決定　17

A　食物アレルゲン同定の流れ　18
1　問診・食物日誌 ………………………………………………………… 20
　（a）問診 …………………………………………………………………… 20
　（b）食物日誌 ……………………………………………………………… 21
2　食物以外の症状悪化因子の除外（アトピー性皮膚炎の場合） ……… 24
　（a）石けん，洗剤，柔軟剤など皮膚への外的刺激の回避 …………… 24
　（b）外用剤により湿疹病変をいったん治す …………………………… 24
　（c）汗と保湿剤に注意 …………………………………………………… 24

　　　　（d）砂かぶれなど ……………………………………………………………… 25
　　　　（e）殺菌剤を使用していないかどうか ………………………………………… 25
　　　　（f）ダニやペットなどの室内環境 ……………………………………………… 25
　　　　（g）花粉など ……………………………………………………………………… 25

B　診断のための検査　26

　　1　一般検査 ……………………………………………………………………………… 26
　　2　血清総 IgE 値 ………………………………………………………………………… 26
　　3　原因食物抗原を同定するための検査：免疫学的機序の関与の証明 …………… 26
　　　　（a）抗原特異的 IgE 抗体 ………………………………………………………… 27
　　　　（b）好塩基球ヒスタミン遊離試験 ……………………………………………… 28
　　　　（c）皮膚テスト：プリック／スクラッチテスト ……………………………… 29

C　食物除去試験　31

　　1　診断の時の除去は完全に：摂取できるものを具体的に指導するのがコツ …… 31
　　2　食事記録から除去の確認をすることも正しい診断のためには必要 …………… 32
　　3　即時型反応症例では除去中であることを食事記録によって確認する ………… 32

D　食物経口負荷試験　33

　　1　食物経口負荷試験を行うかどうかをまず判断：安全性を重視 ………………… 33
　　　　（a）イムノキャップ®による抗原特異的 IgE 抗体検査の活用 ……………… 33
　　　　（b）HRT シオノギ®の活用 ……………………………………………………… 35
　　2　食物経口負荷試験を行わずに治療としての食品除去を開始する場合 ………… 36
　　3　耐性の獲得の確認または摂取可能量の確認のための食物経口負荷試験 ……… 36
　　4　食物経口負荷試験の方法 …………………………………………………………… 36
　　　　（a）食物経口負荷試験の分類 …………………………………………………… 36
　　　　（b）経母乳負荷試験 ……………………………………………………………… 38
　　5　食物経口負荷試験実施時の注意 …………………………………………………… 38

E　「食べること」を目指した治療のための臨床検査の活用法　40

　　1　問診と食物日誌から原因食物抗原を絞り込み，網羅的検査は避ける ………… 40
　　2　抗原コンポーネントタンパク質レベルでの検査の活用 ………………………… 40
　　3　好塩基球ヒスタミン遊離試験（HRT）の活用 …………………………………… 41
　　　　（a）HRT シオノギ®の結果の表し方とヒスタミン遊離曲線のパターン …… 41
　　　　（b）即時型反応，アナフィラキシーの原因抗原診断における HRT シオノギ®
　　　　　　の有用性 ……………………………………………………………………… 42
　　　　（c）負荷試験を安全に行うための HRT シオノギ®の活用 ………………… 44
　　　　（d）HRT シオノギ®の結果判定時の注意 …………………………………… 44

第3章　食物アレルギーが治るしくみ　49

A　早期の診断と治療開始が治るキーポイント　50

　　1　食物アレルギーを治す鍵は早期の診断と適切な食事療法 ……………………… 50
　　2　一時的に抗原回避（＝必要最小限の食品除去）が必要な理由 ………………… 53

3　食品除去は必要最小限にする ……………………………………………………… 54
　　　（a）極端な食品除去の継続は過敏性の増強につながるので注意 ……………… 54
　　　（b）食品除去により症状が消失してしまうことが落とし穴である …………… 54

B　食物アレルギーが治るしくみ　55
　　1　成長に伴う因子 …………………………………………………………………… 55
　　2　アレルゲン除去に伴う現象 ……………………………………………………… 55
　　　（a）抗原特異的 IgE 抗体の緩やかな低下 ………………………………………… 55
　　　（b）抗原特異的 IgG 抗体の速やかな低下 ………………………………………… 56
　　　（c）好塩基球ヒスタミン遊離試験の low-responder 化 ………………………… 60
　　　（d）耐性の獲得に伴ってみられる現象 …………………………………………… 61
　　　（e）治りかけていることを示す徴候 ……………………………………………… 64

第4章　早期治療開始によるアレルギーマーチの進展の予防　67

A　アレルギーマーチの初発症状としての食物アレルギー　68
　　1　乳幼児の食物アレルギー ………………………………………………………… 68
　　　（a）乳児期発症の食物アレルギーの関与するアトピー性皮膚炎 ……………… 68
　　　（b）即時型反応〜アナフィラキシー ……………………………………………… 68
　　　（c）新生児・乳児消化管アレルギー ……………………………………………… 68
　　2　乳児の食物アレルギーにおけるアトピー性皮膚炎と即時型反応 …………… 69

B　乳児期発症の食物アレルギーの関与するアトピー性皮膚炎　70
　　1　アトピー性皮膚炎の定義と原因・悪化因子としての食物 …………………… 70
　　2　乳幼児における食物アレルギーとアトピー性皮膚炎の関係 ………………… 71
　　　（a）乳幼児アトピー性皮膚炎における食物アレルギーの関与：
　　　　　疫学調査からわかること ……………………………………………………… 71
　　　（b）乳幼児アトピー性皮膚炎における食物アレルギーの関与：
　　　　　アレルギー外来初診例における検討 ………………………………………… 74
　　3　乳児期発症の食物アレルギーの関与するアトピー性皮膚炎の臨床像 ……… 76
　　4　原因食物アレルゲン診断のコツ ………………………………………………… 77

C　乳児期発症の食物アレルギーの関与するアトピー性皮膚炎とアレルギーマーチ　79
　　1　卵アレルギーの関与するアトピー性皮膚炎の経過 …………………………… 79
　　2　アレルギーマーチの進展の予防の観点からみた食物アレルギー治療における
　　　　critical period ……………………………………………………………………… 80
　　3　即時型反応の喘息発症に及ぼす影響：即時型反応が気道の過敏性を増強 … 81
　　　（a）即時型反応発現回避の重要性 ………………………………………………… 81
　　　（b）1年以内の呼吸器症状発現に及ぼす影響 …………………………………… 82
　　　（c）3年以上の経過観察例における喘息発症と吸入抗原による感作率 ……… 83

D　食物アレルギーの関与するアトピー性皮膚炎の治療　85
　　1　食物アレルギーを発症した乳児をアトピー素因の強い児としてとらえる … 85
　　2　食事療法の必要性 ………………………………………………………………… 86

3 アレルギーマーチの進展の予防を目指した早期治療介入 ················· 87
4 離乳食の進め方の原則 ·· 88
　(a) 離乳の開始 ··· 88
　(b) 食品摂取の方法 ··· 88
　(c) 薬剤投与 ··· 88
　(d) 検査結果 ··· 88
　(e) アトピー性皮膚炎との関連 ·· 89

第5章 食事療法の実際　91

A 食物アレルギー児の食事指導　92
1 食物アレルギーの治療における食事療法の位置付けと食事療法のポイント ········· 92
2 食事療法の基本 ·· 93
　(a) 正しい抗原診断に基づく必要最小限の食品除去が基本 ·············· 94
　(b) 常に診断の見直しをしながら食事指導を行う ························ 95
　(c) 除去解除のタイミングを逸しないこと(ただしアトピー性皮膚炎の軽快は
　　　必ずしも食物アレルギーの耐性の獲得を意味するものではないことに
　　　注意) ·· 95
　(d) 「食べること」を念頭において治療し,常に診断の見直しをする ··· 96
3 アレルギー物質の表示制度の活用 ·· 96
　(a) 容器包装された加工食品のアレルギー物質の表示の見方 ············ 97
　(b) アレルギー物質の表示制度が定着した現在における食事指導 ····· 101
　(c) 表示制度を活用した加工食品の選び方 ······························· 102
　(d) 表示制度下での食事作り ·· 103
　(e) アレルギー用食品店における紛らわしい表現に注意 ················ 103
4 必要最小限の食品除去実施のコツ：保育園の給食に学ぶこと ············ 103
　(a) 食物アレルギーの原因食品は多様であるが,実は限られた食品が原因と
　　　なっている ·· 104
　(b) 保育園通園中の乳幼児では卵,牛乳,小麦の3品目が除去食品の
　　　75％以上を占める ·· 104
　(c) 保育園は頼もしい味方 ··· 105
　(d) 保育園での対応の方法にアレルゲン除去食をうまく行うヒントがある ····· 105
5 栄養面への配慮 ··· 107
　(a) 鉄とカルシウムの摂取不足は乳幼児全体の食事における課題 ······ 107
　(b) 食品除去の必要性についての定期的再評価と見直しの重要性 ····· 108
　(c) 栄養評価 ··· 109
6 食品除去の方法 ··· 111
　(a) 食材として用いないで調理する：食品別対応の実際と注意点 ······ 111
　(b) 調理による低アレルゲン化 ·· 119
　(c) 加水分解,発酵による低アレルゲン化 ································ 119

B　離乳食の進め方　　120

1　離乳食の進め方の基本 ……………………………………………………………… 120
　（a）離乳の開始（5〜6 か月頃） ……………………………………………………… 120
　（b）2 回食から 3 回食へ（7〜8 か月頃から 9〜11 か月頃） ……………………… 121
　（c）離乳の完了（12〜18 か月頃） …………………………………………………… 122
2　食物アレルギー児の離乳食の進め方 ……………………………………………… 123
　（a）離乳食の進め方のポイント ……………………………………………………… 123
　（b）離乳期に卵，牛乳，小麦を除去する場合の注意 ……………………………… 124
　（c）食物アレルギーと診断されたときの母親の食事 ……………………………… 127

C　食事療法に生かすことができる調理による食品の低アレルゲン化　　129

1　「食べること」を目指した食品の低アレルゲン化 ………………………………… 129
2　「食べる」側から見た食品の抗原性の評価法についての基礎検討 ……………… 129
　（a）特定原材料検出のために開発された二通りの抗原検出法 …………………… 130
　（b）固ゆで卵中の OVA と OM 抗原量でみる新法と従来法の違い ……………… 130
3　卵，牛乳，小麦の主要アレルゲン ………………………………………………… 132
　（a）鶏卵 ………………………………………………………………………………… 132
　（b）牛乳 ………………………………………………………………………………… 134
　（c）小麦 ………………………………………………………………………………… 135
4　生体側の反応性からみた卵，牛乳，小麦の主要アレルゲン …………………… 136
　（a）鶏卵 ………………………………………………………………………………… 136
　（b）牛乳 ………………………………………………………………………………… 137
　（c）小麦 ………………………………………………………………………………… 138
5　加熱調理による食品の低アレルゲン化の法則 …………………………………… 138
　（a）調理による卵白の低アレルゲン化 ……………………………………………… 139
　（b）調理による牛乳中のカゼインと β-ラクトグロブリンの低アレルゲン化 …… 148
　（c）調理による小麦の低アレルゲン化 ……………………………………………… 150
6　調理による卵の低アレルゲン化の実際 …………………………………………… 152
　（a）卵黄のアレルゲン性は混入する卵白量により決まる：
　　　卵白との分離がキーポイント ………………………………………………… 152
　（b）卵白の低アレルゲン化 …………………………………………………………… 154
　（c）調理食品・加工食品中の OVA と OM の抗原性のパターン分類 …………… 156

D　食品除去解除のための食事指導　　158

1　食品除去解除の基本 ………………………………………………………………… 158
　（a）食品除去の適応についての定期的な再評価の必要性 ………………………… 158
　（b）乳児期発症の食物アレルギーの関与するアトピー性皮膚炎における
　　　除去解除 ………………………………………………………………………… 159
　（c）即時型反応既往例における食品除去解除 ……………………………………… 160
2　食物経口負荷試験結果に基づく「食べること」を目指した食事指導 …………… 168
　（a）『食物アレルギー診療ガイドライン 2012』における負荷食品の抗原量 …… 168

(b) 食物経口負荷試験結果を反映させた食品摂取可能量 ……………………… 169
　　　(c) 重症卵アレルギーにおける摂取抗原量に基づく食事指導における注意 …… 174

第6章　誤食時の対応と海外旅行時の注意　　177

- A　誤食時・接触時の症状の起こり方と対応の要点　　178
  - 1　誤食時の症状の進行の仕方と対応 …………………………………………… 178
  - 2　園・学校生活における配慮 …………………………………………………… 179
- B　アナフィラキシーの予防と対応の実際　　180
  - 1　アレルゲンを含む食品の摂取回避 …………………………………………… 180
  - 2　園・学校の給食における誤食を起こさないための工夫 …………………… 180
  - 3　家庭，園・学校における誤食時の対応 ……………………………………… 181
  - 4　アドレナリン自己注射器（エピペン®）使用時の注意 …………………… 182
- C　国内・海外旅行時の注意　　184
  - 1　旅行時，宿泊行事における注意点 …………………………………………… 184
  - 2　海外旅行時にエピペン®を携帯するときの注意 …………………………… 184

索引 ……………………………………………………………………………………… 186
おわりに ………………………………………………………………………………… 192

☕ Coffee break

- 検査結果をうまく活用するために ………………………………………………… 27
- 除去試験実施のコツと経母乳負荷試験 …………………………………………… 32
- 抗原特異的 IgE 抗体と抗原特異的 IgG およびサブクラス抗体は競合的に働く ……… 65
- 乳児期のアトピー性皮膚炎では，まず原因・悪化因子を見つける努力を！ …… 73
- 乳児期発症のアトピー性皮膚炎で気になること ………………………………… 78
- 気管支喘息にならないために ……………………………………………………… 84
- 本物の魚アレルギーを作らない方法 ……………………………………………… 117
- 離乳食は食育の原点 ………………………………………………………………… 128
- 「食べる」のは食品である ………………………………………………………… 138
- 卵を制するものは食物アレルギーを制する ……………………………………… 157
- アレルゲン除去食の目的は，安全に，楽しく「食べること」である ………… 175

著者紹介

伊藤節子（いとうせつこ）

- 略歴
    - 1975 年　京都大学医学部卒業
    - 　　　　　天理よろづ相談所病院，京都大学医学部附属病院，関西電力病院を経て，
    - 1978 年　京都大学大学院医学研究科入学
    - 1980 年　京都大学医学部小児科助手
    - 1985 年　医仁会武田総合病院小児科部長
    - 1997 年　康生会武田病院小児アレルギー部長
    - 2000 年　同志社女子大学生活科学部食物栄養科学科教授
    - 2001 年　同志社女子大学大学院生活科学研究科教授

- 資格
    - 医学博士
    - 日本小児科学会専門医
    - 日本アレルギー学会専門医(小児科)・指導医(小児科)

- 学会活動（2012 年 9 月現在）
    - 日本小児アレルギー学会：理事，評議員
    - 　　　　　　　　　　　　編集委員，食物アレルギー委員，疫学委員，規約委員
    - 日本アレルギー学会：代議員
    - 日本病態栄養学会：学術評議員

- 作成にかかわったガイドラインなど
    - 食物アレルギーによるアナフィラキシー学校対応マニュアル 小・中学校編（日本小児アレルギー学会 食物アレルギー委員会）
    - 食物アレルギー診療ガイドライン 2005，2012（日本小児アレルギー学会 食物アレルギー委員会）
    - 食物アレルギー経口負荷試験ガイドライン 2009（日本小児アレルギー学会 食物アレルギー委員会）
    - 食物アレルギー診療の手引き 2005，2008，2011（厚生労働科学研究班）
    - 食物アレルギー栄養指導の手引き 2008，2011（厚生労働科学研究班）
    - ぜん息予防のための よくわかる食物アレルギーの基礎知識（環境再生保全機構）
    - ぜん息予防のための よくわかる食物アレルギーの基礎知識 2012 年改訂版（環境再生保全機構）

- 著書
    - 親と子の食物アレルギー　講談社現代新書（講談社，2012）

- 研究テーマ
    - 食物アレルギーの正しい抗原診断に基づく必要最小限の食品除去と抗原量に基づく「食べること」を目指した食事指導のあり方の提案と実証

第1章

食物アレルギーが起こるしくみ

A 食物アレルギーとは

1 食物アレルギーの定義

2011年10月末に発刊された日本小児アレルギー学会食物アレルギー委員会作成の『食物アレルギー診療ガイドライン2012』では，食物アレルギーの定義を欧米の定義とあわせて，「食物によって引き起こされる抗原特異的な免疫学的機序を介して生体にとって不利益な症状が惹起される現象」としている．実際に問題となるのは，原因食物を摂取した後に抗原特異的な免疫学的機序を介して生体にとって不利益な症状が惹起される現象であり，『食物アレルギー診療ガイドライン2012』に記載されている内容も食物摂取により惹起される食物アレルギーの診断と治療・管理である．食物アレルギーによる症状の大部分は抗原特異的IgE抗体の関与するⅠ型アレルギー反応の結果，マスト細胞や好塩基球から遊離されるヒスタミンにより引き起こされ，症状の重篤さは遊離されたヒスタミン量により規定される．

食物アレルギーは，ある特定の人に起こる現象であるという点で，食物により引き起こされる生体に不利益な反応のうち，すべての人に起こりうる現象である毒性物質による反応（toxic reaction）と区別され，さらに，特定の人に起こる現象のなかでも免疫学的機序を介さない反応である「食物不耐症」（food intolerance）と区別される．

このように，食物摂取によって引き起こされる生体にとって不利益な反応のなかで免疫学的機序が関与するものを「食物アレルギー」という（表1-1）．

2 食物アレルギーと鑑別すべき疾患

(a) 毒性物質による反応（誰にでも起こる反応）

食物アレルギーと区別することが必要なのは，一定量以上摂取すると誰にでも症状が起こる

表1-1 食物アレルギーの定義と鑑別すべき反応

食物アレルギーの定義
食物によって引き起こされる抗原特異的な免疫学的機序を介して生体にとって不利益な症状が惹起される現象
食物による生体に不利益な反応における食物アレルギーの位置付け

- 毒性物質による反応 ─── 細菌毒素，自然毒，ヒスタミン中毒など
  （誰にでも起こる反応）　　（toxic reaction）
- 非毒性物質による反応 ─┬─ 食物アレルギー（免疫学的機序を介する現象）
  （特定の人に起こる反応）　│　（food allergy）
  　　　　　　　　　　　　└─ 食物不耐症（免疫学的機序を介さない現象）
  　　　　　　　　　　　　　　（food intolerance）

毒物反応である．このなかには，キノコやフグの毒など自然毒や腸炎の原因となる病原大腸菌 O-157 のような細菌毒素，ヒスタミン中毒などが含まれる．ヒスタミンは鮮度の落ちた魚以外にも，ほうれん草，なす，タケノコなどの灰汁の強い野菜や肉類，甲殻類，果物・チーズ・赤ワインなどの発酵食品中にも含まれている．野菜類は基本通りの下ごしらえをすることが，アレルギーと紛らわしい反応を避けるためにも必要である．

● サバアレルギーとヒスタミン中毒

　かつては，サバを食べた後にじんま疹や腹痛を起こすと"サバアレルギー"とされていた．免疫学の進歩により，サバ特異的 IgE 抗体を調べることができるようになってくると，そのなかで本物のサバアレルギーは 10 人に 1 人位で，一部にはサバの寄生虫であるアニサキスに対するアレルギーも含まれるが，大半は古くなったサバのなかのヒスタミンによるヒスタミン中毒であることがわかった．ヒスタミンにより引き起こされる症状であるため，I 型アレルギー反応と同じ症状を呈するが免疫学的機序によらない反応のため，サバアレルギーとは呼ばないのである．

● 血管作動性物質

　野菜，果物，魚，甲殻類，貝類，赤ワイン，ナッツ類，キノコ類などにはヒスタミン以外にもアセチルコリン，セロトニン，トリメチルアミン，チラミン，ノイリンなどの化学伝達物質が含まれており，食物アレルギー様の症状を起こすことがある．かつては，これらの化学伝達物質は「仮性アレルゲン」と呼ばれていた．

● シュウ酸カルシウム

　ヤマイモをすりおろした手がかゆくなったり，口の周りに付いて赤くなったりすることがあるが，これは生のヤマイモのなかにあるシュウ酸カルシウムの針状結晶によるもので，ヤマイモを切ったり，すりおろすと，細胞から簡単に結晶細胞が飛び出し，皮膚に刺さって，粘質物とともに強いかゆみを起こすもので，食物アレルギーとは異なる．ヤマイモアレルギーと区別する必要がある．

(b) 食物不耐症（特定の人に起こる反応）

　食物アレルギーと同様に特定の人に起こるが，免疫学的機序の関与しない，食物アレルギーと紛らわしい反応に，「食物不耐症」がある．牛乳を飲むとすぐにお腹がゴロゴロしてきてトイレに駆け込まなくてはならなくなる人がある．牛乳アレルギーの場合もあるが，多くは乳糖をうまく分解することのできない乳糖不耐症による症状である．農耕民族であり，元来牛乳・乳製品を摂取する習慣がなかった日本人によくみられる．また，ウイルス性胃腸炎で下痢が長引いた後に，粉ミルクや牛乳を飲むと下痢をするという状態が何週間も続くことがあるが，これはウイルス性胃腸炎のために小腸の粘膜障害により，一時的に乳糖を分解できなくなった二次性乳糖不耐症で，乳糖の入っていない調製粉乳（乳糖を含まない牛乳アレルゲン除去調製粉乳〈表 5-10 参照，p.113〉や大豆調製粉乳）をしばらく飲んでいると治る．

3 食物アレルギーの分類

食物アレルギーの分類

- 免疫学的機序による分類
  ①抗原特異的 IgE 抗体の関与する反応（IgE 依存性反応）
  ②抗原特異的 IgE 抗体の関与しない反応（非 IgE 依存性反応）
- 抗原曝露後症状が出現するまでの時間による分類
  ①即時型反応（曝露後 2 時間以内に症状が出現）
  ②非即時型反応

　この視点の異なる 2 つの分類を組み合わせて，"IgE 依存性の即時型反応"のように表現するとわかりやすい．IgE 依存性反応による症状は主として即時型反応，一部は遅発型反応（6〜8 時間後に発症する非即時型反応）として認められる．

　食物アレルギーにおける症状は，それぞれの分類のどちらか一方だけではなく，両方の反応が関与していることも少なくない．「乳児期発症の食物アレルギーの関与するアトピー性皮膚炎」がそのよい例である．

即時型反応
　即時型反応は皮膚・粘膜，消化器，呼吸器などに起こるが，症状が複数の臓器に次から次へと発症する場合を「アナフィラキシー」，循環不全を伴う場合を「アナフィラキシーショック」という．食物アレルギーの治療管理において最も注意すべき反応である．

IgE 依存性反応
　抗原特異的 IgE 抗体の存在は，血中の抗原特異的 IgE 抗体，好塩基球ヒスタミン遊離試験，皮膚プリックテストなどにより証明される．皮膚プリックテストでは遅発型反応も観察できる．いずれの検査も食物摂取後に惹起される生体にとって不利益な反応に免疫学的機序が関与していることを示す根拠として有用であり，実際に日常診療において行われている検査である．
　即時型反応の他，食物アレルギーの特殊型とされる「口腔アレルギー症候群」や「食物依存性運動誘発アナフィラキシー」なども IgE 依存性反応に分類される．IgE 依存性反応による遅発型反応は，乳児期発症の食物アレルギーの関与するアトピー性皮膚炎において認められることが多い．

非 IgE 依存性反応
　非 IgE 依存性反応には，IgG などの IgE 以外の抗体，補体，細胞性免疫などが関与している．
　非 IgE 依存性食物アレルギーによる疾患として新生児・乳児消化管アレルギーが最近注目を浴びているが，症例が集積されていくにつれ，抗原特異的 IgE 抗体の証明される症例もあることがわかり，発症機序の解明にはさらなる症例の集積と解析，経過観察が必要である．新生児期に発症するものでは，乳児用調製粉乳中の牛乳抗原や母乳中に分泌される食物抗原が原因であることが多く，正しい診断と牛乳アレルゲン除去調製粉乳などによる早期の治療開始により臨床経過は概ね良好である．

4 食物アレルギーによるおもな症状と原因食品

　食物アレルギーによるおもな疾患を，免疫学的機序と厚生労働科学研究班による「食物アレルギーの診療の手引き 2011」（主任研究者：海老澤元宏）の臨床型分類に基づいて発症年齢順にまとめたものを表 1-2 に示す[1]．

　乳幼児の食物アレルギーによる疾患のなかで最も頻度が高いのは，乳児期発症の食物アレルギーの関与するアトピー性皮膚炎であり，既往も含めると 90% 以上に認められる．即時型反応が認められるのは 10% 以下であり，新生児・乳児消化管アレルギーは数% 以下である．

5 IgE-mediated food allergy としての食物アレルギー

　食物アレルギーによる症状は軽微な皮膚症状からアナフィラキシー反応まで多彩である．これらの疾患は必ずしも単独で起こるとは限らず，同一個体においても摂取抗原量により惹起される症状は大きく異なる．

　食物アレルギーによる疾患のなかで最も頻度が高い，乳児期発症の食物アレルギーの関与す

表 1-2　発症時期別にみた食物アレルギーの分類

発症時期	疾　患		免疫学的機序	おもな症状	おもな原因食品
新生児期～乳児期	新生児・乳児消化管アレルギー		おもに非 IgE 依存性	肉眼的血便，嘔吐，下痢	牛乳（粉乳），母乳中の食物抗原
乳児期	乳児期発症の食物アレルギーの関与するアトピー性皮膚炎		おもに IgE 依存性	スキンケアと軟膏塗布のみでは症状を繰り返すかゆみの強い湿疹	卵，牛乳，小麦など（母乳中の抗原を含む）
乳児期～成人	即時型反応 ～アナフィラキシー反応 （複数の臓器に症状が出現） ～アナフィラキシーショック （循環不全を伴う場合）		IgE 依存性	皮膚症状：かゆみ，発赤，じんま疹 粘膜症状：口腔・咽喉頭違和感，喉頭浮腫，鼻・結膜症状 消化器症状：嘔吐，腹痛，下痢 呼吸器症状：喉頭浮腫，嗄声，咳嗽，喘鳴，呼吸困難 アナフィラキシー反応～ショック	乳児：卵，牛乳，小麦など 幼児：卵，牛乳，小麦，甲殻類，魚卵，そば，果物，ピーナッツなど 学童期以降：甲殻類，鶏卵，小麦，果物，そば，魚など
幼児期～成人	特殊型	口腔アレルギー症候群	IgE 依存性	多くは口腔・咽頭違和感に限局（成人では花粉症例に多い）	果物，野菜など
学童期～成人		食物依存性運動誘発アナフィラキシー	IgE 依存性	アナフィラキシー反応（特定の食物＋運動）	小麦，甲殻類など

〔伊藤節子：食物アレルギー．アレルギー 2010 ; 59 : 497-506 より一部改変して引用〕

るアトピー性皮膚炎では，多くの場合，母乳中の微量の抗原[2]（数 10 ng/mL，1 日に 1,000 mL の母乳を摂取するとしても数 10 μg/日）により感作され，血中に抗原特異的 IgE 抗体が検出される[2,3]．この疾患では IgE 依存性反応が主体で，母乳中の微量の抗原がアレルゲンとして働き，慢性的に経過するかゆみの強い湿疹病変として発症する．母乳摂取後にみられる即時型反応による症状はごく軽微であり，発赤やかゆみが大半でまれにじんま疹が出現する．これは乳児が産生している抗原特異的 IgE 抗体量が少ないうえに母乳中の抗原濃度が非常に低く（数十 ng/mL），I 型アレルギー反応の結果遊離されるヒスタミン量が少ないことによると考えられる．この時期には遅発型（IgE 依存性反応）あるいは遅延型反応（非 IgE 依存性反応）として出現する湿疹病変が症状の中心である．遊離されたヒスタミンによるかゆみが引き起こす搔破はこの疾患の重要な症状増悪因子であり，このかゆみによる搔破をなくすことがアトピー性皮膚炎の治療のコツである．

摂取抗原量によりアトピー性皮膚炎になることもアナフィラキシーを起こすこともある

　母乳中の微量の抗原がアレルゲンとして働き，食物アレルギーの関与したアトピー性皮膚炎を発症した食物アレルギーの乳児がその抗原を含む食物を直接摂取したときに，重篤な即時型反応を起こし救急外来を受診することをしばしば経験する．牛乳に感作された乳児が初めて乳児用調製粉乳（いわゆる粉ミルク）を摂取したときや，卵アレルギーの関与するアトピー性皮膚炎児が離乳食として茶碗蒸しの上澄みを摂取したときに嘔吐や全身性の発赤，呼吸器症状などのアナフィラキシー反応（複数の臓器に出現する即時型反応）を起こすのがそのよい例である．同じ個体でも乳児用調製粉乳や茶わん蒸しの上澄み中の牛乳タンパク質や卵タンパク質の抗原量は母乳中に含まれる抗原量の 10 万〜100 万倍となるため，I 型アレルギー反応の結果，遊離されるヒスタミン量が何倍にもなり出現する症状も重くなる．

　アトピー性皮膚炎と即時型反応という，質的に異なる症状の発現を規定するのは吸収される抗原量と抗原特異的 IgE 抗体のレベルであり，食物アレルギーの本質は IgE-mediated food allergy であるということができる（図 1-1）．このことは，乳幼児においては，離乳開始前も含

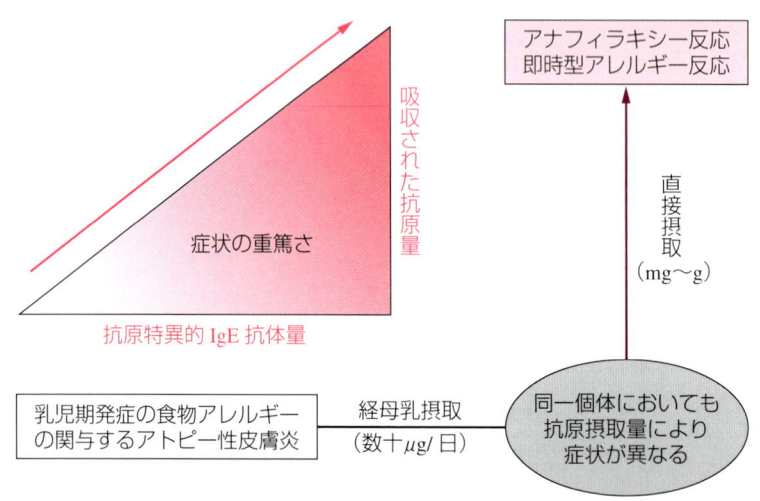

図 1-1　IgE 依存性反応における症状発現を規定する抗原量と抗体量

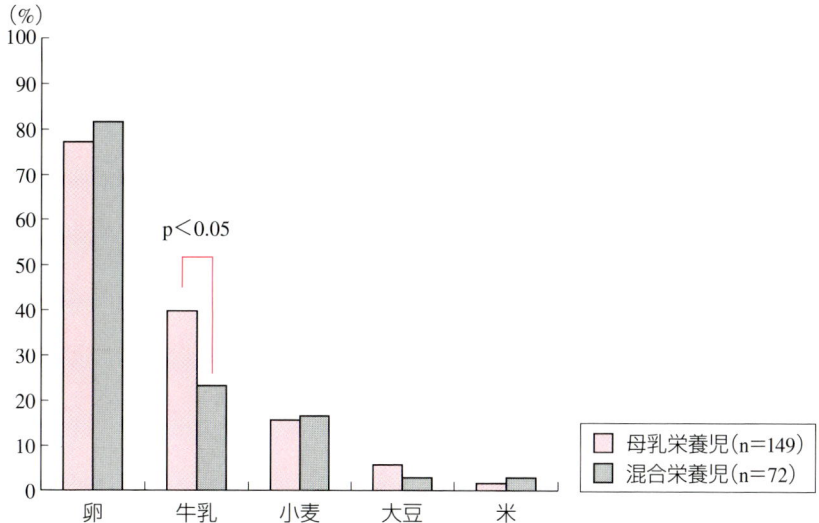

図 1-2　離乳前の乳児 221 例における食物抗原による感作率
〔伊藤節子：母乳への食物アレルゲンの移行．アレルギー科 2002；**14**：298-303．伊藤節子：乳児期発症の食物アレルギーの関与するアトピー性皮膚炎．日小ア誌 2007；**21**：649-656 より引用〕

めたアトピー性皮膚炎の場合[3,4)]にも即時型反応の場合[5)]にも，原因食物は第 1 位 卵，第 2 位 牛乳，第 3 位 小麦，と同一であることによっても裏付けられている（**第 4 章図 4-7** 参照，p. 74）．図 1-2（詳しい説明は p. 12 参照）に湿疹を主訴として来院した離乳食開始前の乳児 221 例の食物抗原によるイムノキャップ®クラス 2 以上の感作率を示す．

このように，新生児・乳児消化管アレルギー以外の食物アレルギーによる疾患は，IgE 依存性反応が主体であり，食物アレルギーの本質は IgE-mediated food allergy と考えてよい．症状の重篤さはアレルギー反応の結果として遊離されるヒスタミン量により規定される．

B 食物アレルギーが起こるしくみ

食物がアレルゲンとなるためには，抗原性を有したまま生体内に吸収されるための食物側の要因と生体側の要因が満たされることが必要である．

1 食物がアレルゲンとなるための条件

(a) 食物側の要因

IgE依存性反応において食物がアレルゲンとなるための条件を表1-3に示す．

通常のアレルゲンはタンパク質由来であるため，一部にタンパク質を含むことが必要である．食物は多くの場合に加熱調理されてから摂取される．加熱や胃酸による変性を受け，ペプシンをはじめとするタンパク質分解酵素による消化を受けた後，最終的にはアミノ酸として吸収される．そのため，加熱調理を受けても胃液の強酸にさらされても抗原性を失うことがなく，消化酵素による分解を受けにくいことがアレルゲンとなるための重要な条件である．

すべてのタンパク質がアミノ酸にまで分解されるのであればアレルゲンとはなりえないが，消化が不十分で分子量が約10 kDa以上の大きさのポリペプチドのまま粘膜を通過して吸収されると，アレルゲンとして働くことがある．吸収されたアレルゲンがIgE依存性反応を起こすためには，組織中のマスト細胞や血中の好塩基球上の高親和性IgEレセプター（FcεRI）上の隣り合った抗原特異的IgE抗体を架橋できるだけの大きさが必要であり，10 kDa以上の大きさが必要と考えられている．

次に，腸管粘膜を通過するためには，分子量が約70 kDa以下であることが必要である．実際に，卵や牛乳などの食物アレルギーを起こしやすい食物の主要アレルゲンの分子量は10～70 kDaのなかに入っている（表1-4）．

(b) 生体側の要因：乳児期に食物アレルギーを発症しやすい理由

経口摂取された食物がアレルゲンとして働くためには，抗原性をもったまま生体内に吸収される必要がある．この条件を満たすための生体側の要因は主として消化機能と腸管のバリア機

表1-3 食物がアレルゲンとなるための条件

1. 一部にタンパク質を含むこと
2. 加熱や酸による変性や消化を受けにくいこと
3. 分子量が10 kDa～70 kDaであること

表1-4 臨床において評価可能な卵，牛乳，小麦の主要アレルゲン

食物	主要アレルゲン	分子量(kDa)
卵	卵白アルブミン	45
	オボムコイド	28
牛乳	カゼイン	19～25
	β-ラクトグロブリン	18
小麦	グリアジン	39

能にかかわるものであり，児の成長とともに成熟していく機能である．

①消化機能の未熟性

　乳児は成人に比べて，消化機能が未発達であり，特にアレルゲンとなりやすいタンパク質を分解する力が弱いが，その理由の1つとして，胃内におけるペプシノーゲンからペプシンへの賦活化に必要な胃酸の分泌が不十分であることがあげられる．

　出生時には胃液は中性ないし弱アルカリ性であるが，生後3～6時間で胃酸の分泌が始まると，胃液のpHは低下していき，授乳開始によりタンパク質分解能が誘導されていく．胃酸分泌が成人レベルになるのは4歳頃である．胃内においてペプシノーゲンのペプシンへの賦活化が起こり，ペプシンにより生成されたポリペプチドはさらに腸管内でトリプシンやキモトリプシンによりペプチドとアミノ酸に分解される．ペプチドは小腸粘膜上皮の刷子縁においてジペプチド，アミノ酸に分解されてから吸収される．

　乳児期にはこの消化機能が未熟であるため，摂取された食物が十分に消化されないまま，おもな吸収部位である小腸に到達する．しかも，この時期にはIgA産生系も未熟な状態で抗原特異的分泌型IgAによる凝集も起こらず，非特異的バリア機構も未熟であるため，抗原性を有する大きな分子量のものも，いわば大きなザルの目を通過するように容易に腸管粘膜を通過する．このときに異物として認識され，免疫反応が惹起されると抗原特異的IgE抗体が産生される．抗原量が多いときには特異的IgG抗体やサブクラス抗体が産生される．また，異物として認識されなかった場合には免疫寛容が成立することもある．

②腸管透過性の亢進

　消化された食物の吸収場所である腸管粘膜には，非特異的バリア機構と抗原特異的バリア機構があり，未消化で抗原性をもった大きな分子を吸収しないようにしている．このバリア機構には成長や体調が大きく関与している．

i）非特異的吸収の亢進：抗原性をもった大きな分子も吸収

　腸管のバリア機構が成熟すると，分子量が約70 kDa以上の大きな物質は腸管から吸収されることなく，便中に排泄されることによりアレルゲンとしては働かなくなる．新生児，乳児ではこの機構が未成熟のため消化不十分で抗原性を有するような大きな分子量のものがそのまま吸収されると考えられている．このことを，Kuitunenらは母乳中のα-ラクトアルブミンの非特異的吸収を児の血中濃度を測定することにより検討し，児の在胎週数，生後の日数，母乳中のIgA濃度のいずれも少ないほうが，非特異的吸収が起こりやすいことを示した[6]（図1-3）．食物アレルギーが生後数か月以内に成立しやすい理由の1つである．このときの生体側の反応により，免疫寛容が成立するかアレルギー反応を起こすかが分かれると考えられる．

　1981年にJacksonらは，湿疹のある患者の非特異的吸収は湿疹のないコントロールに比べて有意に高いことを，分子量の異なる2種のポリエチレングリコールを用いて示した[7]．この現象は，風邪などの体調不良時には，いったん耐性を獲得し摂取できていた食品によりアレルギー症状を起こす，という日常診療でよく遭遇する現象の理由の説明となる．

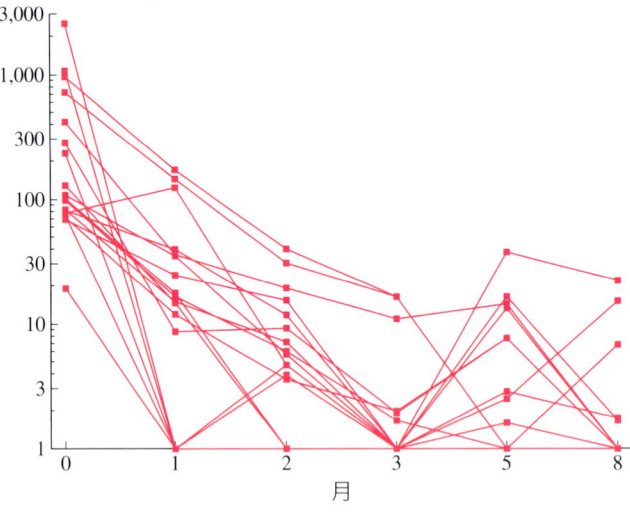

図 1-3　23 名の乳児における経時的な α-ラクトアルブミン血中濃度

〔Kuitunen M, Savilahti E, Sernesto A : Human α-lactalbumin and bovine β-lactoglobulin absorption in premature infants. *Pediatr Res* 1994 ; **35** : 344–347〕

ii) 局所免疫能の未熟性

　分泌型 IgA の関与する腸管の局所免疫能が成熟すると，抗原性をもったまま小腸まで到達した食品を凝集して吸収を阻止するという，抗原特異的なバリア機構が働くようになる．血清 IgA 自体，生後に産生が開始され，2 歳近くになりようやく 60 mg/dL 程度になるが，成人に比べるとまだ低値であり，分泌型 IgA の関与する局所免疫能も乳幼児期は未熟であると考えられる．4 歳未満の卵アレルギー児における血清中の卵白アルブミン特異的 IgA は，健常児に比べて有意に低値を示し（p＜0.001），低年齢児の食物アレルギー児における抗原特異的 IgA 産生不全の関与[8]の可能性も報告されている．

2　アトピー素因

　アトピー素因とは，外来からの抗原に対して特異的 IgE 抗体を産生しやすい遺伝的体質と定義される．この体質を有することが食物アレルギーを発症するための生体側の要因として最も重要である．

　IgE 依存性反応を起こすためには，まず生体が食物抗原に曝露した後に抗原特異的 IgE 抗体を産生する必要がある．抗原の量という観点から重要なのは，抗原特異的 IgE 抗体はアトピー素因をもった児が適量の抗原に曝露されたときに産生されることである．母乳摂取中に感作が起こりやすい理由として，アトピー素因を有する乳児が母乳中の数十 ng/mL のオーダーの微量の食物抗原[2]を毎日のように摂取することが IgE 産生に適していることがあげられる．

　ここで重要なのは，アトピー素因を有する乳児は食物に対してのみ，特異的 IgE 抗体を産生しているのではないことである．

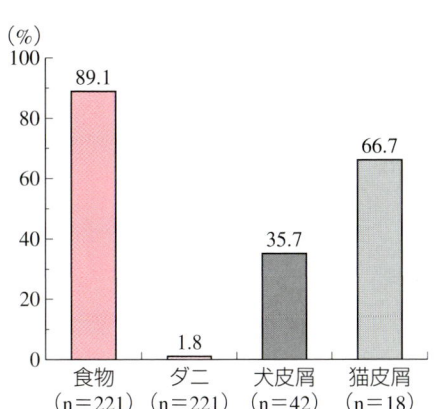

図 1-4　離乳前の乳児 221 例における食物および吸入抗原による感作率

〔伊藤節子：乳児期発症の食物アレルギーの関与するアトピー性皮膚炎．日小ア誌 2007；21：649-656〕

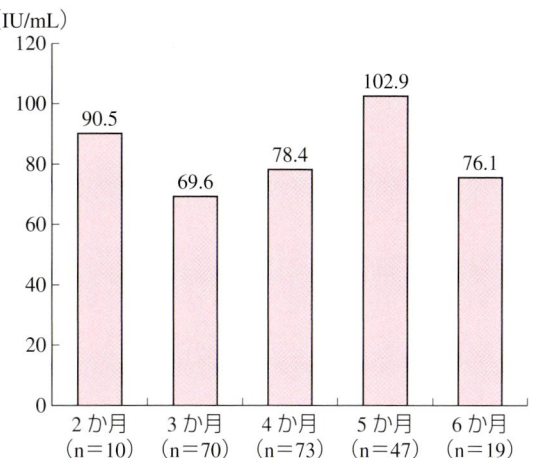

図 1-5　離乳前の乳児 221 例における血清総 IgE

〔伊藤節子：乳児期発症の食物アレルギーの関与するアトピー性皮膚炎．日小ア誌 2007；21：649-656〕

離乳前の乳児における食物および室内環境抗原による感作

　湿疹を主訴として来院した離乳食開始前の乳児 221 例で検討してみると，室内ペットと接触のある場合には，ペットの皮屑（フケ）に対する特異的 IgE 抗体陽性率は，食物抗原に対する特異的 IgE 抗体陽性率（図 1-2，p.7）とほぼ同等であった[3]（図 1-4）．これらの乳児の月齢別血中総 IgE 値の平均を図 1-5 に示すが，6 か月以下の児としては，いずれの月齢においても高い血清 IgE 値を示している．まさにアトピー素因とは，外来からの抗原に対して特異的 IgE 抗体を産生しやすい体質であり，この体質が遺伝され，いろいろな症状を起こすと考えられる．

3　アレルギー反応が起こるしくみ

　アトピー素因を有する生体が，食物抗原に感作されて抗原特異的 IgE 抗体を産生するようになると，その一部は末梢血中の好塩基球や組織のマスト細胞表面上の高親和性 IgE レセプター（FcεRI）に結合した状態で存在する．その食物を摂取後，吸収された食物抗原が細胞上の隣り合った FcεRI 上の IgE 抗体を架橋するような形で抗原特異的 IgE と結合すると，FcεRI が引き寄せられてその刺激が細胞内に伝達され，直ちに細胞内の顆粒中に蓄えられていたヒスタミンなどの化学伝達物質やプロテアーゼが放出される．さらに，ロイコトリエン C_4，プロスタグランディン D_2 などが産生，放出される．これらの物質は標的臓器に作用し，血管透過性の亢進や血管拡張による皮膚の発赤やじんま疹，浮腫，腹痛などの消化器症状，気管支平滑筋の収縮による呼吸困難，上皮細胞からの粘液分泌亢進などを生じる．血管の透過性の亢進により循環血液量が低下すると，血圧低下も起こりショック状態に陥ることもある．これが，即時型反応-アナフィラキシー反応-アナフィラキシーショックを起こすメカニズムである．即時型反応として臨床的に経験される症状は，いずれも I 型アレルギー反応の結果遊離されるヒスタミンによる症状からスタートする．

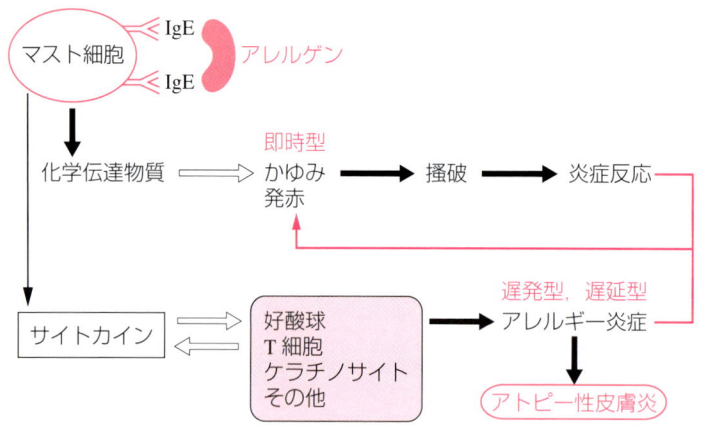

図 1-6　アトピー性皮膚炎における食物アレルゲン特異 IgE 抗体の関与

　IgE 依存性のアレルギー反応は，このヒスタミンによる症状を主症状とする即時相と引き続き起こる遅発相からなると考えられている．マスト細胞上の IgE の架橋は，ヒスタミンなどの化学伝達物質の遊離に引き続いて，マスト細胞による IL-5，IL-13，MCP-1，TNF-α など，多くのサイトカイン産生を引き起こす．これらのサイトカインは好酸球，好中球，リンパ球を炎症局所に呼び寄せ，IgE 依存性アレルギー反応の遅発相を引き起こすと考えられる．これがアレルギー炎症である．

　乳児期発症の食物アレルギーの関与するアトピー性皮膚炎では，このアレルギー炎症が関与していると考えられる(図 1-6)．実際に，乳児期早期に発症した食物アレルギーの関与するアトピー性皮膚炎児に皮膚プリック／スクラッチテストを行うと，この遅発型反応陽性が即時型反応陽性や血中抗原特異的 IgE 抗体陽性に先立って確認され[4](第 2 章表 2-1，表 2-2 参照，p. 30)，早期の原因抗原診断に有用である．

大量の抗原は免疫寛容を起こす場合と即時型反応を惹起する場合がある

　アトピー素因を有する乳児が母乳中の抗原のように数十 ng/mL のオーダーの微量の抗原に毎日のように曝露されることが IgE 産生に適していると考えられる．図 1-2(p. 7)に示したように離乳前の乳児 221 例で検討した結果，完全母乳栄養児のほうが乳製品である乳児用調製粉乳を直接摂取している混合栄養児よりも牛乳抗原による感作率が統計学的に有意に高い($p < 0.05$)[3] という興味深い現象がみられた．乳製品を直接摂取していない完全母乳栄養児のほうが，乳製品を大量に摂取している人工栄養児よりも牛乳に感作されやすいことは 1978 年に報告されている[9]．IgE 抗体産生には，大量の抗原が入るよりも微量の抗原曝露の繰り返しが適していることを示唆するデータである．ただし，混合栄養児のなかには，初めて調製粉乳を飲んだときに即時型反応を起こして，牛乳アレルゲン除去調製粉乳を摂取中の乳児が含まれている．

4　食物抗原による感作と症状誘発の経路

　直接摂取経験のない食物による感作経路は，胎内感作と出生後感作(経母乳・経気道・経皮など)の二通りが考えられる．

(a) 胎内感作の可能性

在胎 22 週までは mitogen に対する反応は認められない[10]が、臍帯血中の T 細胞にはアレルゲンに対する幼若化反応が認められた[11]という胎内感作の可能性を示唆する報告がされている。一方、臍帯血中の食物特異的 IgE 抗体について 52 例から 212 例までを検討した 8 編の論文、計 1,000 例中、食物特異的 IgE 抗体が検出されたのは 5 症例のみであり[2](表 1-5)、臍帯血中の特異的 IgE 抗体で評価する限り、経胎盤感作は 0.5％ に過ぎなかった[2]。

食物アレルギーの発症予防の目的で、胎内感作の予防のために妊娠中の母親の食事内容からアレルゲンとなりやすい食物を除く試みが、わが国をはじめ各国で行われたが、その結果、少なくとも妊娠中にのみ特定の食品の摂取を避けても食物アレルギーの予防はできないことが明らかとなり、各国のガイドラインでは、食物アレルギーの発症予防目的で特定の食物の除去を行うことを推奨していない。『食物アレルギー診療ガイドライン 2012』でも妊娠中の特定の食物除去を推奨しておらず、偏食をしないように注意している。

(b) 経母乳感作

出生後の抗原曝露の機会として、母乳中に分泌される食物抗原をあげることができる。母乳中に食物抗原が検出されることは、自験例を含めて多くの研究者が報告している。その濃度は数～数十 ng/mL であり、母乳を 1 日に 1 L 摂取しても、数～数十 μg の抗原量である[2]。また、自験例では母乳中に IgA との免疫複合体の形で卵白中のオボムコイドを検出しており[12](図 1-7)、母乳中に検出される食物抗原は単なる受動的拡散ではなく、能動的に分泌されている可能性が示唆された。この時期には先に述べたように、腸管のバリア機構が未熟であることから、消化も十分に受けていないタンパク質が吸収されやすいなど、母乳中の食物抗原による経腸管感作が成立しやすい条件が整っている。

この時期には、卵、牛乳、小麦といった母親が日常的に摂取する食物を、経母乳的に微量かつ毎日摂取することになり、アトピー素因を有する児に抗原特異的 IgE 抗体産生を誘導し、発赤やかゆみなどの軽い即時型反応と、引き続いて起こる遅発型反応や遅延型反応による湿疹病変の成立に関与すると考えられる。図 1-2(p.7)に示したように、その結果として離乳食開始前のアトピー性皮膚炎乳児は、まだ摂取したことのない卵などの食物抗原による感作を高率に受けている。

表 1-5　臍帯血中の食物抗原特異的 IgE 抗体

報告者(報告年)	検出例数/症例数	抗原
Dannaeus(1978)	0/52	
Michel(1980)	3/136	牛乳
Croner(1982)	0/130	
Businco(1983)	1/101	牛乳
Delespesse(1983)	1/96	卵
Fälth-Magnusson(1987)	0/212	
Lija(1988)	0/170	
Hattevig(1990)	0/103	
計	5/1,000(0.5％)	

〔伊藤節子：母乳への食物アレルゲンの移行．アレルギー科 2002；**14**：298-303〕

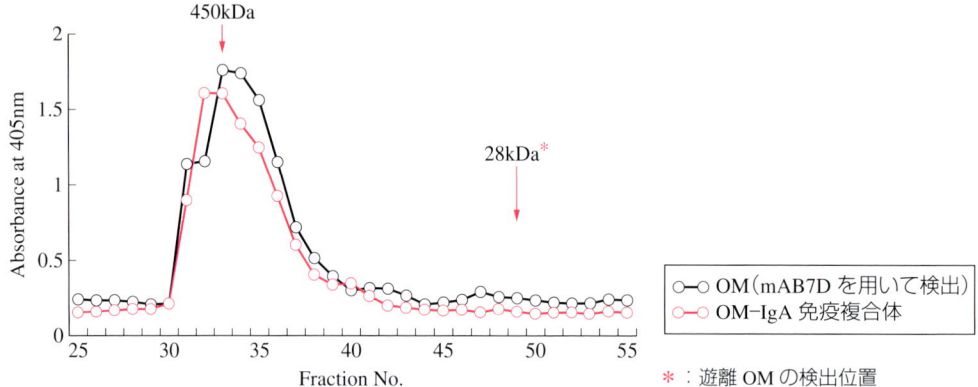

図 1-7　母乳中 OM と OM-sIgA Immune complex
〔Hirose J, Ito S, Hirata N, et al. : Occurrence of the major food allergen, ovomucoid, in human breast milk as an immune complex. *Biosci Biotechnol Biochem* 2001；**65**：1438-1440 より作成〕

（c）食生活と抗原感作

　離乳食開始後には，直接摂取した食物による感作と症状の誘発が起こり，しばしば即時型反応が惹起される．食物抗原による感作は乳幼児期には，卵，牛乳，小麦など日常的に摂取するものによることが多いが，年長児や成人では甲殻類やそば，ピーナッツ，果物などによるものが増えてくる．摂取頻度や摂取量が関係していると考えられる．

　かつては卵，牛乳，大豆による食物アレルギーが多いとされてきたが，パン食やパスタ類をよく摂取するようになった現在では，卵，牛乳についで小麦によるものが多くなっていることからも，食物抗原による感作が食生活の影響を受けていることがわかる．実際に一時期，ゴマの抗酸化作用が注目されて消費量が急増したときには，ゴマによるアナフィラキシーショック例を 2 例経験した．この時期には卵アレルギーの関与するアトピー性皮膚炎児が 1 歳になったときに，ゴマによる感作率を調べると 80% 以上が陽性であった．また，平成 20 年度即時型食物アレルギー全国モニタリング調査結果で新規発症例についての検討結果では即時型反応を起こして救急受診した症例のうち，1 歳児（n＝248）ではイクラによるものが原因食品の第 2 位であったことが明らかになった[13]．昔は幼児がイクラを摂取することは少なかったが，近年は回転寿司などで摂取する機会が増えたことが原因と考えられる．

（d）その他の感作ルート

経皮感作

　近年注目されているのは食物の経皮感作である[14]．アトピー性皮膚炎を放置しておくと，バリア機構が十分には働かないため，経皮的に感作されて血中に特異的 IgE 抗体が検出されるようになる．アトピー性皮膚炎の治療をきちんとすることの重要性を示す根拠ともなっている．ごく最近では，石けん中の小麦加水分解物グルパール 19 S による経皮感作が注目されている．

予防注射液中の安定剤が感作源となったこともある

　10 年以上前にゼラチンアレルギーが目立った時期があった．この時期には乳児期に接種する 3 種混合ワクチンの安定剤としてゼラチンが含まれており，注射薬で感作され，経口摂取により症状が誘発されたのである．3 種混合ワクチンの安定剤としてゼラチンが使用されなく

なってからは，ゼラチンアレルギーはほとんどみられなくなった．

(e) 交差抗原性の関与するクラス 2 食物アレルギー

いわゆる食物アレルギーでは感作も症状発現も経口摂取により起こり，クラス 1 食物アレルギーと呼ばれるが，口腔アレルギー症候群では感作は経気道的に起こり，症状は経口摂取した食物により発症するクラス 2 食物アレルギーに分類される．

一部の花粉と特定の食物の間には共通成分があるため，花粉による感作がまず起こり，特異的 IgE 抗体が産生されるようになると，その IgE 抗体が，摂取された食物中の同じアミノ酸配列を示すペプチドと反応して，アレルギー症状を起こすことがある．症状は口腔内違和感が主体であり，全身的な症状を起こすことはまれである．その理由として，消化を受けやすいことが考えられている．そのため，大量に摂取したときには全身症状を起こすこともありうる．ほとんどの原因食物は加熱により失活するが，一部は加熱しても抗原性が残っている．シラカンバ花粉症とリンゴによる口腔アレルギー症候群が有名であるが，わが国ではスギ花粉症にトマトアレルギーがみられることが報告されている[15]．生のリンゴやトマトでは症状を起こすが，アップルパイ，リンゴジャム，トマトケチャップなど，加熱したものには症状を起こさずに摂取可能であることが多い．

医療従事者や二分脊椎症の患者では，ゴム手袋に含まれている天然ゴム中のラテックスによるアナフィラキシーを発症することがある．ラテックスにより感作を受け，ラテックスだけではなく交差抗原性のあるバナナ，キウイフルーツ，アボカドなどのフルーツやクリの摂取によりアレルギー症状を起こすことがあり，ラテックス・フルーツ症候群と呼ばれている．口腔アレルギー症候群とは異なり，全身症状を起こすことも少なくないので注意が必要である．

5 いったん食物アレルギーが起こると新たな食物アレルギーが起こりやすい理由

動物実験ではあるが，大変興味深い Turner らのデータを紹介する．あらかじめ卵白アルブミン（ovalbumin：OVA）で腹腔内感作しておいたラットに牛血清アルブミン（bovine serum albumin：BSA）を OVA とともに与えると，BSA を単独で与えた場合に比べて BSA の血中濃度が有意に高かった（$p<0.05$）．一方，アレルギー反応を抑制する薬剤であるクロモグリク酸ナトリウム（DSCG）やステロイド（BDP）を BSA と同時に与えると，BSA の血中濃度が有意に低下した（$p<0.05$）ことから，腸管におけるアレルギー反応が bystander protein の吸収を促進することを示した[16]（図 1-8）．OVA を投与すると腸管局所のアレルギー反応によりヒスタミンが遊離され，腸管局所の透過性が高まるため，一緒に摂取した BSA の吸収が増え，血中濃度が上がると考えられる．DSCG を同時に与えると，腸管局所におけるヒスタミンの遊離が抑えられるために腸管の透過性の亢進が起こらず，BSA の吸収亢進が起こらなかったと考えられる．

この実験データを臨床で遭遇することに置き換えてみるとわかりやすい．卵アレルギーと診断されたアトピー性皮膚炎の母乳栄養児の母親が卵を摂取し続けると，症状が軽快しないばかりか，児の腸管においてアレルギー反応が起こるため，毎日のように摂取する牛乳や小麦の吸収が高まり，新たに牛乳や小麦のアレルギーが成立しやすくなる可能性を示唆している．この結果は，いったん食物アレルギーが成立すると，新たな食物アレルギーが成立しやすいという

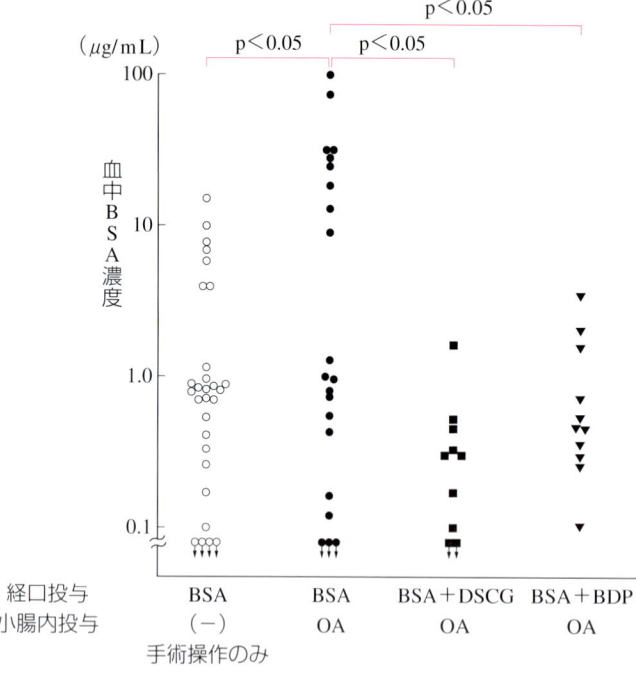

図 1-8 食物アレルギーの存在が新たな食物アレルギーを作るしくみ

〔Turner MW, Boulton P, Shields JG et al.: Uptake of ingested protein from the gut, changes in intestinal permeability to sugars and release of mast cell protease II in rats experiencing locally induced hypersensitivity reactions. In : Chandra PK ed., Food Allergy. Nutrition Research education Foundation, 1987 : 79-93 より一部改変して引用〕

乳児期にみられる現象と一致しており，乳児期における早期からのアレルゲン除去を指導する根拠となると考える[17, 18]．

第 1 章 文献

1) 伊藤節子：食物アレルギー．アレルギー 2010；**59**：497-506
2) 伊藤節子：母乳への食物アレルゲンの移行．アレルギー科 2002；**14**：298-303
3) 伊藤節子：乳児期発症の食物アレルギーの関与するアトピー性皮膚炎．日小ア誌 2007；**21**：649-656
4) Ito S : Allergens surrounding children with atopic dermatitis. In : Shinomiya K ed., Current Advances in Pediatric Allergy and Clinical Immunology. Tokyo : Churchill Livingstone, 1996 : 45-50
5) 食物アレルギー対策検討委員会（委員長：飯倉洋治）：平成 11 年度報告書．
6) Kuitunen M, Savilahti E, Sarnesto A : Human α-lactalbumin and bovine β-lactoglobulin absorption in premature infants. Pediatr Res 1994 ; **35** : 344-347
7) Jackson PG, Lessof MH, Baker RW, et al. : Intestinal permeability in patients with eczema and food allergy. Lancet 1981 ; **i** : 1286
8) 山口公一，馬場実，野間剛，他：卵アレルギー患児末梢血リンパ球の卵白アルブミン特異的 IgA 産生についての検討．アレルギー 1989；**38**：1136-1141
9) Björkstén F, Saarinen UM : IgE antibodies to cow's milk in infants fed breast milk and milk formula. Lancet 1978 ; **ii** : 624-625
10) Warner JA, Miles EA, Jones AC, et al. : Is deficiency of interferon gamma production by allergen triggered cord blood cells a predictor of atopic eczema? Clin Exp Allergy 1994 ; **24** : 423-430
11) Jones AC, Miles EA, Warner JO, et al. : Fetal peripheral blood mononuclear cell proliferative responses to mitogenic and allergenic stimuli during gestation. Pediatr Allergy Immunol 1996 ; **7** : 109-116
12) Hirose J, Ito S, Hirata N, et al. : Occurrence of a major food allergen, ovomucoid, in human breast milk as an immune complex. Biosci Biotechnol Biochem 2001 ; **65** : 1438-1440
13) 厚生労働科学研究班による食物アレルギー診療の手引き，2011
14) Lack G : Epidemiologic risks for food allergy. J Allergy Clin Immunolo 2008 ; **121** : 1331-1336
15) Kondo Y, Tokuda R, Urisu A, et al. : Assessment of cross-reactivity between Japanese cedar (Cryptomeria japonica) pollen and tomato fruit extracts by RAST inhibition and immmunoblot inhibition. Clin Exp Allergy 2002 ; **32** : 590-594
16) Turner MW, Boulton P, Shields JG et al. : Uptake of ingested protein from the gut, changes in intestinal permeability to sugars and release of mast cell protease II in rats experiencing locally induced hypersensitivity reactions. In : Chandra PK ed., Food Allergy. Nutrition Research education Foundation, 1987 : 79-93
17) 伊藤節子：アレルギーマーチにおける食物アレルギー．小児科臨床 1998；**51**：1957-1966
18) 伊藤節子：食物アレルギー――治療の基本と早期治療介入の重要性――．アレルギー 2011；**60**：1495-1503

第2章

食物アレルギーの原因抗原の診断と摂取可能量の決定

A 食物アレルゲン同定の流れ

　食物アレルギーの治療の基本は，正しい食物アレルゲン診断に基づく必要最小限のアレルゲン除去である．食物アレルゲンを同定するための正しい原因抗原の診断は，食物アレルギーの治療の第一歩である[1,2]．

乳児期発症の食物アレルギーの関与するアトピー性皮膚炎

　乳児期発症の食物アレルギーの関与するアトピー性皮膚炎の診断の手順を図2-1に示す[2]．まず，アトピー性皮膚炎の基本的な治療である適切なスキンケアと，すでにできている湿疹病変に対する軟膏塗布による治療を行い，軟膏の効果が切れたときに症状が再燃することを確認したうえで，原因食物アレルゲンの診断へと進む．

　アレルゲンの診断は，詳しい問診から原因と疑った食物について，免疫学的機序の関与の証明のための検査を行うことから始まる．同時に，2週間の除去試験を開始し，原因と疑った食物の摂取を完全に回避すると，症状が著明軽快ないし消失することを確認する（除去試験陽性）．感作の程度も考慮して食物経口負荷試験をするかどうか，負荷試験を行う場合には方法（直接，あるいは経母乳負荷）を決定する[2]（詳しくは第4章参照，p.79）．

即時型反応

　即時型反応の場合には，原因と考えられる食物は摂取していないはずである．そのことを食物日誌の記録から確認する．摂取していることが判明し，しかも症状の発現が認められない場

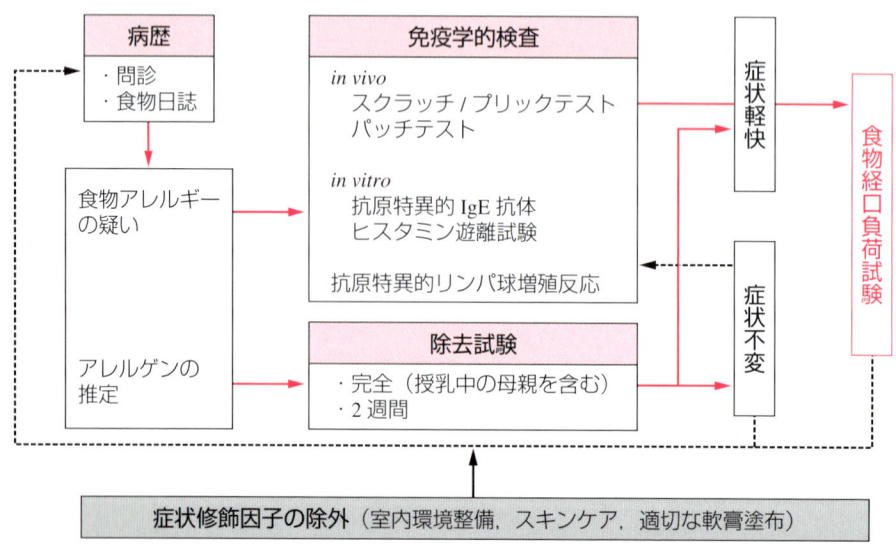

図2-1　食物アレルギーの関与するアトピー性皮膚炎における原因抗原診断の手順
〔伊藤節子，近藤直実，有田昌彦，他：食物アレルギーの診断．日小ア誌 2004；**18**：213-216〕

合には原因から除外することができる．さらに病歴，検査結果を参考に診断確定のための負荷試験を行う必要があるかどうかを判定する．

　負荷試験を行わなくても，後述する好塩基球ヒスタミン遊離試験などにより原因食物の診断が可能である場合，あるいはその時点で負荷試験を行うと重篤なアナフィラキシーを誘発する可能性が高いと判断した場合には，そのまま除去を続け，半年から1年後を目安に再評価する（図2-2）．

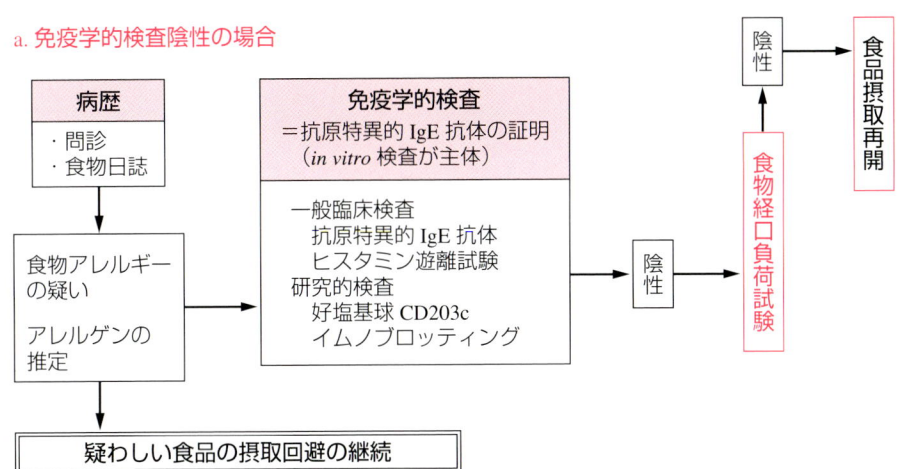

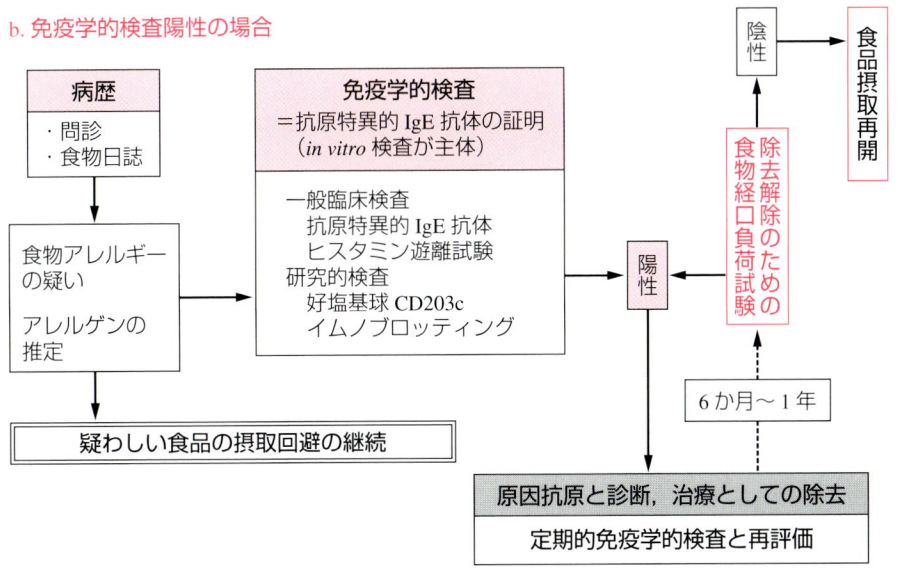

図2-2　即時型反応における原因抗原診断の手順

1 問診・食物日誌

(a) 問診

　詳しい問診は，食物アレルゲンの診断において最も重要な位置を占める．診断に必要な情報の 90% 以上は問診と食事記録から得られる．抗原特異的免疫学的検査の対象を絞るための最初のステップとして，最も重要かつ熟練を要するプロセスであり，不必要な検査をしないためにも重要である．一方，問診からのみ食物アレルギーと診断してはならないことはいうまでもない．この点に関して，2010 年に発表された米国ガイドラインは，本人または両親が食物アレルギーと考えた児の 50〜90% は食物アレルギーではなく，感作の証明あるいは二重盲検食物経口負荷試験が陽性であったものはその数分の 1 に過ぎなかったという，メタアナリシスの結果を示し，エビデンスの質が高いとしている[3]．

　即時型反応ではほとんどの場合，詳しい問診と検査により，原因アレルゲンの診断が可能であるが，アトピー性皮膚炎のように非即時型の反応が関与する食物アレルギーの場合には，さらにいくつかのプロセスが必要になる．

①症状の起こり方

　出現した症状だけでなく，摂取食品の抗原性にかかわる質問，再現性の確認，生体側の条件などを把握するための質問を行う．不必要な血液検査や適応のない負荷試験を避けるためにも重要なアレルゲン診断の最初のステップである．食物日誌も活用すると 90% 以上はアレルゲンを絞り込むことが可能であり，免疫学的機序の関与の確認も的を絞って実施することが可能となる[4]．

- どのような症状が起こったか
- 症状を起こした食品は何か
- 再現性
    - その食品により以前にも同様の症状が起こったか，いつも症状が起こるか
    - その食品を摂取しても症状が出現しなかったことはなかったか
- その食品摂取（曝露）後以外にも同様の症状が起こったことはなかったか
- 症状発現時の食品の摂取量と食品の状態，生であったのか加熱されていたのか
    - 調理法，加工食品の種類など
- 摂取（抗原曝露）後，症状発現までの時間
    - 直後，15 分後，1 時間後，翌日など
- 症状出現時の条件
    - 体調，運動との関係，アスピリンや NSAID などの内服をしていなかったか
- 症状出現時に受けた治療と症状の持続時間
- 最後に症状が出現した時期
    - 当日，1 か月前，1 年前，6 年前など

②栄養法と離乳の進み具合

- 母乳を飲んでいるか，母乳のみであるか

- 乳児用調製粉乳(牛乳を原料とする粉ミルク)を飲んだことがあるかどうか
  ・牛乳アレルゲン除去調製粉乳(いわゆるアレルギー用ミルク)あるいは部分加水分解乳を飲んでいる場合にはその製品の確認
- 離乳食として摂取したことがある食品の確認

乳児の場合，それまでの栄養法(母乳栄養，混合栄養，人工栄養)を確かめる．

母乳栄養，混合栄養では母乳中に分泌される食物抗原による感作を受け，一部は乳児期発症の食物アレルギーの関与するアトピー性皮膚炎として発症する．母乳または混合栄養児では，母親が特定の食物を摂取後の授乳時に皮膚の発赤やかゆみの出現に気づいていることが多い．その後の湿疹病変の出現あるいは悪化についても尋ねる．特定の食物が疑われた場合には，思い込みの除外のために，食物日誌による確認をし，除去試験，経母乳負荷試験により確定する．

離乳食の進み具合と摂取食品，食品摂取後の症状出現の有無を確認する．母子健康手帳の記録から体重の増加状態をチェックする．離乳食として摂取しても明確な症状の出現が認められない場合には，その食品がアレルゲンとなっている可能性は低い．

③アレルギー家族歴

アレルギー家族歴によりアトピー素因の有無を推定する．両親，兄弟，祖父母，叔父・叔母までの家族のアレルギー性疾患の有無について，具体的な疾患名をあげて質問する．特に，花粉症については病名をあげて聞かないと答えないことが多い．アレルギー性疾患の増えている現代では，アレルギー家族歴が陽性であること自体には食物アレルギーに関する診断的意義は少ないが，確認しておく．

④室内環境

- 自宅，祖父母宅における室内ペットの飼育
- 室内でペットを飼っている家への訪問の機会
- 室内ペットの皮屑への曝露時の症状の有無(皮膚症状，鼻・眼症状，呼吸器症状)
- 受動喫煙の機会

食物以外の症状誘発因子の確認のために，室内ペットの皮屑への曝露の機会の有無や受動喫煙の機会について尋ねる．この場合には，自宅，祖父母宅だけでなくその他の親戚宅やよく訪ねる家についても確認する．生後間もない乳児の湿疹の原因が室内犬や猫の皮屑であることが多く，食物アレルギーの関与するアトピー性皮膚炎と同じ時期に出やすいので，注意が必要である(第1章図1-2に感作状態を示す，p.7)．皮膚症状のみならず，くしゃみや鼻汁などの鼻症状や眼のかゆみなどの眼症状もよくみられる．

(b) 食物日誌

食物日誌の記載内容は，乳児期発症の食物アレルギーの関与するアトピー性皮膚炎においてのみならず，即時型反応の場合にも先入観の除外に有用であり，問診から得られる情報の裏付けとなる重要な記録である．

①問診で原因と疑った食物による症状発現の確認，あるいは除外

特定の食物による症状誘発の再現性の確認，あるいは原因食物でないことの確認に役立つ．問診から原因食物と疑われた食物を含む食品を摂取しても，症状が出現しないことを食物日誌から確認できれば，その食品を原因食物の候補から除外できる．生活記録とあわせて記載することにより入浴や運動，体調不良などの食物以外の症状発現誘発因子を見つけるのにも役立つ．

②乳児期発症の食物アレルギーの関与するアトピー性皮膚炎の診断における活用

乳児期発症の食物アレルギーの関与するアトピー性皮膚炎[5]においては，母乳中に分泌された食物抗原[6]により症状が出現することが多いため，児の哺乳時間と離乳食の記録と並列して母親の食事内容，生活記録，皮膚症状などを記載する．母親が明確なエピソードを訴える場合でも母親の食物摂取と母乳中への抗原分泌・児の母乳摂取と症状出現の間には時間差があるため，食事と症状発現との時間的要素も含めた関係について，食物日誌の記録に基づいて確認する必要がある．

除去試験中には原因と疑った食物を母親の食事内容から完全に除去することが必要である．その確認も食物日誌により行う．また，生活記録の併記は，食物以外の原因・症状悪化因子の発見にも役立つ．食物日誌の記載とその内容の確認は原因抗原診断の重要なプロセスである．

③食物日誌の書き方

大学ノートの1ページを縦に分割して次の3項目を並列的に経時的に記載するとわかりやすい（図2-3）．

- 本人の摂取したもの：母乳，離乳食，おやつなど
- 授乳中の母親の摂取したもの（食事，間食など）
- 症状，天候，生活記録

食物日誌のそれぞれの欄に，時間経過に従って摂取したものすべてと症状，生活記録を並列して記録すると原因食物を見つけるのに役立つ．特にアトピー性皮膚炎のように非即時型反応が主体の食物アレルギーの場合には重要である．また，生活記録や天候など食事以外の記録や症状もあわせて書いておくと食物以外の症状増悪因子を見つけるのに役立つ．祖父母宅に行ったこと，公園で遊んだこと，とても暑かったこと，入浴せずに寝てしまったこと，石けんを変えたことなど，何でも書いてもらうようにする．ここには食物に限らず，さまざまなアトピー性皮膚炎の原因・症状増悪因子が書かれることになり，それらの因子の回避はアトピー性皮膚炎の症状軽快につながる．

摂取食物を卵，牛乳，大豆などに分けて書く，市販の食物日誌が使われていることがあるが，書き落としが多く食事の全体像がつかみにくく，栄養指導をする立場からは判断しにくい．食物を分類する必要はなく，本人と授乳中の母親の摂取したものすべて，出現した症状と生活記録を経時的に書くようにする．乳児では哺乳時間も記録すると母乳不足の発見にも役立つ．

母乳中に分泌された食物抗原タンパク質により起こる食物アレルギーの関与するアトピー性皮膚炎の場合には，母親が食事を摂った時間と児に症状が発現する時間との間に数時間以上の時間差があるため，問診で得られる情報からのみでは判断が困難である．思い込みを避けるためにも食物日誌の有用性は高い．原因アレルゲンの診断に役立つばかりでなく，食物アレルギー

日付	授乳時間・離乳食	母親の食事	症状・治療・生活記録
	6：00 8：00 10：00 12：00 14：00 16：00 18：00 ⋮ ・授乳の記録 ・離乳食，おやつの摂取時間と内容をすべて記載する	・児の時間記録に合わせて摂取した食事と間食の内容をすべて記載する ・アレルギーとの関連の有無を判断せずに記入することが大切	・症状（図示でもよい）に気付いたときに左欄の時間の位置に記入 ・軟膏塗布の記録 ・シャワーと入浴 ・暑い日であったこと ・汗をかいたこと ・外出したこと など，何でも記録しておく

図 2-3 食物日誌

の関与の否定にも役立つ．

　除去試験中は除去しているはずの食物が摂取されていないことを確認するためにも，2 週間の記録が必要である．その後，治療として食物除去をしている間は，通院のたびに直近の 1 週間だけ記載すればよいとして，母親の負担の軽減をはかることができる．

④食物日誌の活用法

　食物日誌は原因抗原診断のときばかりでなく，食事療法中にも活用する．症状が悪化したときに，治療としての原因食品物の除去ができていないために症状が悪化したのか，あるいは除去ができているのに他の原因・症状悪化因子により悪化したのかを確認するのに役立つ．

　食物日誌記載のもう 1 つのメリットは，記載することにより，母親自身が食生活の問題点に気付いて，自主的にバランスのよい食生活を目指すようになること，食事指導をする立場からは，その家庭における食生活の傾向を把握してその延長線上の食事指導ができることである．また，日誌の書き方によっては母親のストレスに気付くこともあり，早期の対応が可能となる．

　食物日誌を見るとその家庭の食習慣の把握に役立ち，どのような食事指導を行えばその家庭の豊かな食生活を維持しながら，必要最小限の食品除去をすることができるかを判断する材料となる．適切な食事指導を行うための非常に有用なツールである．

2　食物以外の症状悪化因子の除外（アトピー性皮膚炎の場合）

　アトピー性皮膚炎のように慢性の疾患の場合には，まず食物以外の症状悪化因子を除いておくことが必要である．アトピー性皮膚炎の場合，適切なスキンケア（1日に1回，普通の石けんを付けて洗い，その後石けんをよく洗い流すことや，夏季には起床時も含めて1日に5〜6回，石けんは用いずに短時間のぬるいシャワーにより汗を流すことなど）といったん出現した湿疹病変に対する軟膏療法を中心とした治療が必要である．

(a) 石けん，洗剤，柔軟剤など皮膚への外的刺激の回避

　石けんは特別なものを使用する必要はなく，実際に"アトピー性皮膚炎用の石けん"により悪くなっている場合をよく経験する．余分な成分の入っていない石けんに変えて，症状の変化を観察する．

　冬に皮膚が肌着の形に一致してカサカサしてきたり，湿疹が出てきた場合には，衣類に残った洗剤や柔軟剤の影響を受けている可能性を考える．まず，柔軟剤の使用をやめる．冬には水温が低くなるため肌着に洗剤が残りやすいので，いったん普通の洗濯コースで脱水まで終了後，直接肌に触れる衣類のみ取り出し，一枚ずつぬるま湯ですすぐと治る場合が多い．この場合には，洗剤が原因となったアトピー性皮膚炎と診断できる．赤ちゃん用の洗剤に含まれる柔軟剤や殺菌剤も悪化要因となる．特別な洗剤を使うよりもすすぎをしっかりとするのが効果的である．柔軟剤は一般には不要であるばかりではなく，しばしばアトピー性皮膚炎の原因・悪化因子となるので，注意が必要である．

(b) 外用剤により湿疹病変をいったん治す

　すでに生じた皮膚の湿疹病変をまず治す必要がある．炎症反応を抑えるために症状の重篤さに応じてステロイド軟膏を使用するなど標準的な治療を行い，湿疹病変をいったん治す．

　原因いかんを問わず，症状に合わせた強さのステロイド軟膏を使用すれば，皮膚症状はいったん軽快する．食物アレルギーの関与するアトピー性皮膚炎の場合には，ステロイド軟膏の薬効が切れると必ずまた症状が出現する．適切なスキンケアを行い余分な皮膚の刺激を避けているのに，ステロイド軟膏の効いている間だけ症状が消失し，軟膏を塗るのをやめるとまた症状が出てくるときには原因がないかどうか，特に乳児では室内ペットの皮屑か食物の関与を疑う．

(c) 汗と保湿剤に注意

　汗は年齢を問わずアトピー性皮膚炎の原因・悪化因子として重要であるが，特に低年齢児では代謝が活発であることから，大人では問題にならない環境でも汗が問題になることが多い．汗対策としては頻回の短時間のシャワーが有効である．石けんを使用するのは1日1回のみであるが，数分のぬるいシャワーであれば何回してもよい．特に首筋や関節の内側に湿疹がある場合に有効である．また夏季を中心に（GW明け〜10月頃まで）朝の短時間のシャワーが有効である．

　冬場によくみられるのは就寝時の着せ過ぎによる湿疹で，低年齢児ほど新陳代謝が活発で汗かきであることによる．冬でも小さな子どもは布団から飛び出して，手足が冷たくなる．これ

は暑くて寝苦しいために飛び出すのであり，むしろ薄着にさせるとおとなしく布団のなかにいるようになり湿疹も出なくなる．冬用のパジャマのなかには部屋着になるほど厚手のものも少なくないので，薄手のものに変えてみる．腹巻は不要である．

　保湿剤によるかぶれもよくみられる．使い始めには効いたように感じても，効かなくなったときには，いったんやめてみるとよい．特に乳児では新陳代謝が活発で汗かきで，肌は常にしっとりとしており，保湿剤を塗ることにより，かぶれたり，汗が閉じ込められて皮膚に湿疹が生じる．保湿のためのクリームやローションも皮膚症状の悪化因子となりうることに注意する．

(d) 砂かぶれなど

　砂かぶれによる皮膚炎もよくみられるが，1週間程度砂遊びをやめるとよくなるので診断がつく．砂遊び自体を禁じるのではなく，悪化因子であることを認識して対策を立てることが大切である．砂遊びのときだけ長ズボンをはかせる，症状がひどいときは別の遊びをさせる，砂遊び後はすぐにシャワーを浴びさせ，余分な刺激を取るなどの対策を立てるようにする．ここでも，いったん生じた湿疹病変は軟膏により治すことが必要である．

(e) 殺菌剤を使用していないかどうか

　感染症対策として保育園などで殺菌作用のある石けんやアルコールが用いられることが多いが，肌の弱い場合には皮膚炎を起こしたり，アトピー性皮膚炎の悪化をきたす．ステロイド軟膏で治療をし，手を洗うときには普通の固型石けんを用いて洗った後，石けん成分が取れるまで流水で洗い流すようにすると，皮膚炎が軽快することが多い．

(f) ダニやペットなどの室内環境

　食物以外の症状悪化因子としてのアレルゲンにはダニやペットの皮屑，花粉などがある．生後数か月の乳児では，室内犬や猫の皮屑によるアレルギー反応により湿疹ができる場合がよくある．この場合には，犬または猫皮屑特異的IgE抗体が検出できることが多い．

　よくみられるのが里帰り分娩の乳児の場合で，生後1か月ぐらいまで祖父母宅にいる間に感作を受け[5,7]，顔面を中心に湿疹が出現するが，湿疹は自宅に帰り軟膏を塗ると消失する．その後もしばしば祖父母宅に行くと，そのうちにくしゃみや眼をこするなど即時型反応を伴うようになり，喘息発作を起こすこともある．抗原特異的IgE抗体も陽性になる．問診により自宅あるいは祖父母宅に室内ペットを飼っていることが確認できた場合には，その関与を疑ってみる（第1章図1-4参照, p.11）．

(g) 花粉など

　スギ花粉など花粉の飛散時期に顔面や頸部に限局した湿疹がみられ，シーズンが終わると治ることがある．中学生以降に多いが，アレルギー性鼻炎やアレルギー性結膜炎を伴わないこともあるので注意が必要である．血中の花粉特異的IgE抗体が陽性になる．

　幼児では花粉によるアレルギー性結膜炎を起こした場合には，眼をこするため，眼周囲に湿疹が出てくる．眼周囲に使用可能な眼軟膏の塗布では治らず，アレルギー性結膜炎の治療としてDSCGなどの抗アレルギー薬の点眼をすると，眼をこすらなくなり治る．

B 診断のための検査

　問診により原因と疑った食物が，免疫学的機序を介して関与している可能性を示すための検査を行う[4]．

1 一般検査

　一般的な血液検査として貧血や末梢血中好酸球増加の有無を検査する．食物アレルギーの関与するアトピー性皮膚炎では，湿疹病変が強いと好酸球が 20% を超えることがある．

　乳児期のアトピー性皮膚炎は，湿疹病変に対する適切な治療がなされなかったり，誤った治療が行われると，非常に重症化し，発育にも影響を及ぼすことがある．皮膚からの浸出液が多い状態が続くと，低タンパク血症や電解質の異常をきたすこともある．

2 血清総 IgE 値

　血清総 IgE 値の高低はアトピー素因の強さ（＝外来からの抗原に対して特異的 IgE 抗体を産生しやすい遺伝的体質）を示すが，血清総 IgE 値の高さが症状の強さを示すものではない．複数の抗原の感作を受けたり，吸入抗原の感作を受けると高くなる傾向がある．
血清総 IgE 値は体質を示すが疾患特異性はない

　小児の血清総 IgE 値には，いわゆる基準値というものはないが，1 歳までにアレルギー性疾患を発症しなかった乳児では非常に低い．自験例では 1 歳までにアレルギーを発症しなかった乳児の 94% は 10 IU/mL 以下であった．アレルギーがなくても成長とともに高くなっていき，成人の基準値は 171 IU/mL 以下とされている．食物アレルギーを発症すると，同年齢児よりもはるかに高い値を示す場合がよくみられる．皮膚症状の原因を調べる目的でアレルギー外来を受診した離乳食開始前の生後 6 か月までの乳児 221 例では平均値が 81 IU/mL と高く，2,000 IU/mL を超える児もあった[5]（第 1 章図 1-5 参照，p.11）．このように，アレルギー疾患を有する児では高いことが多いが，あくまでも参考となる所見である．

3 原因食物抗原を同定するための検査：免疫学的機序の関与の証明

　原因食物に対する特異的な IgE 抗体測定としてはイムノキャップ®（最近まで CAP-RAST あるいは単に RAST と呼んでいた）による特異的 IgE 抗体の測定が最も広く実施されており，データが蓄積されつつある．さらに抗原特異的 IgE 抗体を介した反応が生体内で起こるかどうかを調べる臨床検査として，好塩基球ヒスタミン遊離試験がある．

(a) 抗原特異的 IgE 抗体

　血清総 IgE 値は全体の IgE 抗体をみており，外来からの抗原に対して特異的 IgE 抗体を産生しやすい遺伝的体質を示す，いわゆるアトピー素因の強さをみる検査である．それに対して，抗原特異的 IgE 抗体は個々の抗原に対して特異的な IgE 抗体，たとえば「卵白に特異的な IgE 抗体や牛乳に特異的な IgE 抗体」があるかどうかということをみる検査であり，その抗原に曝露する機会があると，IgE 依存性のアレルギー反応を起こす可能性を示している．抗体が高くても，抗原に曝露する機会がなければ症状を起こすことはない．抗原への曝露により出現する症状はそれぞれの抗原の性質や量とも関係し，抗原ごとに反応の仕方が異なる．一部の抗原に対して産生される特異的 IgE 抗体の量が高くても，別の抗原に対しては全く反応せずに特異的 IgE 抗体を産生しない．抗原特異性が明確である．

☕ Coffee break　検査結果をうまく活用するために

　イムノキャップ®システムでは，現在も新たな測定項目が増えており，抗原コンポーネント別に特異的 IgE 抗体を測定可能な食物も増えている．たとえば卵白については，卵白（主成分は卵白アルブミン）とオボムコイド特異的 IgE 抗体の測定が可能である．卵白アルブミンとオボムコイドのように抗原コンポーネントにより加熱調理による抗原性の変化が異なる場合には，抗原コンポーネント別の抗原特異的 IgE 抗体を測定することは，安全に「食べる」ための食事指導を行ううえで非常に有用性が高い．
　検査を行うときのポイントは，
- 必要な項目のみ検査すること
- 定量性の高い測定法を選ぶこと
- 感作されていることを食品除去の根拠としないこと

　抗原特異的 IgE 抗体検査は，問診から原因と疑った抗原に対してのみ行うようにする．原因食物抗原確定のため，あるいは除去解除のための負荷試験をすべきかどうかの判断の参考にすることのできる，定量性に優れた検査法を選択する．現行の検査ではイムノキャップ®による検査 0.35〜100 U$_A$/mL の範囲内では最も定量性に優れており，しかも臨床との関連性に関するデータが蓄積されつつあるため，測定値の臨床的意義が明確になっている抗原が多い．
　多項目の抗原特異的 IgE 抗体を調べるスクリーニングテストも行われている．一度に多くの抗原に対する特異的 IgE 抗体のスクリーニング検査が可能であるというメリットがあるが，定量性に乏しく，陰性の場合にのみ意味がある検査であり，治療に結び付けるための診断的価値が低い．結果として記載される数値は，イムノキャップ®による定量結果とは比較できないので注意する．スクリーニング検査は不必要な項目まで測定することになり，しかも総 IgE 値が高いと偽陽性が多くなるため，不必要な食事制限にもつながることから，むしろ行わないほうがよい．
　定量性に優れた検査であっても，「抗原特異的 IgE 抗体陽性」は，その抗原により感作されていることを示すが，必ずしも症状の原因であることを示しているわけではないことをよく理解しておく必要がある．即時型反応の場合，原因食物抗原に対する特異的 IgE 抗体はほとんどの場合陽性であるが，逆は必ずしも成り立たない．一方，食物抗原特異的 IgE 抗体が高い場合にはその食物を摂取すると即時型反応が起こる可能性が高いため，負荷試験の適応の有無を

慎重に検討し，適応がある場合でも，即時型反応が誘発される可能性を常に念頭において，体制を整えたうえで負荷試験を実施する必要がある．

(b) 好塩基球ヒスタミン遊離試験[4, 8〜10]

好塩基球ヒスタミン遊離試験（basophile histamine releasing test：HRT）は感作を証明するだけの抗原特異的IgE抗体よりさらに一歩進んで，生体内においてIgE mediated food allergyの本質である抗原特異的IgE抗体と抗原との反応により，ヒスタミンが遊離されるところまでを再現する検査であり，in vitro において in vivo の反応を再現した検査であるということができる．

臨床検査としてはHRTシオノギ®が行われており，研究的に行われている好塩基球活性化試験（CD203c発現率でみた場合）とのデータの一致率は極めて良好であるが，HRTシオノギ®のほうがやや感度が良好である[11]．HRTの自動化システムとしてアラポート®HRT[12]が最近開発され，保険適用も認められている．HRTシオノギ®が血漿存在下でヒスタミン遊離反応をみているのに対し，後者では血球洗浄の操作が加わるので全く同等であるとはいえず，その評価には今後の検討を待たねばならない．

食物アレルギーにより引き起こされるさまざまな症状のうち臨床上重要であるのは，IgE依存性の即時型反応（I型アレルギー反応）による症状であり，組織のマスト細胞あるいは末梢血好塩基球から抗原刺激により遊離されるヒスタミンにより引き起こされる症状が主体である．症状の重篤さはおもに遊離されるヒスタミン量により決まる．遊離されるヒスタミン量は抗原特異的IgE抗体価が高いほど，また摂取する抗原量が多いほど多くなる．遊離されるヒスタミン量が出現する症状の鍵を握っているといっても過言ではない．HRTはその反応を in vitro において再現する検査であり，食物経口負荷試験に匹敵するほど臨床的有用性は高く，しかも in vitro の検査であるため安全である．

- 抗原曝露により好塩基球が活性化されてヒスタミンを遊離するところまでの一連の反応をみる検査である
- 遊離されるヒスタミン量を測定するため，I型アレルギー反応を in vitro において再現する検査であり，即時型反応による症状を最もよく反映する検査である
- 末梢血1〜2 mLの採取で5アレルゲンの検査がそれぞれ5抗原濃度について可能であり，保険診療のなかで実施可能
- 反応閾値を示すことができるので結果を食事指導に反映させることが可能である

食物抗原との反応で遊離されてきたヒスタミン量を測定する検査であるため，即時型反応を起こす食物アレルギーの原因抗原診断と治療経過中の除去解除のための負荷試験実施の時期の決定を的確かつ安全に行うことが可能となった．重篤な即時型反応の既往がある例でも，除去食を1年以上行ったうえで，除去解除のための負荷試験の実施時期を決定するための試験としての有用性が高い．

in vitro の検査ではあるが，生の好塩基球の反応性を再現していることから，その結果は採血時の条件や薬剤の影響を受ける．検査結果をうまく活用するためには，以下の条件を守って検査することが必要である．

- 採血後24時間以内に検査を開始する
- 重篤な即時型反応を起こした直後には好塩基球中のヒスタミンが枯渇して偽陰性になる可

能性があるため，エピソードから1か月以上あけてから検査を行う
- ステロイド内服後1か月以内には検査を行わない
- 抗ヒスタミン薬や抗ヒスタミン作用を持つ抗アレルギー薬は，少なくとも3日間は内服を中止して行う
- 抗LT拮抗薬やDSCG（経口*，吸入，点眼，点鼻）は中止する必要がない

（＊：DSCGはヒスタミン遊離を抑制するが，内服しても腸管の局所で働き，ほとんど吸収されないため）

（c）皮膚テスト：プリック／スクラッチテスト

皮膚のマスト細胞の表面の隣り合ったIgEレセプター上の抗原特異的IgE抗体が，アレルゲンエキス中の抗原により架橋されるとヒスタミンが遊離され，局所に発赤と膨疹が形成される．この場合に陽性と判定して，生体がその抗原により感作されていると判断する．物理的刺激によってもマスト細胞からヒスタミンが遊離されることがあるので，生食による陰性コントロールが必要である．判定基準は複数ある．陽性コントロールとして用いられているヒスタミンは各施設で調製する必要がある．

イムノキャップ®による抗原特異的IgE抗体で検査できる抗原が臨床的ニーズに応じて増えてきている現在，単に抗原特異的IgE抗体を検出する目的で皮膚テストを行う必要性は減ってきている．食物アレルギーの場合には，安全性の面から皮内テストは禁忌とされている．安全性の高いプリックテストまたはスクラッチテストを行う場合にも，万一に備えてアナフィラキシーに対応できる体制を整えたうえで実施する．

乳児における早期診断と抗原調製段階で失活しやすい果物やイムノキャップ®で測定できない抗原の診断にはプリック・プリックテストの有用性が高い．乳児では早期診断のための皮膚テストが有用である[13]．

いずれも専用針を用いて行う．注射針は出血するため使用しない．バイファケイテッドニードルによるプリックテストでは，強く押し付けるため痛みがあり，わずかな出血が認められることがあるが，専用のスクラッチ針を用いたスクラッチテストでは，痛みも出血も全くなく，判定も明確である．専用の針で表皮を軽く掻破し，スクラッチエキスを1滴たらして余分なエキスは脱脂綿に吸収させてふき取り，15分以内に出現する発赤を伴ったじんま疹（即時型反応），6～8時間後にみられる発赤と腫脹（遅発型反応），48時間後に硬結（遅延型反応）を観察する．

即時型反応の判定は検査した医療機関で行うが，外来患者の場合には，遅発型反応と遅延型反応は帰宅後の判定となるため，保護者が写真撮影と大きさの測定を行い，次回受診時にその時の記録をもとに判定する．

①乳児における早期診断[13]

生後半年までの乳児ではイムノキャップ®では陰性でも，皮膚テストで即時型反応が陽性に出る場合がある．また，イムノキャップ®で陰性，皮膚テストで即時型反応陰性である場合にも，遅発型反応（6～8時間後に判定）が陽性に出る場合がある．遅発型反応のみ陽性の場合には，1か月後に皮膚テストにて即時型反応が陽性，さらに1か月後にイムノキャップ®で抗原特異的IgE抗体陽性となるのが典型例である．このような経過をたどるのは，ほとんどが卵ア

表2-1 皮膚テストと血液検査の経時的変化

	スクラッチテストまたはプリックテスト		血液検査
	遅発型反応 (6〜8時間後判定)	即時型反応 (15分後判定)	イムノキャップ® (クラス2以上)
初診時	＋	－	－
1か月後		＋	－
2か月後		＋＋	＋

表2-2 卵の関与するアトピー性皮膚炎乳児における卵白特異的IgE抗体：イムノキャップ®クラスとスクラッチテスト膨疹径

膨疹の径(mm)		クラス別人数(上段：初診時，下段：3か月後)(人)			合計(人)
		クラス2以上	クラス1	クラス0	
10 mm 以上	初診時	133	4	11	148
	3か月後	148	0	0	
5〜10 mm	初診時	14	9	3	26
	3か月後	23	0	3	
5 mm 未満	初診時	15	2	0	17
	3か月後	17	0	0	
合計(人)	初診時(%)	162(84.8)	15	14	191
	3か月後(%)	188(98.4)	0	3	

〔Ito S：Allergens surrounding children with atopic dermatitis. In：Shinomiya K, ed., Current Advances in Pediatric Allergy and Clinical Immunology. Tokyo：Churchill Livingstone, 1996：45-50〕

レルギーの関与する乳児期発症のアトピー性皮膚炎である．代表的なパターンを表2-1，実例を表2-2に示す[13]．

②新鮮な果物を用いたプリック・プリックテスト

　乳児における早期診断以外に皮膚テストによる診断が役に立つのは，果物・野菜のアレルギー，または調製した抗原エキスが試薬として販売されていない食物によるアレルギーが疑われる場合である．果物アレルギーのように，抗原エキスを作る段階で失活しやすいものや市販のエキスがない果物などについては，疑わしい食品そのものにプリック針を刺し，その針でプリックテストを行う，プリック・プリックテストにより調べることができる．生の食材を使用することから衛生面への配慮が必要である．

　食物アレルギーの場合には，皮内テストは禁忌であるが，プリックテストやスクラッチテストでもアナフィラキシー反応を起こした例が報告されているので，対応できる体制を整えたうえで実施する必要がある．即時型反応のエピソードが明確で，すでに血液検査で抗原特異的IgE抗体が証明されている場合には皮膚テストは行わない．

C 食物除去試験

　乳児期発症の食物アレルギーの関与したアトピー性皮膚炎では，問診から原因と疑った食物を食事の内容から2週間，完全に除去する除去試験を実施する．抗原診断のための除去試験のときには「完全に」除去することが必要である．

　多くの場合，母乳栄養あるいは混合栄養として母乳を摂取中に発症するため，授乳中の母親の食事からも，加工食品中に含まれるものも含めて完全に除去しないと判定ができない．一見大変そうではあるが，治療のための食物除去を必要以上の範囲に広げないためにも，最初に正しい抗原診断を行うことが極めて重要である．2週間に限り完全除去を指導する．

1　診断の時の除去は完全に：摂取できるものを具体的に指導するのがコツ

　抗原診断時の食品除去はあくまでも診断のためであり，①実施期間はわずか2週間であること，②診断時には完全に除去をしないと判定が難しいこと，③診断がついた場合に治療として除去する場合には，もう少し緩やかな除去を行う予定であること，などを十分に説明しておくことにより，実行しやすくなる．

除去試験のコツ

　原因抗原として多い卵，牛乳，小麦は加工食品中にも含まれていることが多いため，単に除去を指示するよりも，摂取可能な食品を具体的にあげて示すほうが実行しやすい．

　たとえば，卵除去を実行する場合に「卵を除きましょう．加工食品中のものも除きましょう」と指示するだけでは具体性を欠き，理解や実行が困難である．「お肉，お魚も全部いいですよ．お野菜も海草もお豆腐もいいですよ」，「原材料のわかっているものでお料理を作ってください」という指示をすると，卵の完全除去も容易に実施できるようになる．加工食品を使用する習慣がある場合には，特定原材料のアレルギー表示の読み方を詳しく説明しておく必要がある．

　卵，牛乳，小麦のいずれか，またはすべてを除く場合でも，精白米と新鮮な野菜，魚，肉，豆類を用いて調理した副食は摂取できるので，2週間の完全除去を実施しても栄養上の問題を生じることはない．2週間の除去試験期間中は，牛乳や乳製品の代替も乳児を除いて不要であるが，乳児用調製粉乳を摂取中に牛乳アレルギーが疑われた乳児では，栄養面の評価がなされている味のよい牛乳アレルゲン除去調製粉乳（MA-mi）を用いる．小麦アレルギーが疑われる場合でも，醤油中の小麦では通常は症状が誘発されないので使用可能である．インスタントの調味料は用いずに，出汁は昆布や鰹節を用いて基本通りに取り，コンソメスープなどの灰汁取りの卵白使用は避ける．どうしても加工食品を使用したい場合には，特定原材料のアレルギー表示を見て，除去する食品が原材料として使用されていないことを確認する．アレルギー表示の読み方を代替表記（第5章表5-8，p.101参照）も含めてよく説明しておく．

2 　食事記録から除去の確認をすることも正しい診断のためには必要

　食事記録をチェックして完全に除去ができていることが確認でき，しかも食物以外の症状悪化因子の回避が実行されているのに症状の改善がみられない場合には，抗原診断で疑った食物が症状の原因ではなかった可能性が高いと考えて，もう一度，問診からやり直す．食物日誌の記録により，思い込みを除外できる．食事記録と生活記録をもとに最初に戻って問診からやり直し，原因食物の推定をもう一度行い，必要に応じて検査も追加する（図2-1，p.18）．

3 　即時型反応症例では除去中であることを食事記録によって確認する

　即時型反応を主訴とする症例において，食事記録から原因と考えられる食物を含む食品を摂取していることが確認できた場合には，負荷試験により，その食物がアレルゲンとして働いていないことを確認（負荷試験陰性）して，その食物による食物アレルギーではないと診断する．

☕ Coffee break　除去試験実施のコツと経母乳負荷試験

　乳児期発症の食物アレルギーの関与するアトピー性皮膚炎の原因抗原診断がうまくできるかどうかの鍵を握るのは，食物除去試験である．この疾患の大半は，母乳を摂取中の離乳開始前の乳児に発症する．そのため除去試験は，問診から原因と疑った食品を母親の食事から完全に除去することが必要である．

　原因食品として多い卵，牛乳，小麦を母親の食事から完全に除去するにはコツがある．本文中にも述べたように，除去食品を指示するのではなく，摂取可能な食品を具体的に挙げると思いのほか簡単であることがわかる．アレルギー物質の食品表示が義務化されるまでは，除去試験期間中は一切加工食品を摂らないように指示せざるを得なかったが，現在では容器包装された加工食品のアレルギー表示の読み方の指導をすることにより，表示を確認の上，加工食品も使用可能となった．

　たった2週間のことであるが，疑った食品が原因であった場合には，除去がきちんと実行できると患児の症状は見違えるほどよくなる．これが除去試験陽性である．痒みが治まり，掻くことがなくなるので見かけ上の症状は2週間で劇的によくなる．よく眠り，授乳の間隔も空き，母親も母乳がよく出るようになる．

　食物日誌により除去が確認されるのに症状の軽快が認められないときには，食物アレルギーの関与は否定できる．食物日誌より除去が不完全であることが確認されたときには，患児に経口インタール®を内服させると皮膚症状がよくなることがある．このときには，食物アレルギーの関与するアトピー性皮膚炎と診断できる．

　確定診断には，経母乳負荷試験陽性を確認することが必要である．

　原因抗原の診断はその後に治療，さらには患児と家族のQOLにもつながることであるので，手順をふんだ診断をきちんと行うようにすることが大切である．

D 食物経口負荷試験

　確定診断には，その食物の再摂取により症状が出現することを確認することが必要になる．いわゆる食物経口負荷試験である．食物経口負荷試験の具体的な実施方法や実施上の注意については，日本小児アレルギー学会食物アレルギー委員会経口負荷試験標準化ワーキンググループ作成の『食物アレルギー経口負荷試験ガイドライン2009』を熟読していただくことにして，ここでは負荷試験の適応の決定のために考慮すべきことを中心に述べる．

　食物経口負荷試験は，診断時においては適応を十分に検討して行う必要がある．安全性に重きをおく場合に，最も臨床に直結する有用な検査は好塩基球ヒスタミン遊離試験であり，感作状態を示す抗原特異的 IgE 抗体とあわせて評価することにより，ときには食物経口負荷試験を行わないとする判断も必要となる．

1　食物経口負荷試験を行うかどうかをまず判断：安全性を重視

　安全に食物経口負荷試験を行うことができるかどうかを，*in vitro* の検査結果を参考にして判断する．
- 感作状態の把握：イムノキャップ®による抗原特異的 IgE 抗体の測定
- 誘発される症状の予測：HRT シオノギ®による抗原濃度別ヒスタミン遊離率の評価

　抗原特異的 IgE 抗体価が高い場合には，負荷する抗原量によっては，ヒスタミン遊離による即時型反応を起こす可能性があるため，負荷試験を慎重に行う必要がある．即時型ないしアナフィラキシーの重篤さは，主としてマスト細胞あるいは好塩基球から遊離されるヒスタミン量により規定される．HRT シオノギ®は，このＩ型アレルギー反応の結果遊離されたヒスタミン量を測定し，ヒスタミン遊離率として結果を示す．わが国で開発された検査である．生の好塩基球を試料とするため，採血後速やかに検査する必要があることなどの制約があるため，イムノキャップ®に比べると実施している施設が少ないが，ヒスタミン遊離そのものを評価できる検査であるため，負荷試験の適応を決めるのに最も役立つ検査である．

(a) イムノキャップ®による抗原特異的 IgE 抗体検査の活用

　最近までは食物アレルギーの診断には二重盲検食物経口負荷試験が必須であるとされてきたが，過去のデータを解析することにより，卵，牛乳などの一部の抗原による IgE を介した反応に関しては，負荷試験の結果が 95％ 以上の陽性となる抗原特異的 IgE 抗体価を CAP 法（現在のイムノキャップ®法）により設定できることが報告されてから[14]（表 2-3），負荷試験を行わずに治療に進むことも標準的な治療として認められるようになった．この背景には，定量性に優れた抗原特異的 IgE 測定系が確立されたことがある．何が何でも二重盲検食物経口負荷試験に基づく診断をつけるべきであるという考えから，負荷試験による即時型反応の回避をはかることが望ましいという，臨床的メリットを重視した考えに変わってきたといえる．ただし，陽

表2-3 食物抗原特異的IgE抗体レベルの感度，特異度，負荷試験陽性および陰性的中率

食物抗原	特異的IgE抗体 (kU_A/L)	感度 (%)	特異度 (%)	陽性的中率 (%)	陰性的中率 (%)
鶏卵 (2歳以下)	7 (2)	61	95	98 (95)	38
牛乳 (2歳以下)	15 (5)	57	94	95 (95)	53
ピーナッツ	14	57	100	100	36
魚	20	25	100	100	89
大豆	30	44	94	73	82
小麦	26	61	92	74	87
木の実	〜15	—	—	〜95	

〔Sampson HA : Food Allergy. *J Allergy Clin Immunol* 2003 : **111** : s540-547 より作成〕

性的中率が95%というのは，その値以上の特異的IgE抗体を示した100人に負荷試験を行うと95人に症状が出現する（負荷試験陽性）が，逆にいえば，5人はパスする（負荷試験陰性）ことを意味している．同じ抗体価であっても，低年齢児ほど症状が出やすい傾向があることは重要な現象である．表2-3は，特異度は高いが感度が低いという検査の限界をよく示しているデータである．

同様の目的でプロバビリティーカーブが作成され，『食物アレルギー診療ガイドライン2012』にも掲載されているが，プロバビリティーカーブが示すのはあくまでも特定の集団における確率論である．

プロバビリティーカーブを読むときの注意

- 特定の集団における確率を示している
- 個人の負荷試験結果を予測するものではない
- 摂取した食品中の抗原の質や量は反映されない
  ・症状の重篤さも反映していない
  ・対象とする患者層によって異なるカーブが描かれるため施設の特性を反映
- 同じ抗体価であっても低年齢児ほど症状が出やすい傾向があるという現象を示している点で参考にする

この確率を出すときには，摂取した食品中の抗原量の差や誘発症状の軽重は全く加味されていないため，個々の食物アレルギー児の負荷試験の結果を予測するものではないことに注意する．また，対象とする患者層によっても異なるカーブが描かれることを理解して利用する必要がある．特にω-5グリアジンのように感度の低い検査は，陰性でも負荷試験陽性になる確率が高いので注意しなければならない．ω-5グリアジンに関しては2歳未満はきれいなプロバビリティーカーブが描かれているが，わずか20例のデータを元に作成されている．『食物アレルギー診療ガイドライン2012』にも『食物アレルギー診療の手引き2011』にも対象人数など

は記載されておらず，図のみが一人歩きすることが危惧される．

　安全性の確保という観点からプロバビリティーカーブが示すのは，特定の集団における確率であることをよく理解しておく必要がある．実際に小麦アレルギー児のうち24%はω-5グリアジン特異的IgE抗体が0.34 U_A/mL 未満(陰性)であったという報告があり[15]，クラス1までを含めると37%にものぼる．このように，感度の低い抗原コンポーネントに関するデータは，負荷試験の適応の決定や食事指導時の安全性の確保という観点からは注意を要する．あくまでも1つの目安として理解し，最終的には個々の患児について確認したい抗原性を有する食品を用いて慎重に負荷試験を行う必要がある．なかでも厳格な食物除去が数年以上続けられている場合には，抗原特異的IgE抗体価が低値を示しても微量の抗原でアナフィラキシーを起こすことがある．プロバビリティーカーブや95%陽性的中率は個々の患児の負荷試験の予測には必ずしも参考とはならないので，注意が必要である．

(b) HRT シオノギ®の活用

　症状の起こり方を規定するのは遊離されるヒスタミン量であり，抗原特異的IgE抗体のみではなく，抗原量や抗原の性状，生体の状態などさまざまな因子が関係する．

　症状がI型アレルギー反応の結果として遊離されるヒスタミン量により規定されることから，原因抗原診断時においても除去解除のための負荷試験の適応を決める場合でも，抗原特異的IgE抗体よりもさらに有用かつ臨床に直結した情報がHRTシオノギ®により得られる．イムノキャップ®による抗原特異的IgE抗体が感作の状態を表しているのに対し，HRTシオノギ®はその後のステップも反映して，最終的にヒスタミンが遊離されるかどうかを *in vitro* において再現する検査である．HRTシオノギ®が特に大きな意味を持つのは血中の抗原濃度に匹敵する数 ng/mL の低濃度域で陽性を示す場合である．このような低濃度域でヒスタミン遊離率が20%を超えるときには，負荷試験を行わないで治療としての食物除去を開始したり，除去解除のための負荷試験の実施の延期を考慮すべきである．

HRTシオノギ®の実施時やデータを読むときの注意

- 生体内の現象を反映
- 抗ヒスタミン薬，抗ヒスタミン作用のある薬物は3日以上中止する
- 採血後24時間以内に検査を開始する
- 重篤な即時型反応後，1か月以上経過してから検査する
  （ヒスタミンの枯渇した状態で検査を行わない）
- low-responder に注意
  - 耐性獲得例
  - 乳児期にアレルゲン除去食を開始した場合には，耐性獲得に至っていない場合でも1歳時には low-responder となることが多いので，慎重に負荷試験を行う必要がある
  - 採血後24時間以降に検査を開始した場合には，low-responder となる確率が20%程度になるので，検査開始時間の確認が必要

2 食物経口負荷試験を行わずに治療としての食品除去を開始する場合

　重篤な即時型反応の既往が1年以内に認められた場合には，詳しい問診と血中抗原特異的IgE抗体やヒスタミン遊離試験陽性の確認により原因抗原であると推定できるため，診断のための食物経口負荷試験は行わずに治療としての原因食物除去を開始ないし継続する（図2-2, p.19）．

　乳児においてはアトピー性皮膚炎が主症状であっても，直接的に負荷すると抗原量が多い場合には即時型反応を起こす可能性が高いことを考慮に入れ（第1章図1-1 参照，p.6），抗原特異的IgE抗体の証明，除去試験陽性の確認ができれば，負荷試験を行わずに治療に進むのが一般的である．

　母乳または混合栄養の食物アレルギーの関与するアトピー性皮膚炎児に対しては，児への負荷試験は行わずに母親が原因と疑う食物を摂取したときに，症状の出現ないし悪化を観察する経母乳負荷試験を行い（後述，p.38），確定診断を行うことが望ましい．

　一定値以上の特異的IgE抗体がある場合には，95％以上の確率で負荷試験による症状の出現が予測できる抗体の値（表2-3, p.34）やプロバビリティーカーブを参考にして，負荷試験を行わずに治療を開始することもある．しかしながら，低年齢児や年齢にかかわらず，長期にわたって完全除去をしていた場合には，抗体がそれほど高くなくても負荷試験時に重篤な即時型反応を示すことが多いので，負荷試験をするかどうかを慎重に決める必要がある．

3 耐性の獲得の確認または摂取可能量の確認のための食物経口負荷試験

　たとえ過去に重篤な即時型反応を起こした既往があっても，成長とともに耐性を獲得している可能性が高いため，定期的な再評価と除去の解除をはかる際の負荷試験は必要である．

　誤食時の症状の観察は食品除去解除の参考となる．症状が発現しなかったときには誤食した食品と同等の抗原量を含む負荷食品による負荷試験陰性を確かめて除去を解除する．乳児期発症の食物アレルギーは成長に伴い，耐性を獲得している可能性が高いので，症状と抗原特異的IgE抗体の推移をみながら，1歳以降に除去解除のための負荷試験を行うかどうかを決定する．

　完全な除去解除が期待できない場合にも，摂取可能な量を決定するための負荷試験を行うことがある．

- 治療としての食物除去後の定期的再評価
- 摂取可能な食品量の決定

　いずれの場合にも，食事記録の記載と定期的受診が大切で，食事記録から摂取が確認された場合や，誤食時に症状が出現しなかった場合には，除去解除のための負荷試験へと進む．

4 食物経口負荷試験の方法

（a）食物経口負荷試験の分類

　主治医と被験者（家族を含む）が，負荷食品中に検査する食物抗原が入っているかどうかを知っているかどうかにより，負荷試験は，オープン法，シングル盲検法，二重盲検法に分けら

D 食物経口負荷試験

表 2-4 食物経口負荷試験の分類

	医師	患者・家族
オープン法	○	○
シングル盲検法	○	×
二重盲検法	×	×

○：負荷食品に食物抗原が入っていることを知っている
×：負荷食品に食物抗原が入っているかどうかを知らない

れる（表2-4）.

①オープン法による食物経口負荷試験

　主治医も患児も家族も負荷試験に用いる食物を知ったうえで行う検査である．この方法では負荷するもののなかに食物抗原が含まれていることがわかっても構わないので，食品そのものを用いることができる．以前に摂取して症状が出たというものを試すことも，逆に，症状が出なかったものをもう一度確認することもできる．低年齢児に負荷試験を行う場合には，多くの場合にこのオープン法による負荷試験を行う．

　除去解除，あるいは摂取可能量を決めることを目的として検査する場合には，負荷試験をパスした場合に，そのまま食事指導につないでいくことができるという利点がある．

②シングル盲検法による食物経口負荷試験

　調べたい食物抗原が負荷する食品中，あるいは負荷試験のために作製した負荷食品中に含まれているのか含まれていないのかを主治医はわかっているが，検査を受ける患児や家族には知らせないで行う負荷試験である．患児や家族の思い込みや不安が強いときに，思い込みによる主観的な症状の発現を避けて客観的な判定を行うことを目的として行う負荷試験法である．

　見かけや匂いからは食物抗原が入っているかどうかがわからないように，凍結乾燥末とした食品を香りの強いジュースやイチゴピューレなどに溶かしたものを負荷食品とするのが一般的である．プラセボとしては負荷食物抗原を入れないジュースやイチゴピューレなどを使用する．検査食物抗原が入っているときのみ症状が出て，食物抗原が入っていないときには症状が出ないときに，陽性と判定する．患児や家族の思い込みを除外して診断するのに有用である．

　安全面から初期症状である口腔内の症状をみるために，年長児や成人でもカプセルは用いないようにする．ただし，口腔内違和感のみであり，全身症状は起こらないことを確認する必要のある場合には，カプセルやオブラートなどを使用し，口腔粘膜に試料が触れないようにして負荷する．

③二重盲検法による食物経口負荷試験

　負荷試験のなかで最も客観性が高い結果を得られるのが，二重盲検食物経口負荷試験である．
　患児や家族のみならず，症状の判定時に主治医の思い込みを排除するのに有用で，食物抗原が入っているかどうかを主治医も知らない状態で判定する．負荷試験を実施して，その結果を判定後に抗原が入っているかどうかを主治医は知ることができる．抗原が入っている場合にの

み症状が発現し，抗原が入っていないプラセボの場合には陰性と判定した場合を，二重盲検食物経口負荷試験陽性と判定する．

(b) 経母乳負荷試験

　乳児では原因抗原診断時に，それまでにまだ摂取したことがないものを直接負荷するのは，即時型反応を起こす危険性があるため，原則として避ける．母乳中の微量(数十 ng/mL)の食物抗原ではアトピー性皮膚炎という形で症状が出るのみであっても，直接与えると母乳中の抗原量の 10 万〜100 万倍の抗原タンパク質量(mg〜g)を与えることになり，しばしば重篤な即時型反応を起こすことがある．一例をあげると，卵アレルギーの関与する乳児アトピー性皮膚炎の場合に，離乳食として茶碗蒸しの上澄み(オボムコイドを多量に含む)を直接与えると，即時型反応〜アナフィラキシーを起こすことがあるので注意する．

　原因食物を確定するための負荷試験を安全に行うためには，それまでに摂取したことのある抗原量を超えない量を総負荷量として第一段階の負荷試験を行うのが原則である．母乳あるいは混合栄養のアトピー性皮膚炎児の場合，母親が原因と疑う食品を摂取し，授乳後に児にアトピー性皮膚炎の症状が再び出現するかどうかを確認する経母乳負荷試験が原因食物の診断に役立つ．母乳中に分泌される抗原量は数十 ng/mL の濃度であるため，重篤な即時型反応が起こることはなく，皮膚の発赤やかゆみ程度である．まれにじんま疹を起こすことがあるが，呼吸器症状を起こすことはなく安全であり，しかも診断的価値は高い．

　オープン法で行い，母親が摂取する負荷食品には成人の通常 1 回摂取量を用いる．たとえば卵 1 個，牛乳 200 mL，うどん 1 玉などである．この方法であれば，乳児でも，また特異的 IgE 抗体が高くても安全に行うことができる．食物日誌や除去試験から疑わしい抗原を絞り込んだうえで，確定診断のために経母乳負荷試験を行うことが望ましい．負荷後に母乳を摂取すると軽度の即時型反応(皮膚の発赤やかゆみ程度)が出ることはあるが，湿疹病変はすぐには出現しないため，1〜2 日間観察する必要がある．経母乳負荷試験で確定診断をしたうえで，食品除去を行うことは必要最小限のアレルゲン除去食の実施と母児の QOL の向上につながる．

5 食物経口負荷試験実施時の注意

　食物経口負荷試験実施時の注意や体制については，日本小児アレルギー学会食物アレルギー委員会作成の『食物アレルギー経口負荷試験ガイドライン 2009』に詳しく述べられている．

負荷試験を行うタイミング

- 体調のよいときを選んで行うこと
- 判定に影響を与える薬剤(抗ヒスタミン薬，抗ヒスタミン作用を有する抗アレルギー薬，抗 LT 拮抗薬など)はできれば 1 週間，少なくとも 3 日間は内服を中止して行うこと
- 即時型反応のエピソードから 1 か月以上たってから実施すること
- ステロイド内服薬は中止後 1 か月以上たっていること

　薬物による偽陰性や即時型反応後の不応期における偽陰性を避けるためである．アトピー性皮膚炎の場合には，除去試験により症状がよくなった状態で行う．

アナフィラキシーを起こす可能性がある検査であるため，主治医がチェックシートに基づいて症状を観察し，初期症状の段階で発見し対処できるよう緊急常備薬を用意しておく．重篤な即時型反応を起こす可能性が高い場合には，静脈ルートをあらかじめ確保して検査を行う場合もある．症状が出現した場合には，30分以上の経過観察を行ってから負荷試験の続行の可否を決定する．

アナフィラキシーを起こした場合には，抗ヒスタミン薬の投与，アドレナリン0.01 mg/kg（最大0.5 mg）の筋肉内注射などの救急処置を速やかに行う．救急処置により症状が消失しても検査を中止し，2相性の反応が出現する可能性があるため，入院にて経過観察する．帰宅させる場合にはステロイドを投与することもある．

食物あるいはマスキングした食物を口に入れた途端に起こる口唇腫脹，あるいは口腔内違和感を覚えた時点で検査を中止する．重篤な症状の既往がある場合には，まず1滴または少量を口唇の内側に付け，口唇腫脹が起こらないことを確認してから負荷量を増やしていく．

負荷総量と初期量とを決め，一定間隔で抗原量を増量しながら負荷していく．この間隔が長いほど安全性が高まるが試験終了までの時間がかかることになる．

負荷試験を安全に行うためのポイント

- 負荷食品の種類と負荷総量
- 負荷間隔
- 増量方法
- 負荷中止の判断

この条件の決め方が安全性の鍵を握っており，一律のプロトコールで行うと即時型反応〜アナフィラキシーを起こすことになる．個別にきめ細やかな対応が必要であり，担当医の熟練度に負うところが大きい．特に負荷量と負荷間隔は重要であり，摂取抗原が消化吸収される時間を考慮すると，分割投与でありながら，間隔時間が短いと1回投与と同じ程度のリスクとなる．

重症例では問診，食物日誌，抗原特異的IgE抗体価，ヒスタミン遊離試験などのデータをきちんと評価したうえで負荷試験のプロトコールを作成する．わずかな症状が出た時点で，中止あるいは1時間以上時間をあけて，症状の進行がなければ増量せずに最終負荷量を再負荷する．当然，最初の目標量までは届かないが，安全性を最優先して対応する．

半日以内に負荷を終了して，その後は翌日まで症状観察するのが一般的であるが，重症例では2日間に分けて負荷することもある．

カプセルに入れて内服させる方法は客観性の面からは優れているが，口腔内に抗原が触れることがなく胃内まで到達するため，口唇や口腔内粘膜に触れて起こる症状である口唇腫脹や口腔内違和感などの初期症状の時点での即時型反応の発見ができないため，いきなり重篤な全身症状が発現する危険性がある．即時型反応誘発の可能性が高い場合には，カプセルは用いないほうが安全である．

E 「食べること」を目指した治療のための臨床検査の活用法

1 問診と食物日誌から原因食物抗原を絞り込み，網羅的検査は避ける

　抗原特異的 IgE 抗体陽性は感作されていることを示すが，原因食物であることを示すものではないことをよく認識する．検査をして感作が証明された場合には摂取を制限しがちである．このようなことを避けるためには，疑わしい食品以外は検査を行わないようにする．特に，母乳摂取中は母親の摂取する種々の食物抗原による感作を受けやすいので注意する．

- 定量性に乏しく多項目検査が可能な網羅的検査法は避ける
- 母乳摂取中には母乳中の抗原による感作が起こりやすいので，原因と疑う食品についてのみ検査する．特にピーナッツ，そばなど乳幼児期には摂取する必要のない食物に関しては，授乳が終わってから半年以上たってから検査を行う
- 食物日誌などにより，感作は成立していても症状の原因となっていないと考えられる場合には，負荷試験陰性を確認し，血液検査結果のみを根拠とする食物除去を行わないようにする

2 抗原コンポーネントタンパク質レベルでの検査の活用

　卵のように，抗原コンポーネントによって加熱調理による抗原性の低下の仕方が異なる食品については，感作状態を抗原コンポーネントタンパク質レベルで把握することは，摂取食品を増やすことにつながる．

　ただし，抗原コンポーネントは食品の一部を見ているのに過ぎないので，必ず全体の食品による感作状態を把握したうえで，抗原コンポーネントレベルにおける検査を行うようにする．食物は抗原コンポーネントに分けて摂取するのではなく，食品として全成分を一緒に摂取する．抗原特異的 IgE 抗体レベルも食物全体に対する抗体が最も高い．抗原コンポーネント特異的 IgE 抗体のレベルは構成タンパク質量を反映し，量的因子が特異的 IgE 抗体の産生量に及ぼす影響も大きい[4]（表 2-5）．

　生体内では卵白アルブミン，カゼインなどの量的に多いコンポーネントに対する特異的 IgE 抗体産生が優位であり，これらの抗原コンポーネントタンパク質の抗原性が残った食物を摂取すると，重篤な症状が惹起されることがあるので注意が必要である．

固ゆで卵と炒り卵の抗原性の違い

　一例をあげると，加熱卵料理である 12 分固ゆで卵と 3 分炒り卵に残存する「食べる」側からみた抗原量[16〜19]は，オボムコイドは同レベルであるが，卵白アルブミンは炒り卵のほうが固ゆで卵に比べて 1,000 倍近く多い[16,17]（第 5 章表 5-26 参照，p.144）．実際に固ゆで卵 1 個を摂取できても，少量の炒り卵で即時型反応を起こす例をよく経験する．調理法により卵白アルブミンの凝固の程度が異なるのがその理由であると考えられる．

表2-5 抗原コンポーネントタンパク質特異的 IgE 抗体

	抗原コンポーネント	全タンパク質中の割合(%)	陽性率(%)
卵白クラス2以上 (n=1,793)	卵白アルブミン	54	(100.0)*
	オボムコイド	11	66.3
牛乳クラス2以上 (n=227)	カゼイン	80	94.3
	β-ラクトグロブリン	10	59.5
小麦クラス2以上 (n=36)	グルテン		97.2
	ω-5 グリアジン		61.1

＊：イムノキャップ®にて測定した卵白特異的 IgE クラスと卵白アルブミン特異的 IgE クラスが一致したため，卵白イムノキャップ®クラスを卵白アルブミンイムノキャップ®クラスとみなした

〔伊藤節子：IgE-mediated food allergy の原因抗原診断におけるピットフォール．日小ア誌 2011；**25**：665-673〕

食品中の抗原量と生体側の反応としての抗原特異的 IgE 抗体産生を抗原コンポーネントタンパク質レベルで検討することは，負荷試験時および食事指導時の安全性の確保に重要である．

3 好塩基球ヒスタミン遊離試験(HRT)の活用

好塩基球ヒスタミン遊離試験(HRT)は，わが国でのみ一般臨床検査(HRT シオノギ®)として行われている[8〜10]．諸外国やわが国でも HRT シオノギ®が開発されるまで行われていた HRT は，検査に必要な好塩基球を回収するために全血 20〜30 mL を必要とし，乳幼児に多い食物アレルギーの診断に応用することは不可能であった．HRT シオノギ®は，モノクローナル抗体である抗白血球抗体を付けた磁気ビーズを用いることにより，好塩基球の豊富な白血球を選択的に取り出すため，少量の血液を使用して検査することが可能である．取り出した好塩基球に試験管内で抗原を加えることにより，好塩基球表面の IgE レセプター上の隣り合った抗原特異的 IgE 抗体を架橋して好塩基球を活性化し，遊離されたヒスタミンを競合 ELISA により定量する検査である．好塩基球を効率よく回収することができ，わずか1〜2 mL の血液の採取により検査可能となった．現在は，HRT シオノギ®と自動化検査であるアラポート®HRT[12]が保険診療のなかで実施可能である．

米国のガイドラインでは，HRT は標準化されていないことを理由に推奨できない検査のリストにあげられているが，他の検査とは一線を画して，「研究的に行われている検査」として位置付けられている[3]．そのため海外の論文がなく，『食物アレルギー診療ガイドライン 2012』においてもごく簡単に記載されているだけであるが，食物アレルギーの診断と治療を安全に行うためには活用すべき検査であるので，以下に詳しく取り上げることにする．

HRT は現行の検査のなかでは，*in vivo* で起こる現象を最も的確に *in vitro* において再現する検査であり，食物アレルギーの抗原診断と除去解除のための負荷試験の適応決定に活用できる検査である．

(a) HRT シオノギ®の結果の表し方とヒスタミン遊離曲線のパターン

図2-4に HRT シオノギ®のクラス判定の仕方とアレルゲン濃度を示す．ヒスタミン遊離率

図2-4　ヒスタミン遊離試験(HRTシオノギ®)測定結果の判定

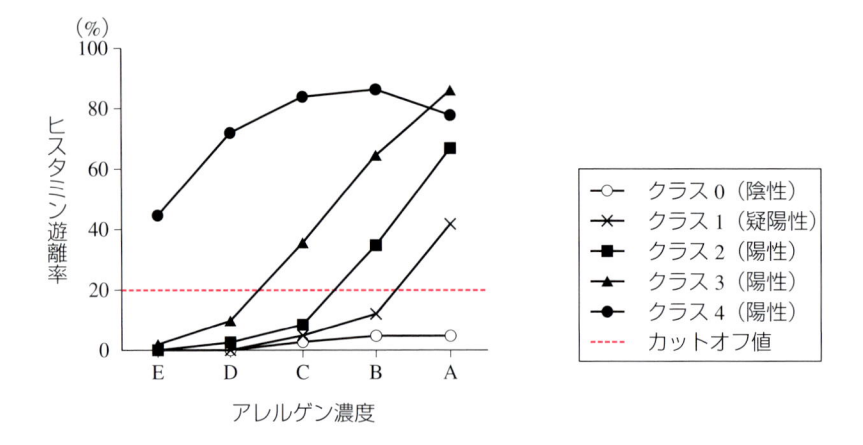

$$ヒスタミン遊離率(\%) = \frac{特異的ヒスタミン遊離量 - 非特異的ヒスタミン遊離量}{総ヒスタミン遊離量 - 非特異的ヒスタミン遊離量} \times 100$$

は非特異的ヒスタミン遊離量を差し引いたうえで，総ヒスタミン量に対する抗原特異的ヒスタミン遊離量の百分率で示す．5濃度の抗原濃度におけるヒスタミン遊離率を計算してヒスタミン遊離曲線を描く．ヒスタミン遊離率が20%を超えた濃度の数によりクラス分けを行う．クラス2以上を陽性と判定する．以下に述べるように，単なるクラス判定ではなく，ヒスタミン遊離曲線のパターンを読むことが大切である．

(b) 即時型反応，アナフィラキシーの原因抗原診断におけるHRTシオノギ®の有用性

この検査が臨床検査として開始された2000年から2002年までの間に検査を行った最初の402例について，卵白，牛乳，小麦のヒスタミン遊離曲線をクラス別に重ね書きしたものを図2-5，図2-6，図2-7に示す[4,10]．いずれの抗原もクラス3およびクラス4ではヒスタミン遊離曲線が山型を描き，反応には至適濃度があるのが特徴である．濃い濃度では抗原過剰となり，抗原と特異的IgE抗体が1：1で結合するため架橋が起こらず，好塩基球の活性化とヒスタミン遊離が起こらないと考えられる．

クラス2では抗原濃度400〜830 ng/mL以上の場合にヒスタミン遊離率が20%を超えるが，ほとんどは負荷試験陰性である．一方，クラス3あるいはクラス4のヒスタミン遊離曲線は4〜70 ng/mLでピークとなる山型を示す．ここに至適濃度があり，血中あるいは母乳中の抗原濃度[6]から推測すると生体内でも起こりうる現象を示していると考えられる．

結果はクラス判定のみを見るのではなく，必ずヒスタミン遊離曲線を読むようにする．特に低濃度域におけるデータに注目する．これまでの臨床データから，卵，牛乳，小麦に関しては，図2-4の抗原濃度EやDでヒスタミン遊離率が40%を超えた場合には，ごく微量の抗原タンパク質の摂取でアナフィラキシーを起こすので，負荷試験を行うべきではない．

大豆と米では，即時型反応を示す例自体が少ないので評価は難しいが，大豆でアナフィラキシーを起こした例はクラス4であり，白米摂取により呼吸器症状を示した例では米HRTがクラス4で，卵や牛乳と同じパターンを示した(図2-8)．

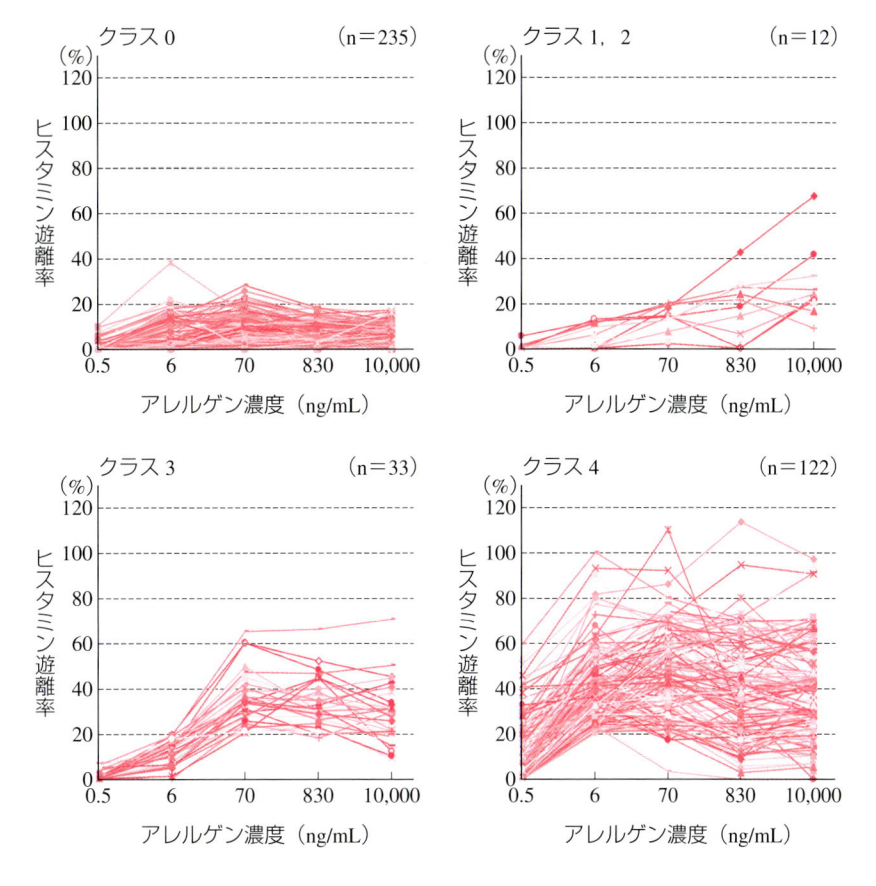

図 2-5　ヒスタミン遊離曲線（卵白）
〔伊藤節子：IgE-mediated food allergy の原因抗原診断におけるピットフォール．日小ア誌 2011；**25**：665-673，伊藤節子：食物アレルギー．アレルギー 2010；**59**：497-506〕

　402 例中，アナフィラキシーのエピソード後 1 か月以上経過し，かつ 2 か月以内に検査を行うことができた，卵 71 例，牛乳 33 例，小麦 16 例の HRT クラス分布を図 2-9 に示す[4]．一般の陽性判定よりも厳しくクラス 3 以上を陽性としても，感度はそれぞれ 97.2％，93.9％，100.0％と極めて高かった．データは示さないが後述の low-responder 例を除くと陰性的中率も 90％ 以上であった．

　さらに古いデータではあるが，卵，牛乳，小麦の 1 つ以上にアナフィラキシーの経験のある 29 症例 42 抗原について，検討した結果，即時型反応の誘発に対する感度，特異度，陽性的中率，陰性的中率，正確度いずれも 100.0％ であり[8]，耐性獲得例 6 例は全例がクラス 0 の陰性であった（図 2-10）．一方，このときの CAP-RAST（現行のイムノキャップ®）はすべてクラス 2 以上，負荷試験にて耐性獲得が確認できた 6 例中 5 例はクラス 3，1 例はクラス 4 であり，耐性獲得の診断のための負荷試験実施の時期を決めるためには，イムノキャップ® より HRT シオノギ® のほうがより適していることが明らかとなった[8,9]．イムノキャップ® は血中に抗原特異的 IgE 抗体が存在していることを示しているのに過ぎないが，HRT シオノギ® は好塩基球からヒスタミンが遊離されるところまで一連の反応を検討する検査であるので当然の結果である．

　HRT クラス 4 のヒスタミン遊離曲線の代表的なパターンを図 2-11 に示す．

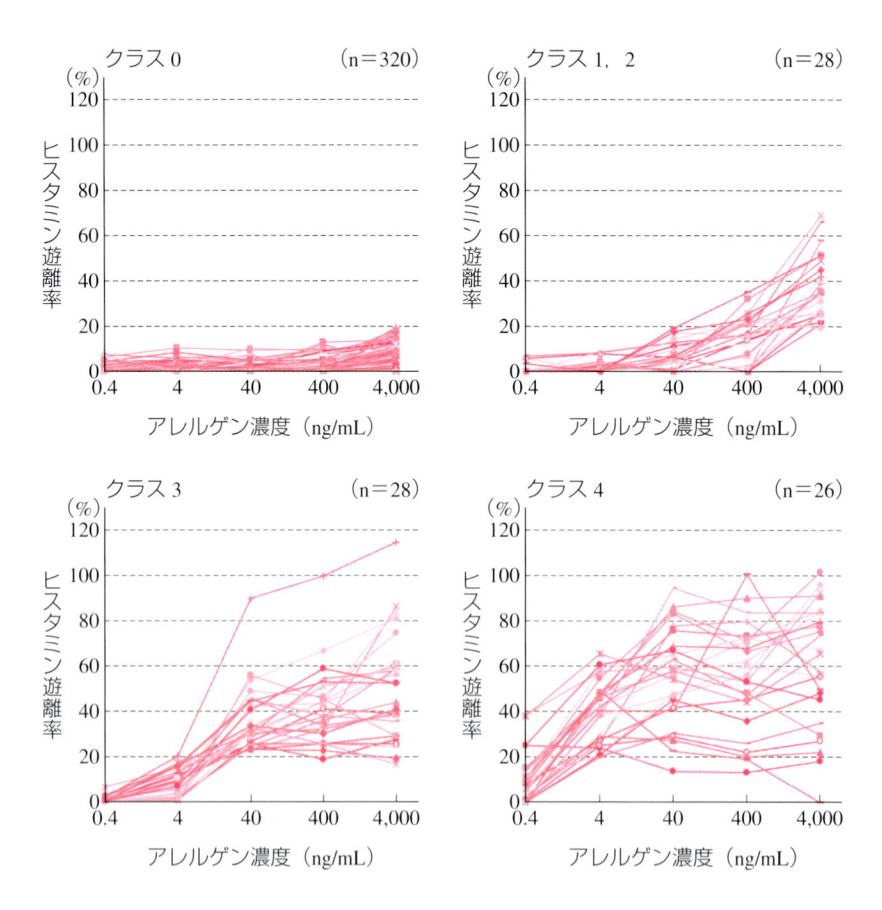

図 2-6　ヒスタミン遊離曲線（牛乳）

(c) 負荷試験を安全に行うための HRT シオノギ®の活用

　抗原濃度 4～6 ng/mL でヒスタミン遊離率が 20% を超えるクラス 4 の症例では，問診や食事記録，抗原特異的 IgE 抗体から原因抗原と強く疑われた場合には，抗原診断のための負荷試験は行わずに食品除去を含めた治療を開始する．クラス 4 のなかでも，抗原濃度 0.4 ng/mL（牛乳），0.5 ng/mL（卵，小麦）において遊離率 40% 以上が確認された症例では，抗原診断や除去解除のための負荷試験は行うべきではない．ただし，一定期間の食品除去による治療後には，摂取可能な閾値を決めるための負荷試験を行うことがある．

(d) HRT シオノギ®の結果判定時の注意

　HRT シオノギ®では，陽性コントロールとして抗原の代わりに 5 段階希釈の抗 IgE 抗体を用いるが，すべての濃度でヒスタミン遊離率が 20% 以下のものを low-responder として判定不能とする．ヒスタミン遊離率 20% を基準とした場合には low-responder 例は 20～30% 出現するが，そのうち半数以上に抗原特異的ヒスタミン遊離が認められ，ヒスタミン遊離曲線から陽性の推定が可能である．low-responder 例の半数以上は測定の体制の問題で，採血から検査開始までの時間が 24 時間以上経っている場合が多い．

　一方，low-responder 例のなかには耐性を獲得した症例も含まれる．経過を追って HRT シオ

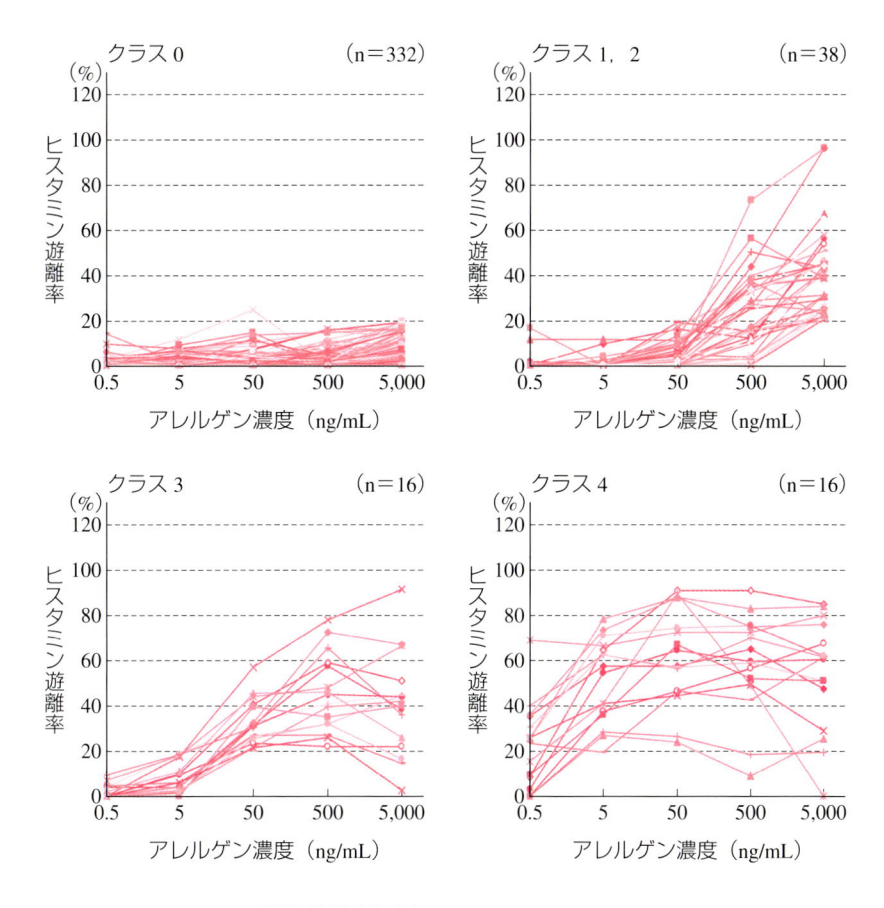

図2-7 ヒスタミン遊離曲線(小麦)

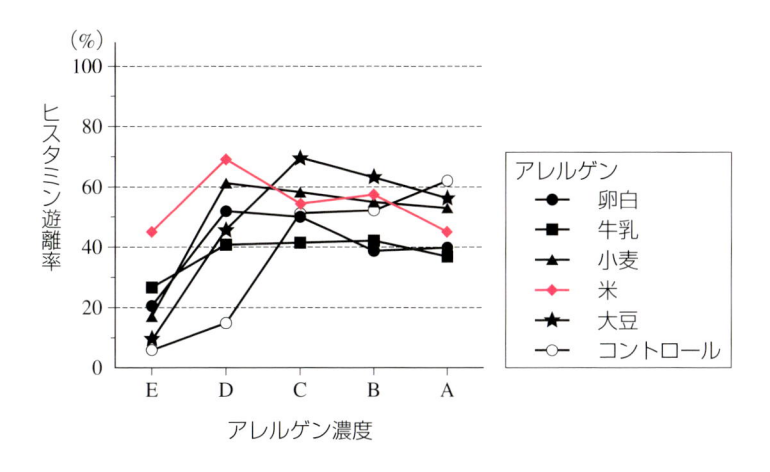

図2-8 米アレルギー(即時型)例におけるヒスタミン遊離曲線

ノギ®を行うと，クラス4から3，2，1，0となり最後にlow-responderとなり，耐性獲得の指標となる．典型例を**第3章図3-9**(p.60)に示す[9]．

最も注意すべきことは，乳児期に食品除去を開始した場合にはlow-responder化しやすく，

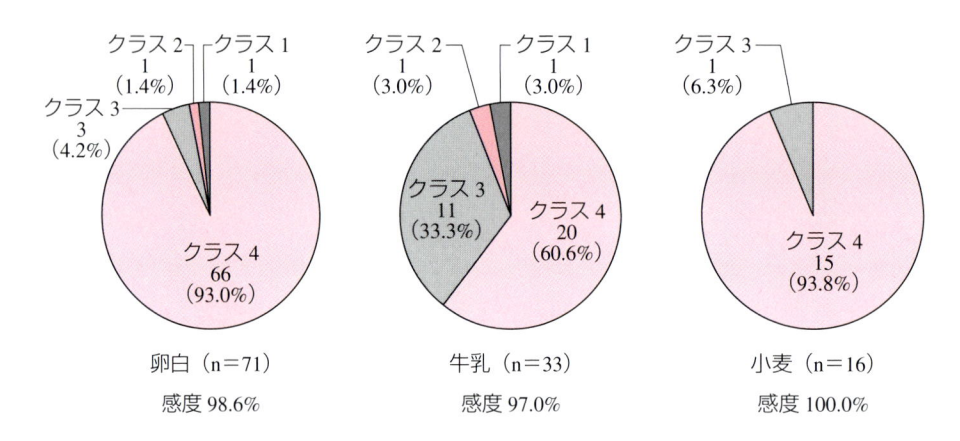

図 2-9 検査実施 1～2 か月前に即時型反応を呈した症例における HRT シオノギ® クラス分布

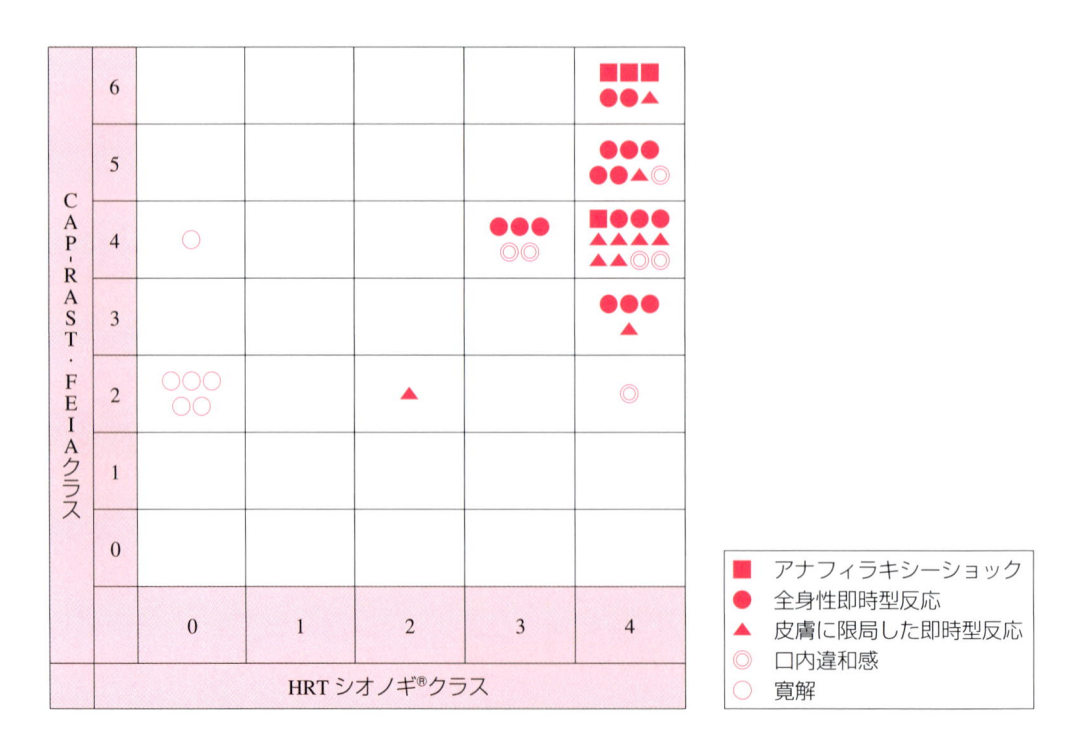

卵白（n=71） 感度 98.6%
- クラス 4　66（93.0%）
- クラス 3　3（4.2%）
- クラス 2　1（1.4%）
- クラス 1　1（1.4%）

牛乳（n=33） 感度 97.0%
- クラス 4　20（60.6%）
- クラス 3　11（33.3%）
- クラス 2　1（3.0%）
- クラス 1　1（3.0%）

小麦（n=16） 感度 100.0%
- クラス 4　15（93.8%）
- クラス 3　1（6.3%）

図 2-10 アナフィラキシーショック既往例における HRT シオノギ®，CAP-RAST とオープン負荷試験結果

〔伊藤節子：ヒスタミン遊離試験の食物アレルギーの診断における有用性―即時型アレルギー反応を中心に―．小児科 2000；**41**：265-271，伊藤節子：アレルゲン同定におけるヒスタミン遊離試験の有用性．小児科 2003；**44**：1205-1215 より一部改変して引用〕

凡例：
- ■ アナフィラキシーショック
- ● 全身性即時型反応
- ▲ 皮膚に限局した即時型反応
- ◎ 口内違和感
- ○ 寛解

耐性を獲得した症例と負荷試験により即時型反応を起こす例とが混在することである．そのため確認のための負荷試験を行う場合には，少量の食品から負荷を開始する．HRT シオノギ®の判定が low-responder であるが，負荷試験陽性であった例の典型的なヒスタミン遊離曲線を寛

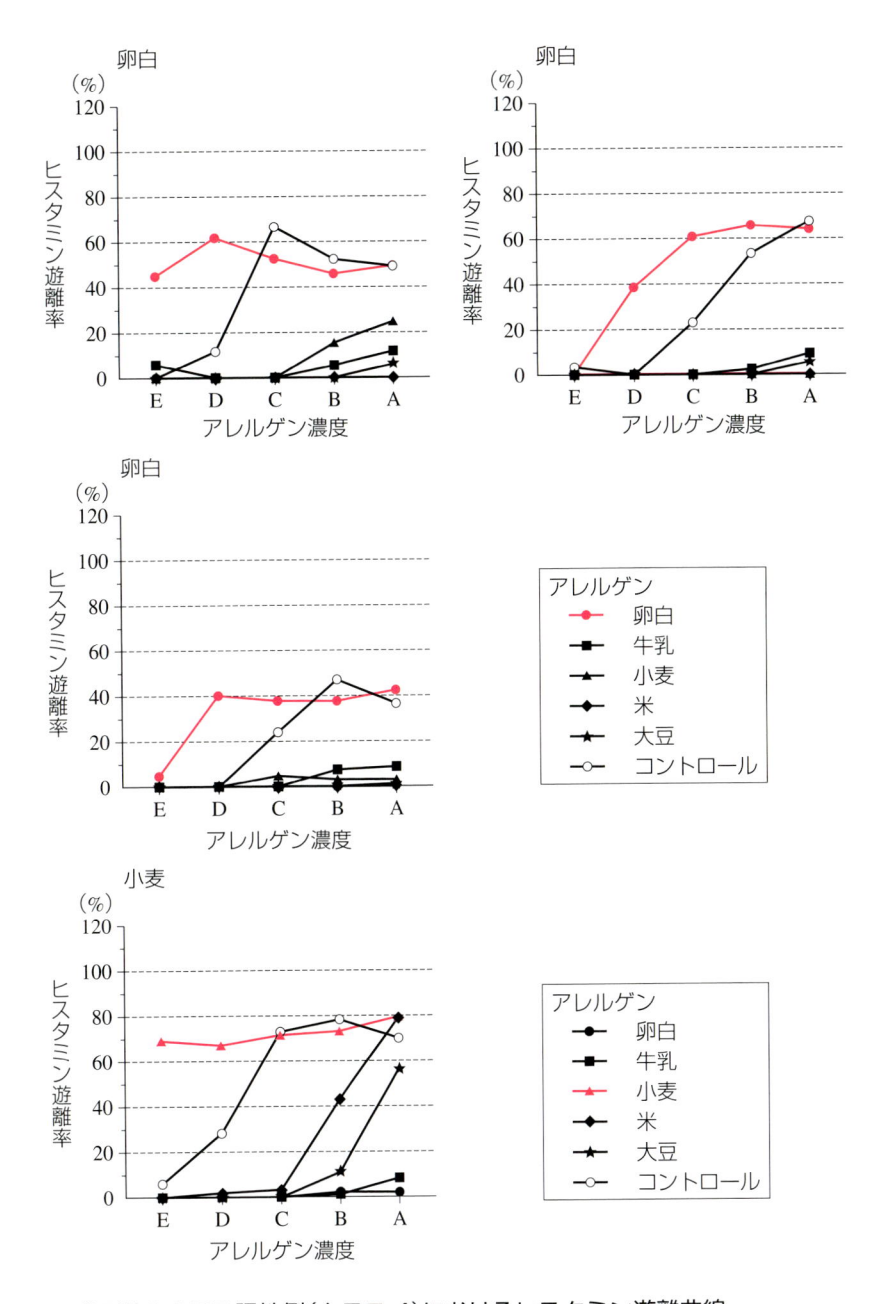

E 「食べること」を目指した治療のための臨床検査の活用法

図 2-11　典型的な HRT 陽性例（クラス 4）におけるヒスタミン遊離曲線
〔伊藤節子：アレルゲン同定におけるヒスタミン遊離試験の有用性. 小児科 2003；44：1205-1215〕

解例とあわせて図 2-12 に示す[9]．単純にヒスタミン遊離率だけを見るとすべての抗原濃度で 20％ 以下であるが，低抗原濃度域で，ピークを示す山型を示していることに注意する．

第 2 章　文献

1) 伊藤節子：食物アレルギーの診断と治療の標準化．アレルギー 2006；**55**：1491-1496
2) 伊藤節子，近藤直実，有田昌彦，他：食物アレルギーの診断．日小ア誌 2004；**18**：213-216
3) NIAID-Sponsored Expert Panel, Boyce JA, Assa'ad A, *et al*.：Guidelines for the diagnosis and management of food allergy in the

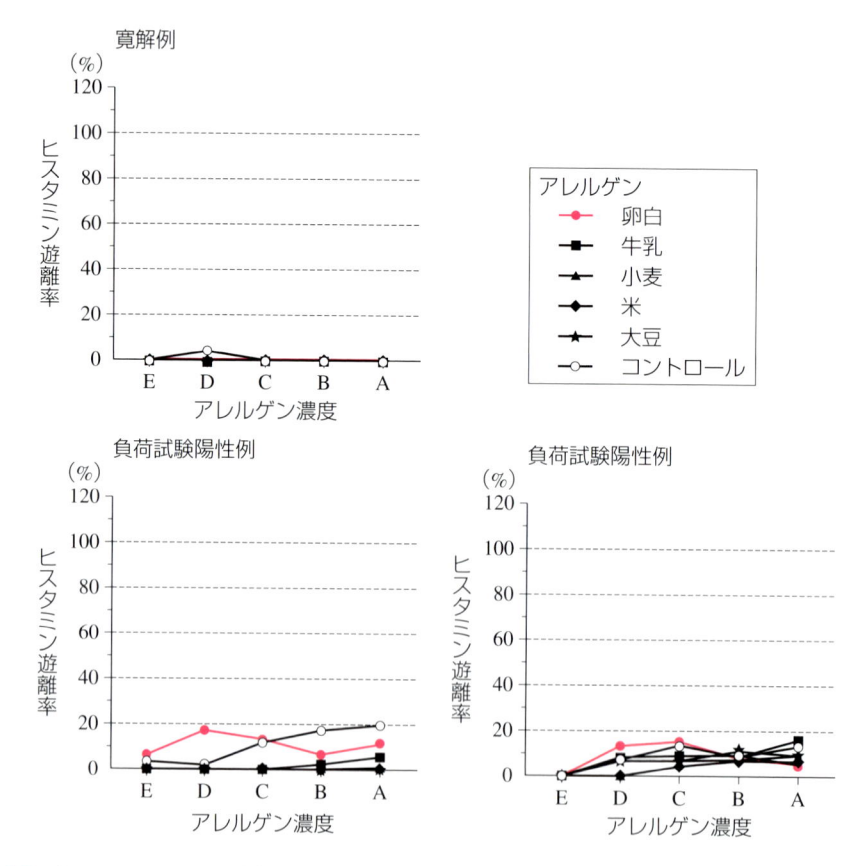

図 2-12　Low responder 例：寛解例と負荷試験陽性

ともにヒスタミン遊離曲線が山形を描き，アレルゲン濃度 C，D では卵白によるヒスタミン遊離率がコントロールを上回っているのが特徴である．

〔伊藤節子：アレルゲン同定におけるヒスタミン遊離試験の有用性．小児科 2003；**44**：1205-1215〕

United States : report of the NIAID-Sponsored Expert Panel. *J Allergy Clin Immunol* 2010；**126**：S 1-S 58
4) 伊藤節子：IgE-mediated food allergy の原因抗原診断におけるピットフォール．日小ア誌 2011；**25**：665-673
5) 伊藤節子：乳児期発症の食物アレルギーの関与するアトピー性皮膚炎．日小ア誌 2007；**21**：649-656
6) 伊藤節子：母乳への食物アレルゲンの移行．アレルギー科 2002；**14**：298-303
7) 伊藤節子：乳児期におけるアトピー性皮膚炎—特徴と対策—．小児内科 2000；**32**：1023-1027
8) 伊藤節子：ヒスタミン遊離試験の食物アレルギーの診断における有用性—即時型アレルギー反応を中心に—．小児科 2000；**41**：265-271
9) 伊藤節子：アレルゲン同定におけるヒスタミン遊離試験の有用性．小児科 2003；**44**：1205-1215
10) 伊藤節子：食物アレルギー．アレルギー 2010；**59**：497-506
11) 伊藤節子，平井博之：好塩基球活性化の指標である CD203c 発現解析における反応閾値についての検討—HRT シオノギとの比較検討—．日小ア誌 2009；**23**：587
12) 伊藤節子，宇理須厚雄，各務美智子，他：自動分析装置によるヒスタミン遊離試験の臨床的有用性の検討．医学と薬学 2008；**59**：917-924
13) Ito S : Allergens surrounding children with atopic dermatitis. In : Shinomiya K, ed., Current Advances in Pediatric Allergy and Clinical Immunology.Tokyo : Churchill Livingstone, 1996 : 45-50
14) Sampson HA : Food Allergy. *J Allergy Clin Immunol* 2003；**111**：s 540-547
15) 尾辻健太，二村昌樹，漢人直之，他：ω-5 グリアジン特異的 IgE 抗体検査の臨床的有用性について．アレルギー 2011；**60**：971-982
16) 伊藤節子：食物アレルギー患者指導の実際．アレルギー 2009；**58**：1490-1496
17) 伊藤節子：食物アレルギーの栄養指導の今後の方向性．日小ア誌 2010；**24**：31-38
18) 伊藤節子：「食べる」側から見た食品の抗原性の評価と調理による低アレルゲン化：抗原コンポーネントレベルにおける検討と臨床応用．日小ア誌 2011；**25**：63-67
19) 伊藤節子：調理・加熱による食品中のアレルゲンの変化．臨床免疫・アレルギー科 2009；**5**：383-389

第3章

食物アレルギーが治るしくみ

A 早期の診断と治療開始が治るキーポイント

　食物アレルギーによるおもな疾患である，乳児期発症の食物アレルギーの関与するアトピー性皮膚炎は乳児期に発症する．原因食品としては卵，牛乳，小麦の順に多い．即時型反応も卵，牛乳，小麦に関しては，多くが乳児期あるいは1歳時に発症し，その後に新たに発症することは少ない．

　食物アレルギーは乳児期〜1歳時に発症することが多く，成長とともに治っていくことは，保育園児を対象とした横断的調査からも明らかである．京都市内の保育園を対象に，1993年と2009年に同一内容のアンケートで調査した園の給食における食品除去の実態調査を図3-1に示す．このデータは横断的調査ではあるが，医療機関ベースのデータではなく，京都市内の125園（1993年）[1]および117園（2009年）の在園児11,000〜12,000名を対象に調査したデータであり，さまざまな型，重症度，治療法の食物アレルギー児を含むデータであるので，食物アレルギー児の経過をよく表していると考えることができる．いずれの調査においても，乳児では10%あまりの児が給食において食品除去が必要であり，3歳児では3%前後にまで減少したが，その後はあまり顕著な減少はみられなかった．この調査から，即時型反応を発症した場合も含めて3歳までに治すというのが，食物アレルギーの1つの治療目標となる．

1　食物アレルギーを治す鍵は早期の診断と適切な食事療法

　アレルギーの治療の原則は原因抗原の回避であるため，食物アレルギーでは原因食物の除去

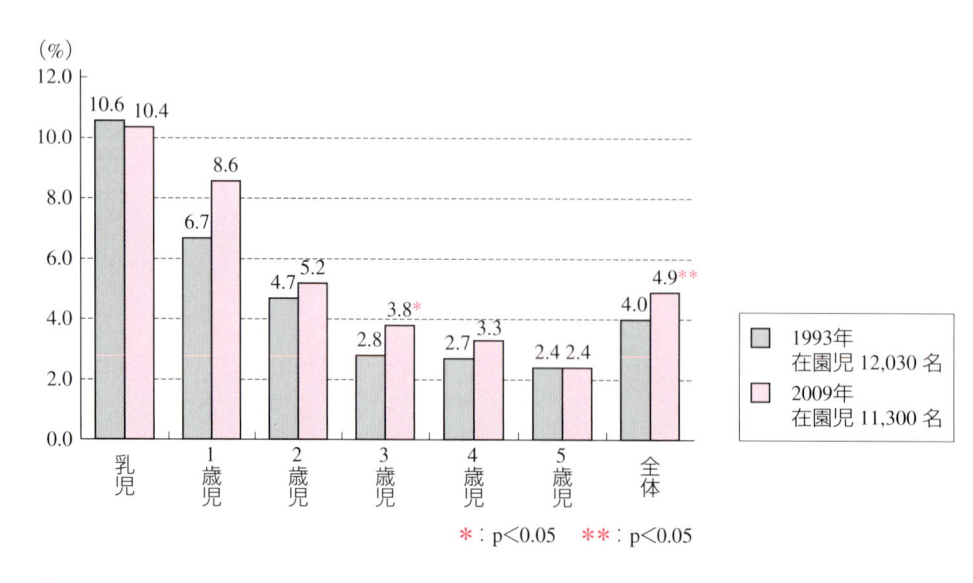

図3-1　給食における食品除去中の保育園児の割合

となる．食物アレルギーによる症状は，生涯で最初に経験するアレルギー性疾患であることが多く，その後のアレルギーマーチの進展に及ぼす影響は大きい．詳しくは**第4章**で述べるが，このことを最初に示したデータを示す[2,3]．

乳児期早期のアレルゲン除去食とダニ対策開始の重要性

　対象は，卵アレルギーの関与するアトピー性皮膚炎の母乳栄養児30例である．卵除去食開始の時期により2群に分け，その後の経過を2歳まで追った．早期除去開始群は，離乳食開始前の生後6か月までに卵アレルギーと診断でき，授乳中の母親の食事内容からも卵を完全に除去し，同時にダニ対策も開始した11例よりなる．離乳食開始後に診断がつき，同様の食事指導とダニ対策を開始した19例を後期除去開始群とした．早期除去開始群では，卵白特異的IgE抗体（RASTがスコア4までの1980年代のデータである）は徐々に低下し，6例は2歳の時点で陰性化し，3例が低下した[2,3]（図3-2）．それに対し後期除去開始群では，陰性化したのは1例のみで，7例で低下したが，残りの11例では変化がなかった．

　一方，2歳時におけるダニ特異的IgE抗体は，早期除去開始群では1例がクラス2，1例がクラス1で残りの9例は陰性のままであり，喘鳴を経験したものはなかった．後期除去開始群では，2歳時に陰性であったのは1例のみで，残りの18例はクラス2以上の陽性となり[2,3]（図3-3），2例が軽度の喘鳴を経験したことがあった．2歳時の平均血清総IgE値は，早期除去開始群では173.1 IU/mL，後期除去開始群では1,546.6 IU/mLであった．早期除去開始群の血清総IgE値の推移を図3-4[2]に示すが，低値のまま推移する例が多く，2歳時に高値を示した例ではダニ特異的IgE抗体も陽性を示した．

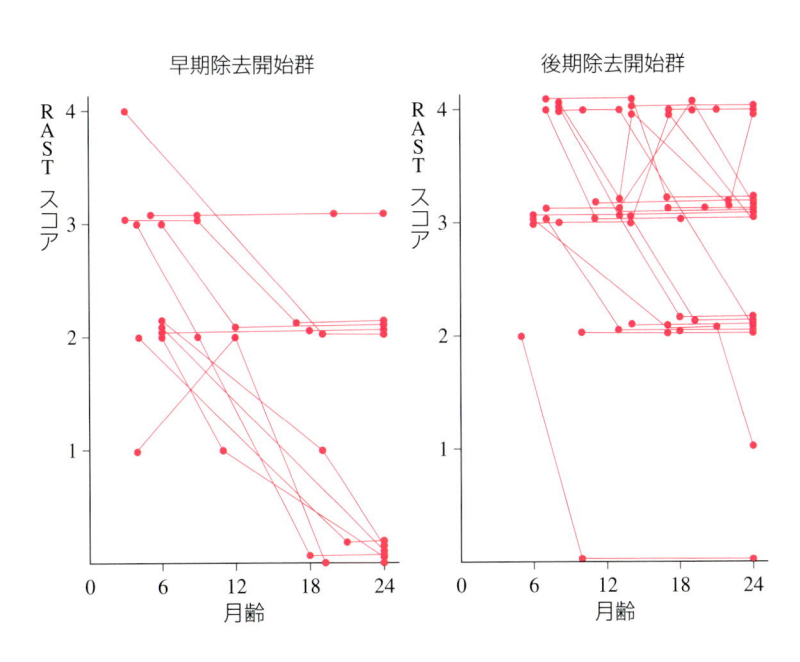

図3-2　卵白特異的IgE抗体
〔Ito S, Mikawa H：Immunological aspects of asthma（prophylaxis）．*Acta Paediatr Jpn* 1990；**32**：192-196 より作成〕

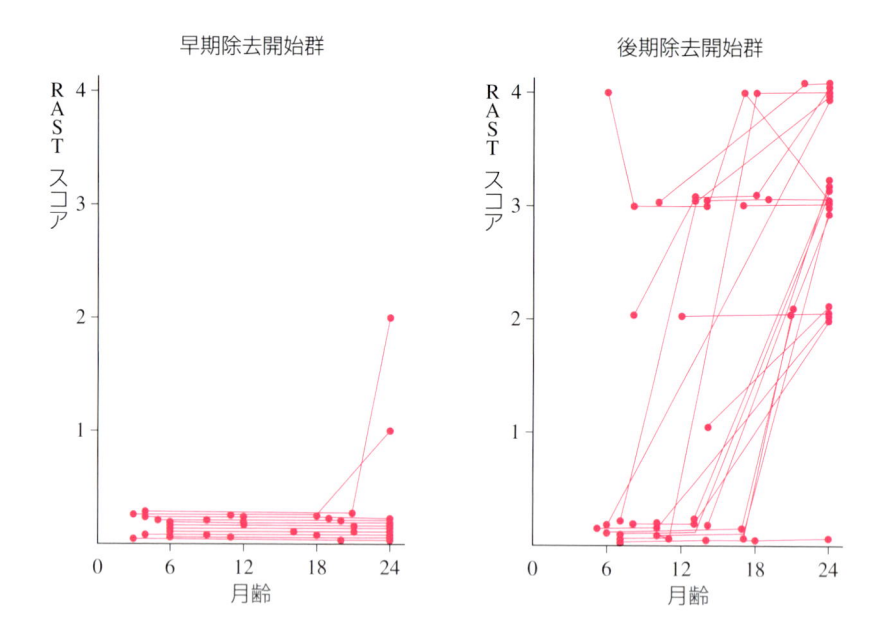

図 3-3 ダニ特異的 IgE 抗体
〔Ito S, Mikawa H：Immunological aspects of asthma(prophylaxis). *Acta Paediatr Jpn* 1990；**32**：192-196 より作成〕

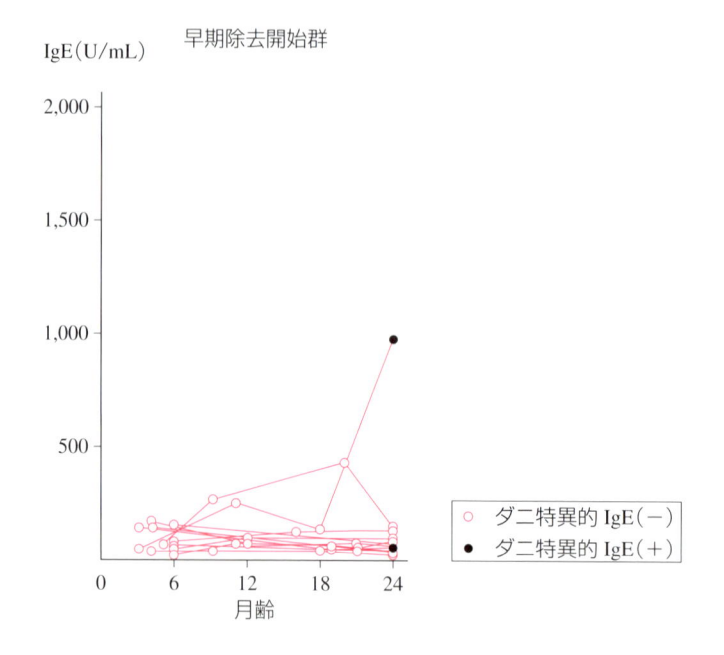

図 3-4 血清総 IgE
〔伊藤節子：抗体面からみた早期アレルゲン除去のアレルギー・マーチの進展に及ぼす影響について．小児科臨床 1998；**41**：998-1004〕

　離乳前で母乳中の微量の抗原に曝露されている時期に原因抗原の回避をしたときにのみ，卵白特異的 IgE 抗体の陰性化が認められた．早期の抗原除去による腸管の修復とアトピー性皮膚

炎の軽快により，新たな食物抗原およびダニやペットの皮屑などの吸入抗原による，経腸管および経皮感作を最小限に抑えることができたことが，その後の新たな食物抗原およびダニによる感作と血清総 IgE 値の上昇の回避につながったと考える．

乳児期に食物アレルギーを発症するということは，アトピー素因が強いことの早期発見にほかならず，原因療法としての食事療法に合わせて環境整備，特に早期のダニ対策を開始することが食物アレルギーが治ることにも，その後のアレルギーマーチの進展の予防にも有効である．

2　一時的に抗原回避（＝必要最小限の食品除去）が必要な理由

腸管においては，非特異的バリア機構と分泌型 IgA を中心とする抗原特異的局所免疫能により，抗原性をもつ大きな分子量を有するタンパク質の吸収がブロックされていると考えられている．いったん食物アレルギーが起こり，腸管の透過性が亢進すると，抗原タンパク質と同時に摂取された他の未消化タンパク質も一緒に吸収されやすくなる．
食物アレルギーがあると新たな食物アレルギーが起こりやすい理由

この現象を動物実験で示した Turner のデータ[4]を第 1 章図 1-8 に示した（p.16）．この実験では，腸管局所における卵白アルブミンによるアレルギー反応が起こると腸管の透過性が亢進し，卵白アルブミンと一緒に投与した BSA の吸収も亢進したが，同時に DSCG を与えておくと吸収の亢進が抑制された．

動物モデルにみられたこの現象を，乳児期発症の卵アレルギーの関与するアトピー性皮膚炎に当てはめると，次のように説明することができる．母乳中の卵抗原により，腸管局所におけるアレルギー反応が起こった結果として腸管の透過性が亢進し，母乳中に卵タンパク質と一緒に含まれている牛乳や小麦のタンパク質も，通常では吸収されないような大きな分子量のものまで吸収されて抗原性を発揮するため，牛乳アレルギーや小麦アレルギーも成立しやすくなる．診断時には卵による単独感作であったのが，1 歳時には牛乳や小麦による感作も成立していたということは，実際の臨床でしばしば経験することである．この時点における感作の違いが，その後の経過に大きく影響を及ぼすことについては，第 4 章に詳しく述べる（図 4-12 参照，p.81）．一方，卵アレルギーと診断された時点で母親の食事内容から卵を除去したり，DSCG（経口インタール®）[5]を内服することにより，腸管局所におけるアレルギー反応が抑制されると，腸管の透過性の亢進が起こらず，新たなアレルゲンの吸収が起こりにくくなる．

食物アレルギーにおいては，腸管の透過性の亢進やその抑制が感作や症状発現，耐性の獲得にかかわる重要な要因である．年長児や成人でも同様の現象が起こる可能性はあるが，乳児期にこのような現象がみられやすい理由として，乳児ではもともと腸管の非特異的バリア機構が未熟であること，腸管の分泌型 IgA を中心とする局所免疫能や全身の免疫能が未発達であることがあげられる．免疫学的バリア機構が未発達なこの時期には，食物アレルゲンの摂取回避により，腸管局所におけるアレルギー反応による腸管の透過性の亢進を防ぐために，必要最小限の食品除去が必要となる．

3　食品除去は必要最小限にする

　原因療法としての食品除去は必要最小限にする必要があるが，その理由は2つある．1つは除去する食品数が多いと除去解除に時間がかかること，もう1つは過剰な除去の継続はQOLの低下につながるのみならず，過敏性の増強につながり，治りにくくなる可能性があることである．

(a) 極端な食品除去の継続は過敏性の増強につながるので注意
不必要な食品除去はQOLの低下につながるばかりか治りにくくなる

　食物アレルギーの関与するアトピー性皮膚炎の乳児では，原因食品の除去により皮膚症状が著明に改善するため，できるだけ長く食品を除くことが最良の治療と思い込んで，長期にわたり完全除去を継続する場合をよく経験する．特に，親の会などから得た他のお子さんに関する情報をわが子に当てはめ，除去する食品をどんどん増やし，調味料もアレルギー用食品店で購入するようになる場合がある．アレルギー用として作られている食品には特殊なものが使われているため，むしろアレルギー症状を誘発しやすい．

　このようにアレルギー用食品店や自然食品店を調味料の購入に至るまで全面的に利用し始めると除去食品が増え，経済的，心理的負担も大きく，QOLが低下するばかりか，いつの間にか極端な食品除去に陥り治ることから遠ざかっていくので注意する．

(b) 食品除去により症状が消失してしまうことが落とし穴である

　食物アレルギーの関与するアトピー性皮膚炎では，原因を除去すると症状は短期間に著明に軽快し，それまで必要であったステロイド軟膏や保湿剤の使用も不要となる．原因として多い卵，牛乳，小麦の除去は慣れてしまうとそれほど大変なものではなく，保育園では代替食が与えられるので不自由を感じることがないまま除去を続け，小学校入学時に給食での除去が保育園における対応と異なることに気付いて慌てることになる．このなかには，抗原特異的IgE抗体も消失し完全に治っている場合も多いが，過敏性が極めて高くなっており耐性を獲得しにくくなっている場合があるので注意する．いくつもの食品の完全除去を長く続けることが，過敏性が高まる原因となるので注意する．

B 食物アレルギーが治るしくみ

1 成長に伴う因子

　乳児期に発症した食物アレルギー児は，大半は1～2歳ごろまでに治る（抗原特異的IgE抗体まで陰性化する場合と，抗原特異的IgE抗体は陽性であっても耐性を獲得している場合がある）．そこには，食品除去による治療の効果のみならず成長に伴う年齢的な因子の関与が大きい．

　胃液中の遊離塩酸濃度は低年齢児ほど低く，乳児の胃内容のpHは2～4である．成長に伴って胃液の分泌が十分になると，胃液中に分泌されたペプシノーゲンは胃酸によりペプシンとなる．ペプシンは強力なタンパク質分解酵素でありタンパク質を分解して低分子化し，摂取された食物のアレルゲン性を低下させる．

　成長に伴い，血清IgAおよびIgGが上昇していくが，前者は分泌型IgAとして腸管における局所免疫能の成熟に関与し，後者は抗原特異的IgGおよびサブクラス抗体の産生に関与し，抗原特異的IgE抗体と競合的に働く可能性が高い．いずれも児の成長とともに成熟していき，治ることにつながる重要なしくみである．

2 アレルゲン除去に伴う現象

　アレルゲン除去食開始後にみられる現象を表3-1に示す．腸管の透過性が正常化し[6]，初診時にみられる軽度のAST，ALT上昇が除去食開始後速やかに正常化する．抗原特異的IgE抗体，およびIgG抗体とIgG$_4$抗体の低下がみられる[7]が，後二者の低下のほうが前者より速やかである．抗原特異的リンパ球幼若化反応の低下[8]，および好塩基球ヒスタミン遊離反応のnon-responder化[9]も報告されている．

(a) 抗原特異的IgE抗体の緩やかな低下

　抗原特異的IgE抗体は原因食物の除去により低下傾向を示すが，より早期に診断して除去を開始するほど低下しやすく，離乳食として直接摂取を開始する前に治療としての除去を開始すると，陰性化することもある．

表3-1 アレルゲン除去食開始後にみられる現象

- 腸管の透過性の亢進の正常化
- AST，ALTの正常化
- 抗原特異的IgEの緩やかな低下
- 抗原特異的IgGおよびサブクラス抗体の速やかな低下
- 好塩基球ヒスタミン遊離試験の閾値の上昇あるいはlow-responder化

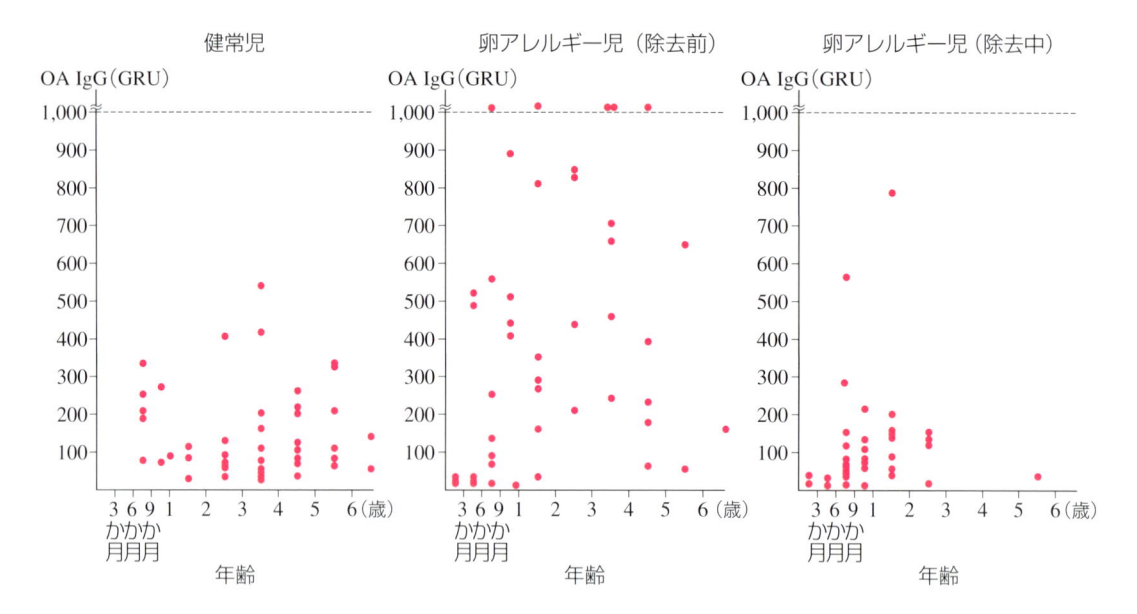

図3-5 健常児および卵アレルギー児における年齢別卵白アルブミン特異的IgG抗体
〔伊藤節子：食物抗原感作と特異的IgG抗体．アレルギーの臨床 1992；**12**：506-510〕

抗原特異的IgE抗体が1年以内に陰性化するのは乳児期早期に治療開始した場合だけである

　早期にアレルゲン除去食を実施した場合は，図3-2（p.51）にデータを示した早期除去開始群のように陰性化する場合があるが，半年～1年半かかっている．一方，後期除去開始群のように，症状発現後半年以上たってから除去を開始すると，抗原特異的IgE抗体の低下はさらに遅れ，1年～1年半の経過では除去をしているのにもかかわらず，抗体価の低下はわずかである．血清IgEの血中半減期は数日であることから，産生され続けられていると推測される．この検討で対象とした症例では経口的には除去ができており，アトピー性皮膚炎自体の経過も良好であるため，経皮感作も起こりにくくなっていると考えてよい．

　抗原刺激がほとんどなくなったのにもかかわらず，抗原特異的IgE抗体の産生が続くという現象の原因として，食品中に混入するごく微量の抗原刺激がIgE産生に適しているか，IgE抗体産生はいったんスタートすると抗原除去後も継続する可能性を示している．このメカニズムの解明が食物アレルギーの治療の鍵を握っている，といっても過言ではない．

（b）抗原特異的IgG抗体の速やかな低下
抗原特異的IgGおよびサブクラス抗体測定の難しさ

　血中のIgG抗体は乳児でも数百mg/dL以上であり，IgE抗体とは比較できないほど高濃度であるため，抗原特異的IgG抗体の測定時には非特異的反応を避けるための工夫が必要である．

　鶏卵の主要抗原の1つである卵白アルブミンと，オボムコイドに対する特異的IgG抗体を健常児および卵アレルギー児の除去開始前後で測定した結果を図3-5，図3-6に示す．これは，精製した卵白アルブミンまたはオボムコイドを固相化し，患者血清と反応させた後，免疫複合体を形成したIgG抗体のみを認識するモノクローナル抗体HG 2-25を二次抗体として用いて，測定した卵白アルブミンまたはオボムコイド特異的IgG抗体を同時に測定した結果[10]

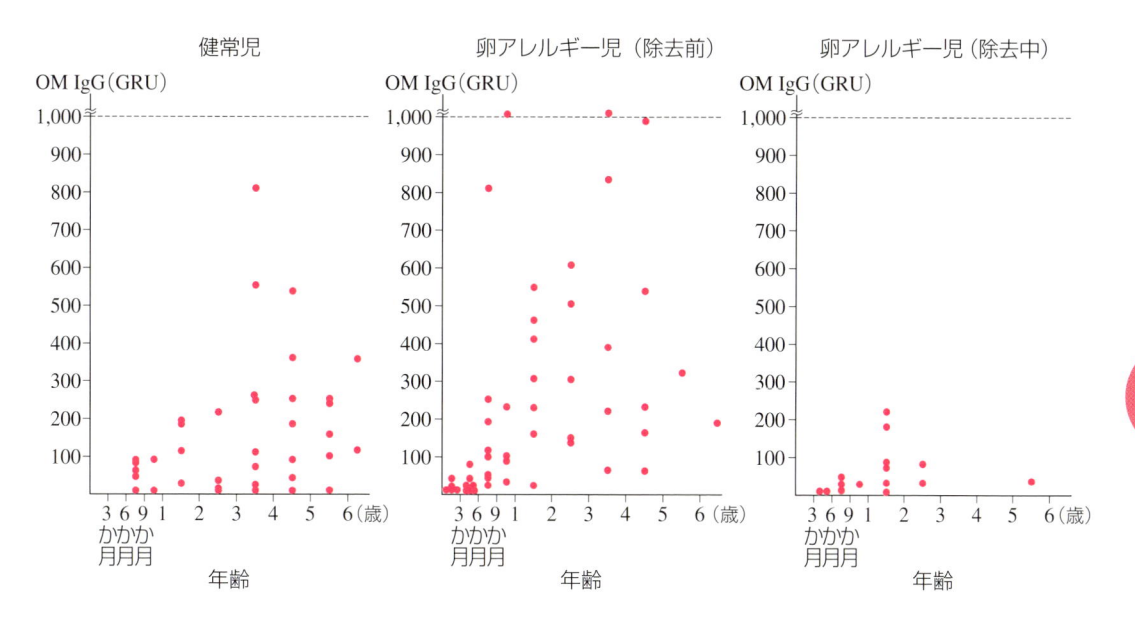

図3-6 健常児および卵アレルギー児における年齢別オボムコイド特異的IgG抗体
〔伊藤節子:食物抗原感作と特異的IgG抗体.アレルギーの臨床 1992;**12**:506-510〕

である.横軸は月齢あるいは年齢を示す.

抗原特異的IgG抗体の産生は吸収された抗原コンポーネント量を反映している

　全体に卵白アルブミン特異的IgG抗体のほうがオボムコイド特異的IgG抗体よりも高い傾向を示すのは,表2-5(p.41)に示した特異的IgE抗体にみられる現象と同様である.量的に多い抗原コンポーネントタンパク質である卵白アルブミンに対して特異的に産生される抗体量のほうが,オボムコイドに対する抗体量よりも多いのは,IgE抗体でもIgG抗体でも同様である.健常児でも除去食開始前の卵アレルギーの関与したアトピー性皮膚炎児でも,離乳食開始前と考えられる時期には,いずれの抗原に対しても特異的IgG抗体は低値を示す.この時期の抗原曝露は主として母乳中の数十ng/mLの微量抗原によるが,母乳中の微量の抗原では抗原特異的IgG抗体の産生に至らない可能性がある.卵白抗原特異的IgG抗体は3〜4歳をピークとしてその後は低下していく傾向が認められる.卵白抗原特異的IgG抗体は卵アレルギーのない児にも認められるが,卵アレルギーを発症した児でより高い傾向がある.卵除去食開始後は一様に低値を示す.ここにはデータを示さないが,IgGサブクラス抗体も同様の傾向を示した.

　これらのデータは抗原特異的IgG抗体はアレルギーの発症にはかかわっておらず,抗原曝露の結果を反映して上昇や低下を示し,ある程度以上の抗原量の曝露がないと産生されない可能性を示唆している.

卵除去食開始後の抗原特異的IgGおよびサブクラス抗体

　先に述べた早期除去開始群と後期除去開始群を含めた症例に,除去+DSCGによる治療群を含めて卵白抗原コンポーネント別に卵除去食前と除去開始3か月後の特異的IgG,IgG$_1$,IgG$_4$抗体の推移を図3-7,図3-8に示す.両抗原コンポーネントとも同じパターンを示し,早期除去開始群は最初から低い.抗原特異的IgG$_4$抗体は全体に低いため除去前後でも明確な差は認められていない.

図 3-7　卵除去食開始前後と DSCG 内服時の卵白アルブミン特異的 IgG，IgG₁，IgG₄ 抗体

　卵アレルギーの関与するアトピー性皮膚炎を発症した群では，生後 6 か月以降に治療を開始した後期除去開始群では IgG 抗体および IgG₁ 抗体ともに除去前には高く，除去食のみ，あるいは除去食＋DSCG 内服による治療を開始後，3 か月の検査では低下している．抗原特異的 IgG 抗体は，除去により抗原曝露量を減らすと速やかに低下する．抗原特異的 IgG₄ 抗体は治療開始前より低値のままである．一方，ここにはデータを示さないが，卵除去解除後には再び卵抗原特異的 IgG および IgG サブクラス抗体の上昇が認められている[10]．

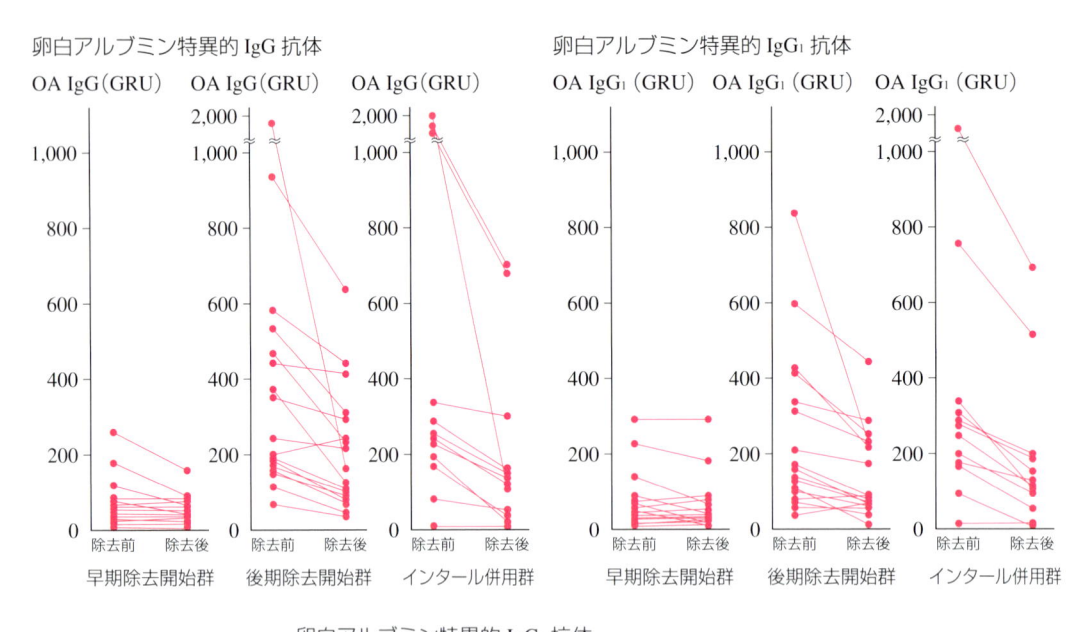

　以上のデータは 1990 年頃のものである．その後の 2006 年以降の検討では，測定系がイムノキャップ®法に変わっているが，抗原特異的 IgG₄ 抗体は，IgG 抗体に比べてもともとレベルが低く（図 3-10，図 3-11 参照，p.61，62），直接摂取量の少ない乳児期には低値を示すと考

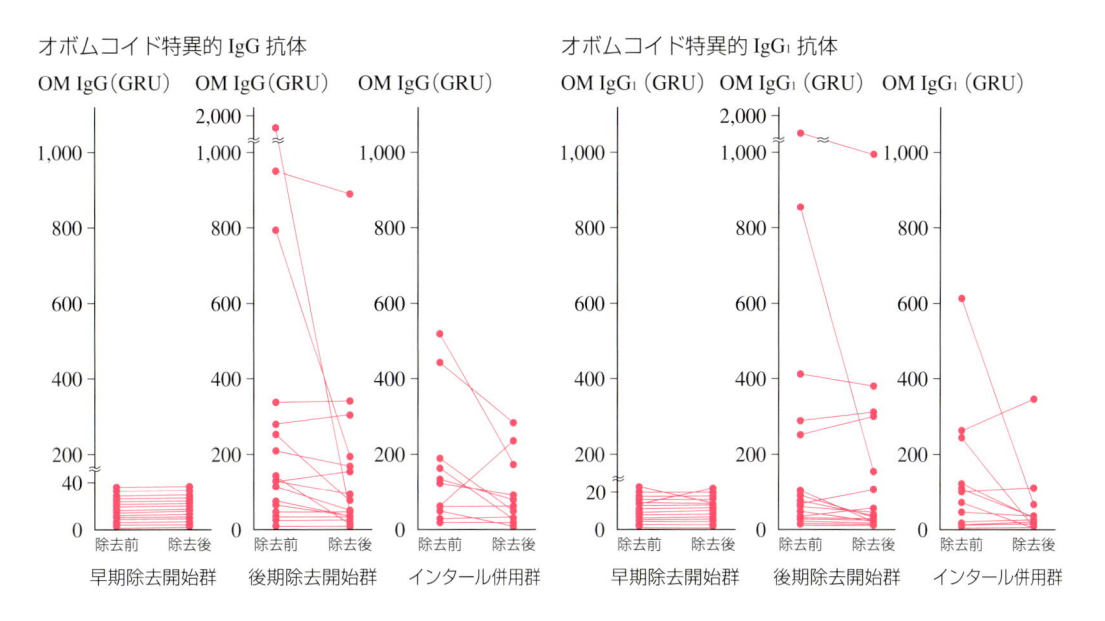

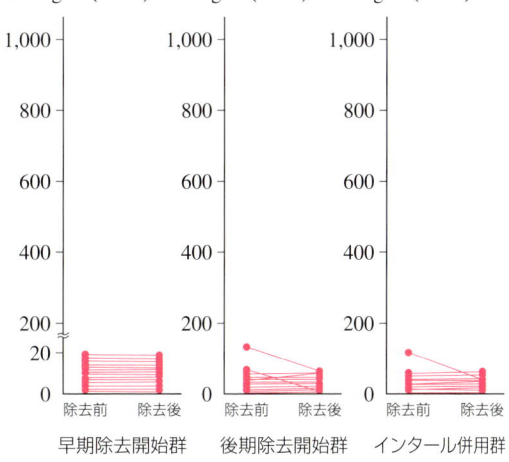

図 3-8　卵除去食開始前後と DSCG 内服時のオボムコイド特異的 IgG, IgG₁, IgG₄ 抗体

えられる．IgG 抗体の半減期は 21 日と IgE 抗体に比べて 7 倍も長いのに，抗原曝露がなくなると速やかに低下する．抗原特異的 IgE 抗体の産生がいったん開始されると抗原除去を開始しても 1〜2 年では血中の特異的 IgE 抗体がほとんど低下しない現象と比べると対照的である．

患者さんには「IgE 抗体を産生する機構は大変記憶力がよいが，IgG 抗体を作る機構は記憶力が悪い」と説明している．除去を開始すると抗原特異的 IgE 抗体は速やかに低下するが，抗原特異的 IgE 抗体は長く産生されるため，血中のレベルが下がりにくいのである．

（c）好塩基球ヒスタミン遊離試験の low-responder 化[9]
半年単位で経過を追うと，好塩基球ヒスタミン遊離試験は陰性化〜low-responder 化する

臨床検査として行われている HRT シオノギ®を経時的に検査して low-responder 化した症例の典型例を図 3-9 に示す[9]．経過良好例ではこのように反応性が低下していき，ヒスタミン遊離反応陽性を示す抗原閾値が上がっていく．耐性を獲得した時点において，すべての抗原濃度で原因アレルゲンによるヒスタミン遊離は陰性化するがコントロールは陽性を示す例と，low-responder 化する症例がある．

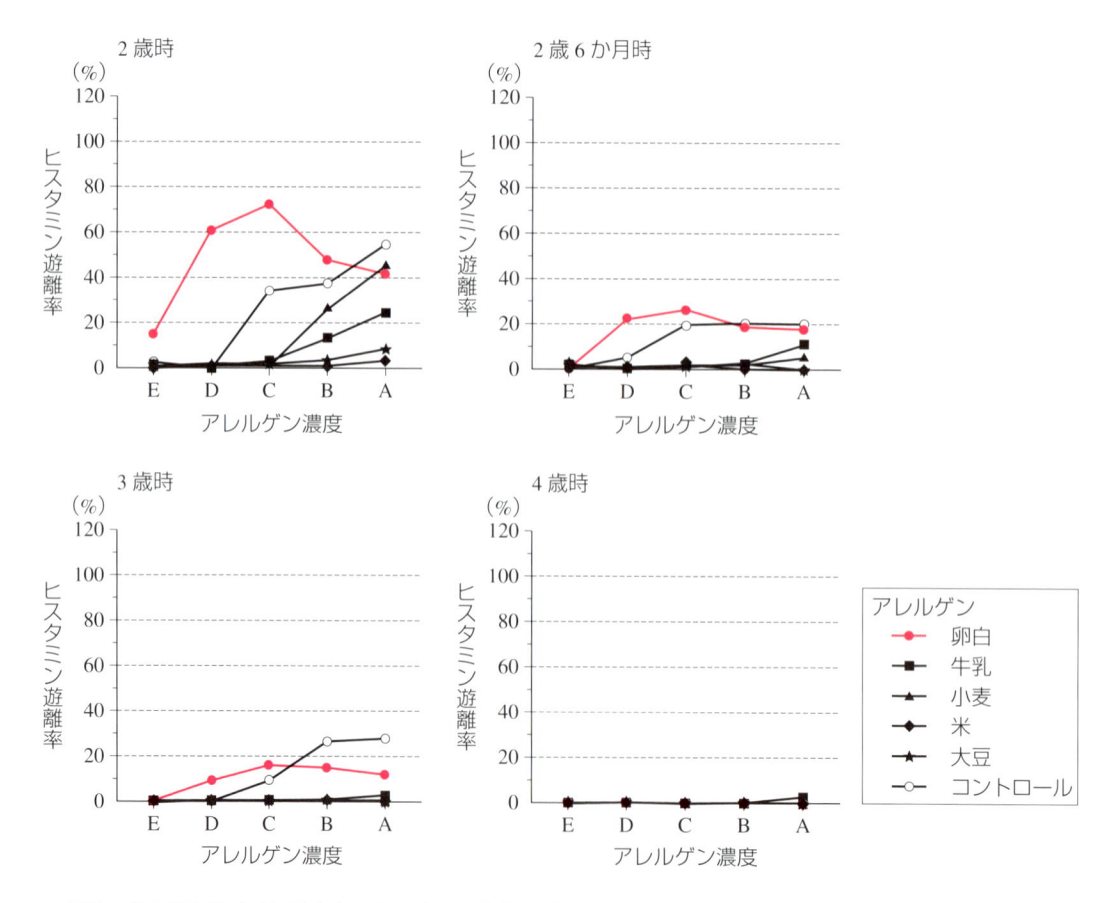

2 歳時：卵白摂取後すぐに発赤とじんま疹，30 分後に呼吸器症状誘発
↓
2 歳 6 か月時：卵白摂取 5〜6 時間後に湿疹出現
↓
3 歳時，4 歳時：症状誘発なし

経時的に HRT を検討すると，寛解するに伴いヒスタミン遊離率が低下する様相がよくわかる．

図 3-9　経時的に検討した症例
〔伊藤節子：アレルゲン同定におけるヒスタミン遊離試験の有用性．小児科 2003；**44**：1205-1215〕

(d) 耐性の獲得に伴ってみられる現象
①抗原摂取開始に伴う抗原特異的 IgG およびサブクラス抗体の上昇
i) 重症例における経過

重症例においては，摂取抗原量に基づいて微量の抗原から 4 週に 1 度の増量で安全性を確認しながら摂取を続けると，数年で耐性を獲得することが多い．

この方法で治療した 18 例を，摂取可能量により寛解(耐性獲得)群と非寛解群の二群に分けて，治療開始前と開始後に卵白特異的 IgG および IgG₄ 抗体をイムノキャップ®法にて測定した結果を図 3-10 に示す[11~13]（図 3-5〜図 3-8 とは異なる二次抗体が使用されている）．寛解群は治療期間の平均が 25.1 か月，評価時の平均年齢が 5 歳 1 か月，非寛解群ではそれぞれ 22.9 か月，5 歳 7 か月とほぼ同等であった．

卵白特異的 IgG 抗体の平均値は両群ともに増加したが，統計学的に有意差が認められたのは寛解群のみであった．卵白特異的 IgG₄ 抗体は寛解群では統計学的に有意に上昇したが，非寛解群では微増したのみであった．これらの症例の卵白特異的 IgE 抗体と HRT シオノギ®の結果を表 3-2 に示す．寛解群では卵白特異的 IgE 抗体の低下，HRT シオノギ®の陰性化ないし反応性の低下が認められ，卵白特異的 IgG および IgG₄ 抗体の上昇が認められた[11]（図 3-10）．

しかしながら，後者に関しては卵を摂取することにより単に卵白抗原への曝露量が増えた結果を示しているのか，卵白特異的 IgG あるいは IgG₄ 抗体が何らかの役割を果たしているのか，たとえば阻止抗体として働くのかについてはこれだけのデータでは結論が出ない．

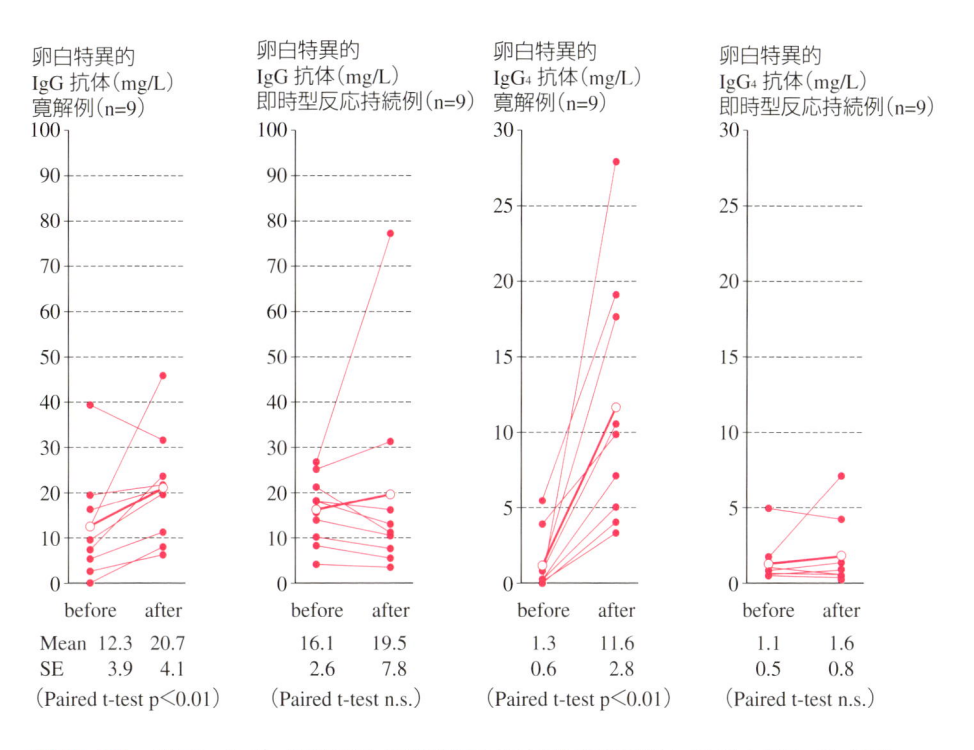

図 3-10 卵アレルギー寛解群と非寛解群における卵特異的 IgG および IgG₄ 抗体
〔伊藤節子，明石真未：食物アレルギーの発症・重症化・予防に関する研究．平成 18 年度厚生労働科学研究費補助金「免疫アレルギー疾患予防・治療研究事業」研究報告書，2007：170-172〕

表 3-2 卵白特異的 IgE 抗体および HRT シオノギ®

	症例	
	寛解群(n=9)	非寛解群(n=9)
卵白特異的 IgE 抗体	↓ (9)	↑ (2) → (3) ↓ (4)
卵白に対する HRT シオノギ®クラス	クラス 4 (1) クラス 0 (8)	クラス 4 (7) クラス 3 (1) クラス 0 (1)

卵白特異的 IgG 抗体（mgA/L）

Mean 12.66　34.70
SE　　2.17　 6.27
（Paired t-test p＜0.01）

卵白特異的 IgG$_4$ 抗体（mgA/L）

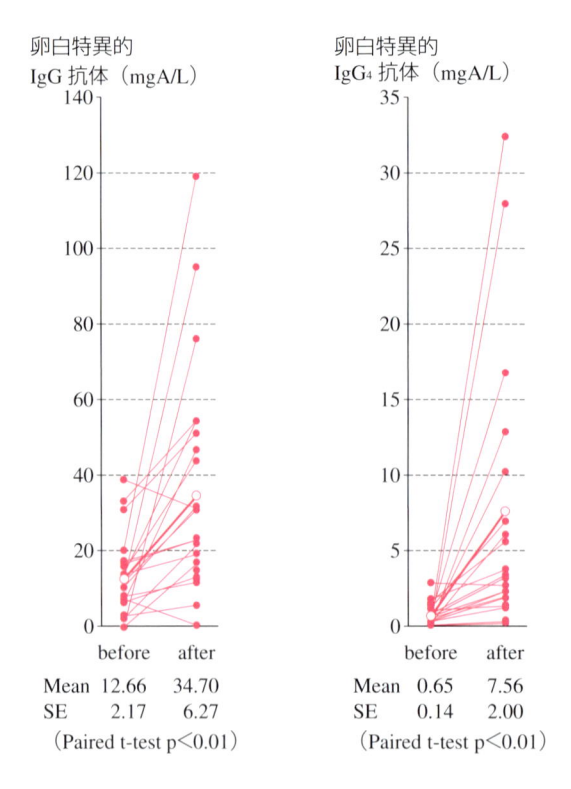

Mean　0.65　7.56
SE　　0.14　2.00
（Paired t-test p＜0.01）

図 3-11　寛解例における卵白特異的 IgG 抗体
および卵白特異的 IgG$_4$ 抗体(n=23)

ii) 軽症例における経過

より軽症の卵アレルギー児 23 例における卵白特異的 IgG および IgG$_4$ 抗体測定結果を図 3-11 に示す．全例順調に耐性を獲得しつつある症例である．図 3-10 に示した重症例に比べると，抗体の上昇がより明確である．

②耐性獲得の経過における卵白特異的 IgE および IgG 抗体

卵白特異的 IgE および IgG 抗体の関係をみるために，同一抗原を用いる測定系による検討結果を図 3-12, 図 3-13 に示す．

卵白特異的 IgE および IgG 抗体を測定するために，Allergon 社の卵白を固相化して蛍光

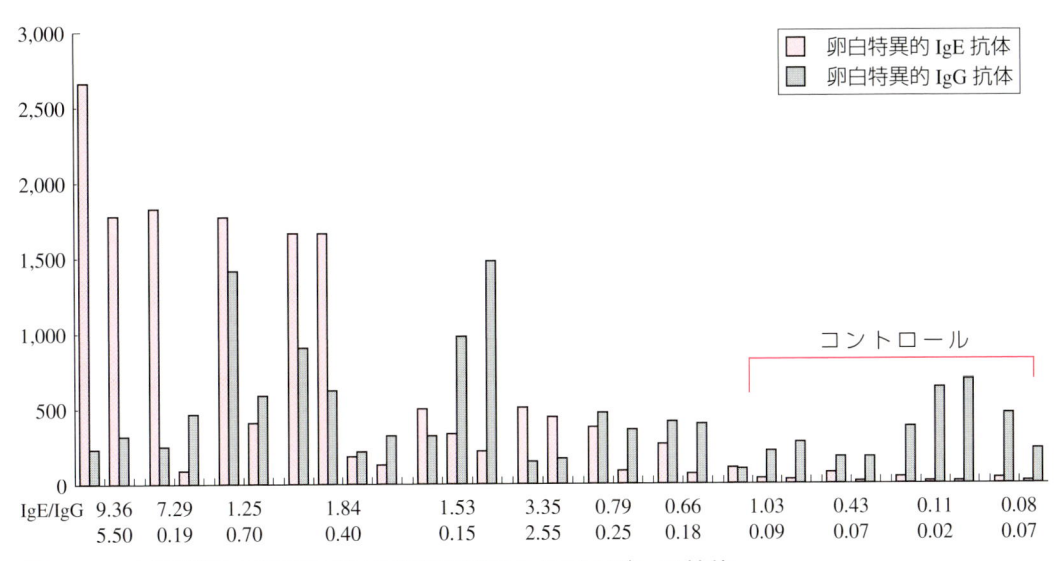

図 3-12　耐性獲得の経過における卵白特異的 IgE および IgG 抗体
〔伊藤節子，明石真末：食物アレルギーの発症・重症化・予防に関する研究．平成 18 年度厚生労働科学研究費補助金「免疫アレルギー疾患予防・治療研究事業」研究報告書，2007：170-172〕

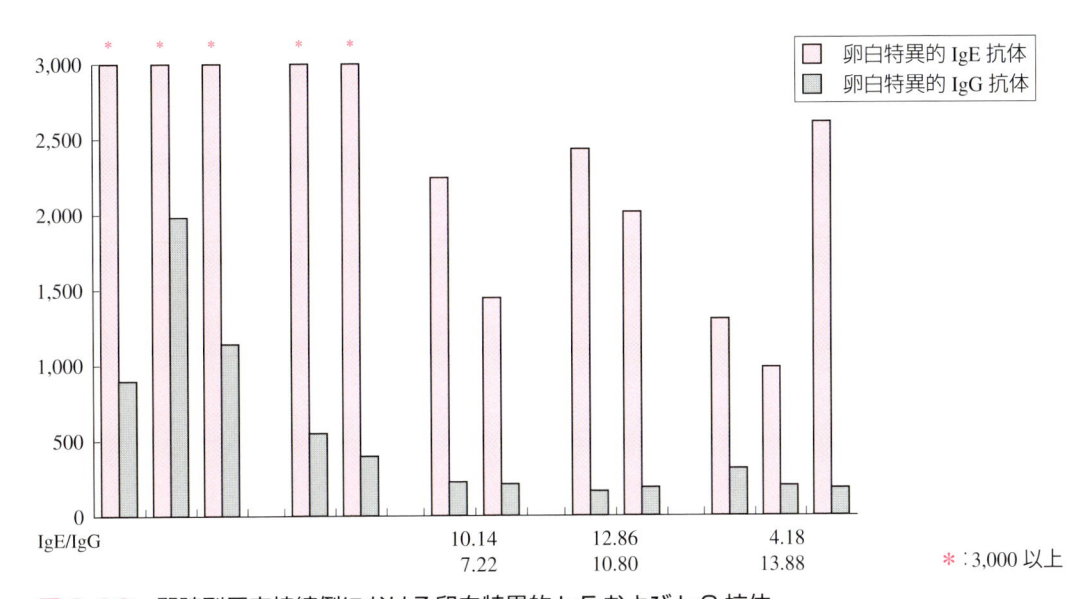

図 3-13　即時型反応持続例における卵白特異的 IgE および IgG 抗体

＊：3,000 以上

ELISA 法により測定した．卵白特異的 IgE 抗体の測定には 50 倍希釈血清，卵白特異的 IgG 抗体測定には 1,000 倍希釈血清を用いた．2 次抗体には β-D ガラクトシダーゼ標識ウサギ抗ヒト IgE 抗体または IgG 抗体を用いて，4-メチルウンベリフェリル-β-D ガラクトピラノシドを基質として，励起波長 355 nm，測定波長 485 nm で測定した．

i）経過良好例

　耐性の獲得に伴い，卵白特異的 IgE 抗体は低下し，卵白特異的 IgG 抗体は上昇した．図 3-12[11] は軽症例も含めて順調に耐性を獲得した 8 例とコントロール 4 例の卵白特異的 IgE およ

び IgG 抗体を測定した結果を蛍光強度で示したものであり，図の下の数値は卵白特異的 IgE 抗体と IgG 抗体に関して得られた測定値の比を示す．上段は各症例で最も早い時期のデータ，下段は最も新しいデータに関する IgE/IgG 比を示す．経時的に IgE/IgG 比が低下していっている．

ii）耐性獲得に至らない例

図 3-13 は即時型反応持続例で耐性の獲得に至っていない 5 例のデータを示す．

耐性獲得が順調に進む症例とコントロール（図 3-12）では，IgE/IgG 比が順調に低下していくのに対し，即時型反応持続例では高値が続く傾向がみられた．

(e) 治りかけていることを示す徴候

以下のような現象は治りかけていることを示す徴候である．これらの徴候が認められた場合には摂取可能量を決定し，除去解除を進めていく．食物アレルギーが治りかけているときにみられる徴候は，以下のとおりである．

①症状が軽くなる
②症状が出るまでの時間が長くなる
③ヒスタミン H_1 受容体拮抗薬が有効な軽い腹痛のみ出現
④食べた直後に激しい運動をしたときにのみ症状が出るが普段は食べても症状が出なくなる

重篤な症状を示し，抗原特異的 IgE 抗体がイムノキャップ®法でクラス 6 を示し，ヒスタミン遊離試験においても 0.4〜5 ng/mL の抗原濃度で高いヒスタミン遊離率を示し，食物経口負荷試験強陽性が予測される症例においても，除去中の誤食時に①〜③の徴候がみられたら，軽症化してきている可能性があり，少量負荷試験により摂取可能量を決定できる場合が多い．

耐性を獲得していく過程において，④のように摂取しただけでは症状は誘発されないが，直後に運動したり入浴すると即時型反応が出現する場合がある．このときの運動は，幼児であれば走り回る程度の運動量でも症状を誘発する．食物依存性運動誘発アナフィラキシーと同じように，食直後の運動や入浴のために消化不十分の抗原が吸収されるためと考える．かつては摂取後におとなしくしていても症状が出現した明確なエピソードを有するという点で，食物依存性運動誘発アナフィラキシーとは区別されるがおそらく症状の起こるメカニズムは一緒である．このような症状がある間は，いまだ耐性の獲得には至っていないが，その途上にあると考えてよい．

食物アレルギーの治療において，耐性の獲得の確認のための負荷試験の実施は除去解除をはかるために必要であるが，負荷試験を行う時期の決定が難しい．負荷試験の実施も含めて，食物アレルギー児の安全の確保をはかることが，食物アレルギー児の診断と治療において要求される．安全性の確保においては，個々の食物アレルギー児の示すさまざまな場面における症状発現の仕方，そのときの摂取抗原量の確認，ヒスタミン遊離試験における陽性閾値などさまざまな臨床データの積み重ねと評価が有用である．

エビデンスレベルの高いデータであっても，個々の食物アレルギー児の治療においては参考にとどめ，1 人 1 人の食物アレルギー児を丁寧にみていくことが治ることにつながると考える．

第3章 文献

1) 伊藤節子, 平家俊男, 三河春樹：保育園における食品除去に関する実態調査. 平成5年度厚生省アレルギー総合研究事業研究報告書, 1994：259-261
2) 伊藤節子：抗体面からみた早期アレルゲン除去のアレルギー・マーチの進展に及ぼす影響について. 小児科臨床 1988；**41**：998-1004
3) Ito S, Mikawa H : Immunological aspects of asthma (prophylaxis). Acta Paediatr Jpn 1990；**32**：192-196
4) Turner MW, Boulton P, Shields JG, et al. : Uptake of ingested protein from the gut, changes in intestinal permeability to sugars and release of mast cell protease II in rats experiencing locally induced hypersensitivity reactions. In : Chandra PK ed., Food Allergy. Nutrition Research education Foundation, 1987：79-93
5) 三河春樹, 馬場実, 我妻義則, 他：食物アレルギーに対するDSCG経口剤の臨床評価—Placeboを対象とした多施設二重盲検群間比較試験. 小児科臨床 1986；**39**：627-640
6) 桑畑圭子：食物アレルギー児における腸管透過性の検討—食物抗原除去および負荷の影響について—日小ア誌 1996；**10**：1-8
7) 伊藤節子：抗原診断—特異的IgE, IgG, IgG$_4$の意義と限界—. 喘息 1992；**5**：19-26
8) Agata H, Kondo N, Fukutomi O, et al. : Effect of elimination diets on food-specific IgE antibodies and lymphocyte proliferative responses to food antigens in atopic dermatitis patients exhibiting sensitivity to food allergens. J Allergy Clin Immunol 1993；**91**：668-679
9) 伊藤節子：アレルゲン同定におけるヒスタミン遊離試験の有用性. 小児科 2003；**44**：1205-1215
10) 伊藤節子：食物抗原感作と特異的IgG抗体. アレルギーの臨床 1992；**12**：506-510
11) 伊藤節子, 明石真未：食物アレルギーの発症・重症化・予防に関する研究. 平成18年度厚生労働科学研究費補助金「免疫アレルギー疾患予防・治療研究事業」研究報告書, 2007：170-172
12) 伊藤節子, 明石真未：アナフィラキシー反応後の食物アレルギー児における寛解誘導の試みと抗原特異的IgG, IgG$_4$抗体の臨床的意義. アレルギー 2007；**56**：1049
13) 伊藤節子：調理による卵抗原の低アレルゲン化の評価と寛解誘導への臨床応用. アレルギー 2007；**56**：1030

Coffee break　抗原特異的IgE抗体と抗原特異的IgGおよびサブクラス抗体は競合的に働く

　抗原特異的IgE抗体がアトピー素因を有する個体においてのみ産生されるのに対し, 抗原特異的IgG抗体は一定量以上の抗原に曝露されれば誰にでも産生され（図3-5, 図3-6参照), その役割に関してはまだ結論が出ていない.

　15年以上も前の話であるが, 乳児期に卵アレルギーの関与するアトピー性皮膚炎と診断し, 卵白CAP-RASTが最高値であった症例が, 耐性を獲得後もクラス2が続いていたのでイムノブロットにより確認した. すると, 卵白抗原に対する特異的IgE抗体は検出されなかった. そこで, Protein Aカラムを通した血清を用いて再びイムノブロットを行うと, 明確なバンドが検出された. SDS-PAGE後にメンブレンに転写されたわずかな卵タンパク質に対して卵白特異的なIgE抗体とIgG抗体の間で競合が起こり, 血清中に含まれる量がはるかに多い卵白特異的IgG抗体が優先的に結合し, 卵白特異的IgE抗体が結合できなかったのがIgGを除去することにより検出できるようになったものと考えられる.

　これは抗原特異的IgGおよびサブクラス抗体がブロッキング抗体として働く可能性があることを示唆する現象であり, 筆者がその後IgG抗体を測定するようになった理由である. 卵を摂取する年齢になると卵アレルギーの有無にかかわらず, 血中には卵白特異的IgGおよびサブクラス抗体が検出されるようになることがわかる（図3-5, 図3-6, p.56, 57). しかも, 同一の固相化抗原を用いた測定系では, ほぼ同等の蛍光強度を示す（図3-12, 図3-13, p.63）ためには, 卵白特異的IgE抗体測定の系では血清を50倍希釈して用いたが, 卵白特異的IgG抗体測定時には血清を1,000倍に希釈する必要があった. 抗原特異的IgG抗体は, 抗原特異的IgE抗体よりはるかに多量に存在するからである. これが, 抗原特異的IgE抗体を測定するときには十分量の抗原の固相が必要な理由であり, イムノキャップシステムが優れた系である理由でもある. 最近開発された液相アレルゲンを用いた系も十分量の抗原を使用しており, 臨床的に有用な系であると期待できる.

第4章

早期治療開始によるアレルギーマーチの進展の予防

A アレルギーマーチの初発症状としての食物アレルギー

1 乳幼児の食物アレルギー(表4-1)

(a) 乳児期発症の食物アレルギーの関与するアトピー性皮膚炎

　乳幼児の食物アレルギーによる症状は，乳児期発症の食物アレルギーの関与するアトピー性皮膚炎の頻度が最も高く，90％以上を占める．しかも，多くの児にとって生涯で最初に経験するアレルギー性疾患であり，食物アレルゲンの正しい診断に基づく適切な食事指導と対症療法により速やかに軽快するのが特徴である．この疾患は母乳中の微量の食物抗原によって引き起こされるIgE依存性の食物アレルギーである．経過中に血中に抗原特異的IgE抗体が検出され，しばしば離乳食としてその食物を直接摂取したときに即時型反応を起こす．食物アレルギーの関与するアトピー性皮膚炎に対する治療（＝原因食物の摂取回避）は早期に開始するほど効果があり，ステロイド軟膏のみならず保湿剤などの使用も不要となる．多くの場合には1歳過ぎより除去解除が可能となり，長期的にみると乳児期に原因食品の除去を行って早期の皮膚炎の軽快をはかるほうが，外用療法のみを行った場合に比べてその後のアレルギーマーチの進展の予防に効果が認められた．

(b) 即時型反応〜アナフィラキシー

　即時型反応による症状を初発症状とするのは10％以下であるが，湿疹が乳児期発症の食物アレルギーの関与するアトピー性皮膚炎であることに気づかずに，離乳食として摂取して発症することが多い．皮膚の発赤やじんま疹などの皮膚症状，呼吸器症状，消化器症状などが単独で出現する場合，複数の臓器に症状が発現するアナフィラキシーの場合，循環不全を伴うアナフィラキシーショックに至る場合など多彩な症状を示す．原因食物の除去は治療として不可欠である．

(c) 新生児・乳児消化管アレルギー

　乳幼児期にみられる食物アレルギーによるその他の疾患として，乳児期に発症するIgE非依存性の非即時型の新生児・乳児消化管アレルギーがあるが，頻度は低い．この場合にも，原因食物（多くは乳児用調製粉乳）の除去が不可欠であり，除去が著効を示す．

表4-1 乳幼児食物アレルギー

- 乳児期発症の食物アレルギーの関与するアトピー性皮膚炎：90％以上
  （IgE依存性反応主体，即時型反応＋非即時型反応）
- 即時型反応・アナフィラキシー：10％未満
  （IgE依存性反応，即時型反応）
- 新生児・乳児消化管アレルギー：数％以内
  （非IgE依存性反応，非即時型反応）

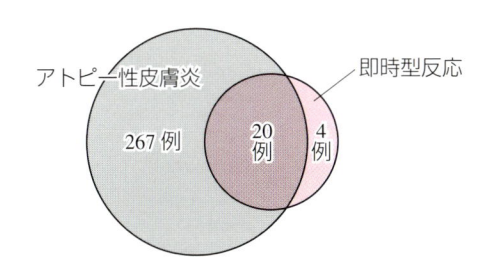

2 乳児の食物アレルギーにおけるアトピー性皮膚炎と即時型反応

1997年7月および8月に康生会武田病院小児アレルギー外来を受診した食物アレルギー児のうち，乳児期初診の271例について後方視的に検討すると，初診時の主訴は離乳前の122例全例で湿疹であったが，そのうち4例には乳児用調製粉乳摂取時の全身性の発赤とじんま疹（即時型反応）の既往があり，その後は母乳のみの摂取あるいは牛乳アレルゲン除去調製粉乳を摂取していた．離乳開始後に初診であった149例中129例の主訴は湿疹であり，残りの20例の主訴が摂取後15分以内に出現した即時型のアレルギー症状であった．全身発赤，じんま疹などの皮膚症状，呼吸器症状や消化器症状がみられ（図4-1），いずれも卵，牛乳，小麦を含む食品の直接摂取によるものであった[1]．即時型反応を起こした20例のうち，湿疹病変が認められなかったのは4例のみであり，乳児用調製粉乳により即時型反応を示した離乳前の4例も含めて，乳児期に即時型反応を呈した24例中20例(83.3%)に湿疹病変が認められ，アトピー性皮膚炎と診断した．すなわち乳児期に食物アレルギーと診断した271例のうち，267例(98.5%)にアトピー性皮膚炎が認められ，24例(8.9%)が即時型反応を経験したことになる（図4-2）．

このデータは，乳児期の食物アレルギーは，母乳中の微量の食物アレルゲン[2]による感作により成立し，経母乳的に微量の食物アレルゲン摂取時には，アトピー性皮膚炎として発症するが，これらのアトピー性皮膚炎児はアレルゲンを含む食物を離乳食として直接摂取すると即時型反応を呈する可能性のある児であることを示唆している．その差は吸収された抗原摂取量である（第1章図1-1参照，p.6）．

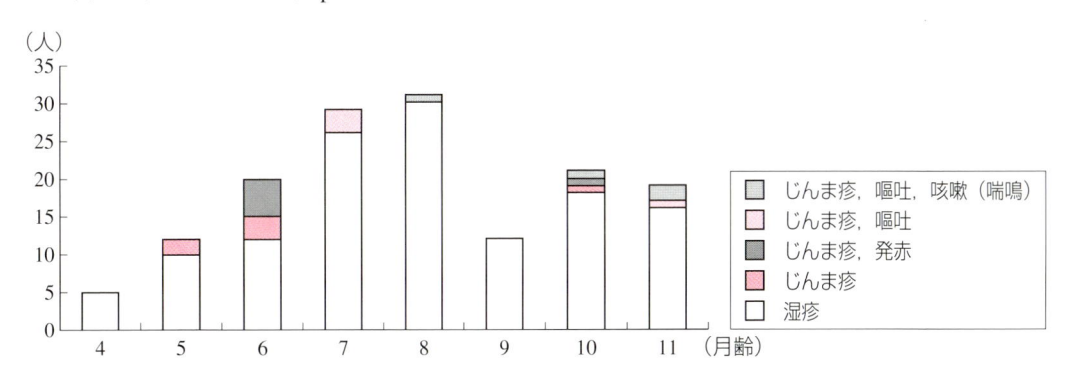

図4-1 離乳食開始後初診の食物アレルギー児の主訴
〔伊藤節子：アレルギーマーチにおける食物アレルギー．小児科臨床 1998；51：1957-1966〕

図4-2 乳児の食物アレルギーにおけるアトピー性皮膚炎と即時型反応

B 乳児期発症の食物アレルギーの関与するアトピー性皮膚炎

1 アトピー性皮膚炎の定義と原因・悪化因子としての食物

　アトピー性皮膚炎とは，アトピー素因（＝外来からの抗原に対して特異的IgE抗体を産生しやすい遺伝的体質）を有するものに生じやすい慢性の湿疹病変であり，強いかゆみと特徴的な皮膚病変を主症状とする．診断は平成4年度のアトピー性疾患実態調査に先立ち，厚生省心身障害研究「小児期のアレルギー疾患に関する研究」研究班（三河春樹班長）により作成された「アトピー性皮膚炎診断の手引き」[3]の診断基準（表4-2），あるいはその数か月後に日本皮膚科学

表4-2　アトピー性皮膚炎の診断の手引き（厚生省心身障害研究）

Ⅰ．アトピー性皮膚炎とは
　　アトピー性皮膚炎とは，主としてアトピー素因のあるものに生じる，慢性に経過する皮膚の湿疹病変である．このため，本症の診断にあたっては，いまだ慢性経過の完成をみていない乳児の場合を考慮し，年齢に対する配慮が必要である．
　注）アトピー素因とは気管支喘息，アトピー性皮膚炎，アレルギー性鼻炎の病歴または家族歴をもつものをいう．

Ⅱ．アトピー性皮膚炎の主要病変
　1．乳児について
　　a．顔面皮膚または頭部皮膚を中心とした紅斑または丘疹がある．耳切れがみられることが多い．
　　b．患部皮膚に搔破痕がある．
　　　注）紅斑：赤い発疹　丘疹：盛り上がった発疹　搔破痕：搔き傷の痕
　2．幼児・学童について
　　a．頸部皮膚または腋窩，肘窩もしくは膝窩の皮膚を中心とした紅斑，丘疹または苔癬化病変がある．耳切れがみられることが多い．
　　b．乾燥性皮膚や粃糠様落屑を伴う毛孔一致性角化性丘疹がある．
　　c．患部皮膚に搔破痕がある．
　　　注）苔癬化：つまむと硬い，きめの粗い皮膚
　　　　　粃糠様落屑：米ぬか様の皮膚の断片

Ⅲ．アトピー性皮膚炎の診断基準
　1．乳児について
　　Ⅱ-1に示す病変のうちa，bの双方を満たし，［別表］に示す皮膚疾患を単独に罹患した場合を除外したものをアトピー性皮膚炎とする．
　2．幼児・学童について
　　Ⅱ-2に示す病変のうちaあるいはb，およびcの双方，ならびに下記のイ），ロ）の条件を満たし，［別表］に示す皮膚疾患を単独に罹患した場合を除外したものをアトピー性皮膚炎とする．
　　　イ）皮膚にかゆみがある．
　　　ロ）慢性（発症後6か月以上）の経過をとっている．

　　［別表］以下に示す皮膚疾患を単独に罹患した場合はアトピー性皮膚炎から除外する．
　　　1）おむつかぶれ　　2）あせも　　3）伝染性膿痂疹（とびひ）　　4）接触皮膚炎（かぶれ）
　　　5）皮膚カンジダ症　　6）乳児脂漏性皮膚炎　　7）尋常性魚鱗癬（さめはだ）　　8）疥癬
　　　9）虫刺され　　10）毛孔性苔癬

会により作成された「アトピー性皮膚炎の定義・診断基準」に基づいて行われる．両者の内容はほぼ同じであり，いずれの診断基準も実際に活用されている．ここでは，わが国で最初に作成されたアトピー性皮膚炎の診断基準である厚生省心身障害研究（班長：三河春樹京都大学名誉教授）の「アトピー性皮膚炎診断の手引き」を表 4-2 に示す．この診断基準の対象は小児であり，乳児と幼児・学童を分けて記載しているのが特徴である．

厚生労働科学研究『アトピー性皮膚炎治療ガイドライン 2008』に記載されているアトピー性皮膚炎の原因・悪化因子を図 4-3 に示す．「食物」はいずれにもあげられており，2 歳未満には最初に，13 歳以上では最後にあげられている．いずれも具体的な食物が（卵，牛乳，小麦など）あげられているが，2 歳未満では食物がアレルゲンとして働くため適切な表現であるが，「13 歳以上成人」の年齢区分では個々の食物がアレルゲンとして働くことはないので，図 4-3 では削除している．むしろ摂取食物のバランスがアレルギー炎症としてのアトピー性皮膚炎の症状の修飾に関与していると考える．このバランスは乳幼児にも関係するものである．

2 乳幼児における食物アレルギーとアトピー性皮膚炎の関係

(a) 乳幼児アトピー性皮膚炎における食物アレルギーの関与：疫学調査からわかること
① 保育所における調査結果

平成 4 年度に京都市が京都市営保育所全在籍児 1,642 名を対象に行ったアンケート調査[4]は回収率 100% であり，乳幼児における食物アレルギーとアトピー性皮膚炎の関係を非常に明解に示しているので紹介する．1,642 名中アレルギー性疾患に罹患しているか既往があると回答したのは 416 名であり，このうちアトピー性皮膚炎は 377 名（90.6%）であった．アレルギー疾患の原因は，58.4% が「不明」と答えたが，具体的にあげられた原因として最も多かったのは食物であり（153 名，36.8%），このうち 147 名（96.1%）にアトピー性皮膚炎が認められた（図 4-4）．アトピー性皮膚炎に罹患したことのない食物アレルギー児はわずかに 6 名のみであった．一方，アトピー性皮膚炎の側からみると，アトピー性皮膚炎児 377 名中，その原因として食物

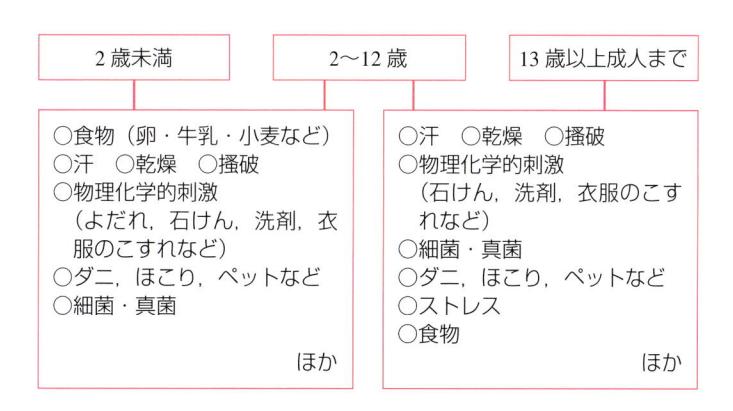

図 4-3 アトピー性皮膚炎の原因・悪化因子
〔厚生労働科学研究：アトピー性皮膚炎治療ガイドライン 2008 より一部改変して引用〕

2 歳未満	2〜12 歳	13 歳以上成人まで
○食物（卵・牛乳・小麦など） ○汗　○乾燥　○搔破 ○物理化学的刺激 　（よだれ，石けん，洗剤，衣服のこすれなど） ○ダニ，ほこり，ペットなど ○細菌・真菌 ほか		○汗　○乾燥　○搔破 ○物理化学的刺激 　（石けん，洗剤，衣服のこすれなど） ○細菌・真菌 ○ダニ，ほこり，ペットなど ○ストレス ○食物 ほか

をあげたのは147名，39.0%に過ぎなかった．図4-4にみられる食物アレルギーとアトピー性皮膚炎の重なりは学童期以降にはほとんどなくなる（図4-5）．

乳児期発症の食物アレルギーの関与するアトピー性皮膚炎は，発症後数か月以内の受診であれば，原因となる食物の摂取を授乳中の母親も含めてきちんと除去すると2週間で著効を示す（第2章図2-1における除去試験が陽性と判定, p.18）．さらに除去を続けると数か月以内にかゆみも消失し，搔破もなくなるため湿疹病変が消失ないし軽快し軟膏も不要となる．母乳摂取中にときどき皮膚症状の悪化が認められる場合でも，1歳を過ぎて卒乳すると皮膚症状がぶり返すことがなくなる．これは母乳中に含まれる微量の食物抗原を摂取することがなくなり，完全に食物抗原摂取の回避が実施できたためである．家族の食事のおもな作り手である母親の食事内容から，治療期間中にもアレルゲンを含む食品の完全除去を実施することは実際上なかなか困難であるが，可能な範囲で除去をしたうえで経口DSCGを乳児が内服することによっても完全除去と同様の効果がみられる．

食物アレルギーが関与しているのに1歳過ぎまでスキンケアと軟膏療法のみで治療されてきた場合には，治りにくくなる．アトピー性皮膚炎の治療という観点からだけでも，原因が明確な場合には早期の原因・悪化因子の回避を含めた治療開始が重要である．一方，1歳以降に食物を原因とするアトピー性皮膚炎が新たに発症することはほとんどないため，食物以外の原因を探すようにする．あくまでも乳児期に発症するのが，「食物アレルギーの関与するアトピー性皮膚炎」の特徴である．

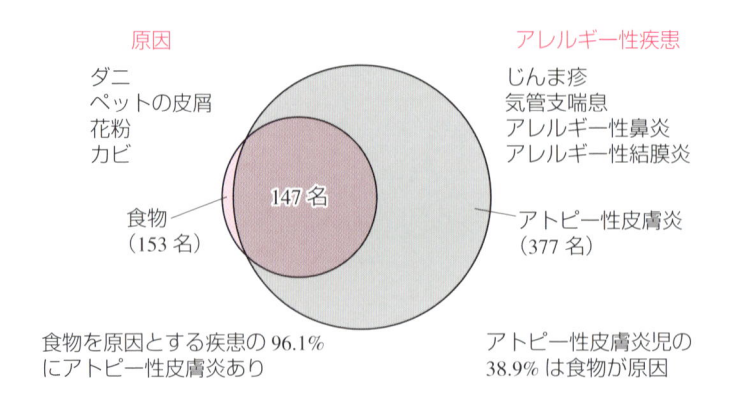

図4-4 乳幼児における食物アレルギーとアトピー性皮膚炎
（保育所在籍児1,642名，アレルギー性疾患児416名）

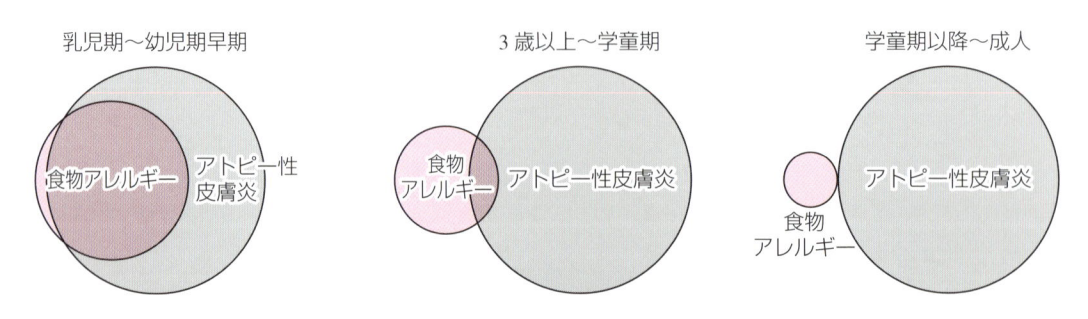

図4-5 食物アレルギーとアトピー性皮膚炎の関係の推移

☕ Coffee break　乳児期のアトピー性皮膚炎では，まず原因・悪化因子を見つける努力を！

　乳児期には年長児や成人と比べるとアトピー性皮膚炎の原因・悪化因子を見つけやすい時期である．原因・悪化因子を見つける努力なしにステロイド軟膏で症状をマスクすることはせっかくの治るチャンスを逸することになる．ステロイド軟膏は，すでにできてしまった湿疹病変に対しては必要かつ最も効果的な薬剤であるが，使い方によっては原因を見つけにくくし，根治のチャンスを逸するので注意が必要である．原因を見つける努力をしなくなることが，ステロイドの最大の"副作用"であるかもしれない．

②乳児期発症のアトピー性皮膚炎と幼児期以降発症のアトピー性皮膚炎は異なる
　―疫学調査の結果から―

　乳幼児アトピー性皮膚炎の有症率に関して医師の診断に基づく全国調査としては，平成4年度に厚生省が行ったアトピー性疾患実態調査[3]と平成12年から14年にかけて行われた厚生労働科学研究によるアトピー性皮膚炎有症率全国調査がある[5]．

　前者は全国の都道府県，市区町村における乳児，1歳6か月児および3歳児健康診査受診児を対象に調査が行われた[3]．アトピー性皮膚炎の診断は，「アトピー性皮膚炎診断の手引き」の診断基準により医師が行った．このときの調査によるとアトピー性皮膚炎の有症率は乳児（3～6か月）6.6％，1歳6か月児5.3％，3歳児8.0％であった[3]．この調査では食物アレルギーとの関係についても調査されている．母乳栄養または混合栄養の乳児の母親が食品除去をしていた割合は8.8％であった．食品除去をしていた児の割合は，1歳6か月児では6.7％，3歳児では5.3％であり，医師により食品除去を指示されていた児の割合は，それぞれ3.4％と3.2％であった．

　一方，その10年後に全国を8ブロックに分けて行われた後者の調査[5]によると，アトピー性皮膚炎児の割合は4か月児12.8％，1歳6か月児9.8％，3歳児13.2％といずれの年齢でも平成4年度に比べて増加していた．

　いずれも横断的検討であるが，両調査の結果に共通していることは，いったん1歳6か月児において有症率が減り，3歳児で再び増加していることであり，特に後者では顕著であった．後者と同一時期に行われた保健所におけるコホート研究の結果，アトピー性皮膚炎の有症率は4か月21.1％（90/427），1歳6か月8.9％（41/459），3歳21.4％（101/473）であり，4か月でアトピー性皮膚炎と診断された児の81.4％は1歳6か月時には寛解し，逆に3歳時にアトピー性皮膚炎と診断された児の約60％において4か月時にはアトピー性皮膚炎がなかったことが報告されている．これらのデータは，乳児期に発症するアトピー性皮膚炎は1歳以降に発症するアトピー性皮膚炎とは病態や原因・悪化因子が異なっている可能性を示唆している．

　上述した保育園通園中の乳幼児における調査結果も考慮に入れると，乳児期に発症したアトピー性皮膚炎には食物アレルギーが関与していることが多いが，原因となる食品の摂取回避により原因・悪化因子を完全に回避することが可能であるため，適切な食事指導により速やかに症状が消失し，1歳6か月児健診時には治っている症例が多いと推察できる．これは小児科アレルギー外来の診療の現場でみられる現象と一致している．

(b) 乳幼児アトピー性皮膚炎における食物アレルギーの関与：アレルギー外来初診例における検討

アレルギー外来初診の乳幼児全例調査結果

　1995年6〜10月に，湿疹を主訴として京都大学医学部附属病院小児科および医仁会武田総合病院小児科のアレルギー外来初診の乳幼児307名のうち，「アトピー性皮膚炎の診断の手引き」[3]の診断基準（表4-2, p.70）によりアトピー性皮膚炎と診断したのは244例であり，残りの63例には不適切なスキンケアなど非アレルギー性因子の関与が認められ，生活指導と数回

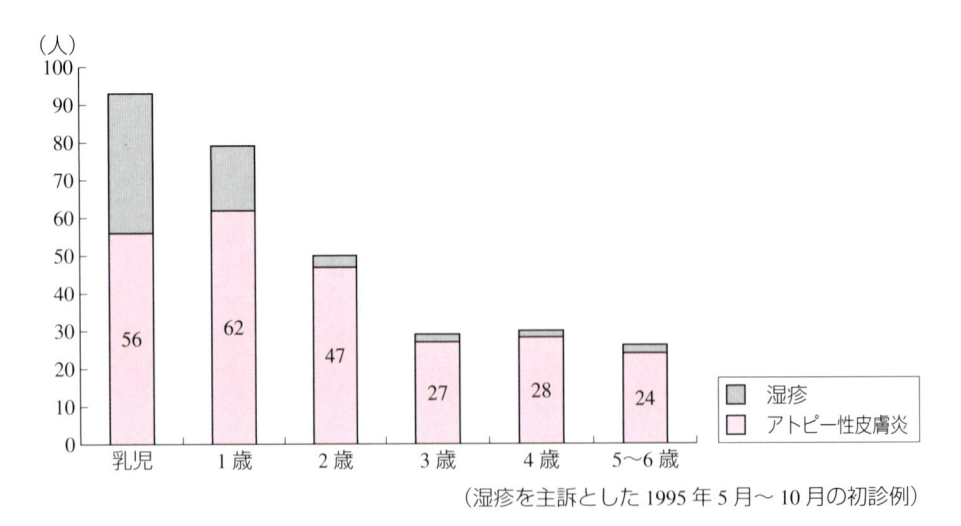

（湿疹を主訴とした1995年5月〜10月の初診例）

図4-6 湿疹病変を主訴として来院した乳幼児244例におけるアトピー性皮膚炎

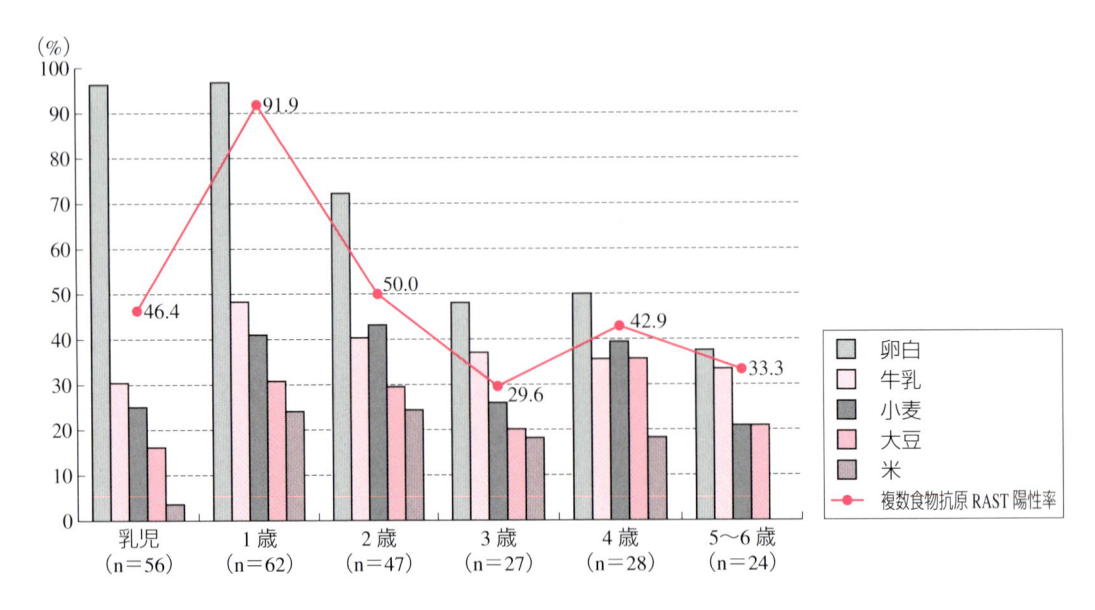

図4-7 アトピー性皮膚炎乳幼児の食物抗原による感作率

〔伊藤節子：アレルギーマーチにおける食物アレルギー．小児科臨床 1998；**51**：1957-1966，伊藤節子：食物アレルギーと小児アトピー性皮膚炎．小児科診療 2000；**63**：12-17，伊藤節子：食物アレルギーの発症機序からみた治療についてのオーバービュー，日小ア誌 2004；**18**：46-52，伊藤節子：乳児期発症の食物アレルギーの関与するアトピー性皮膚炎．日小ア誌 2007；**21**：649-656〕

の軟膏塗布で治り，単なる湿疹と診断した(図4-6)．

アトピー性皮膚炎と診断した244例の年齢別に検討した食物および吸入抗原によるRAST（現行のイムノキャップ®）クラス2以上の感作率を図4-7，図4-8に示す[1,6～8]．食物抗原による感作率は乳児期に最も高く，加齢とともに低下し，逆に吸入抗原による感作率が上昇していった．吸入抗原のうち猫と犬の皮屑に関しては接触のあった児に関してのみ測定しているが，

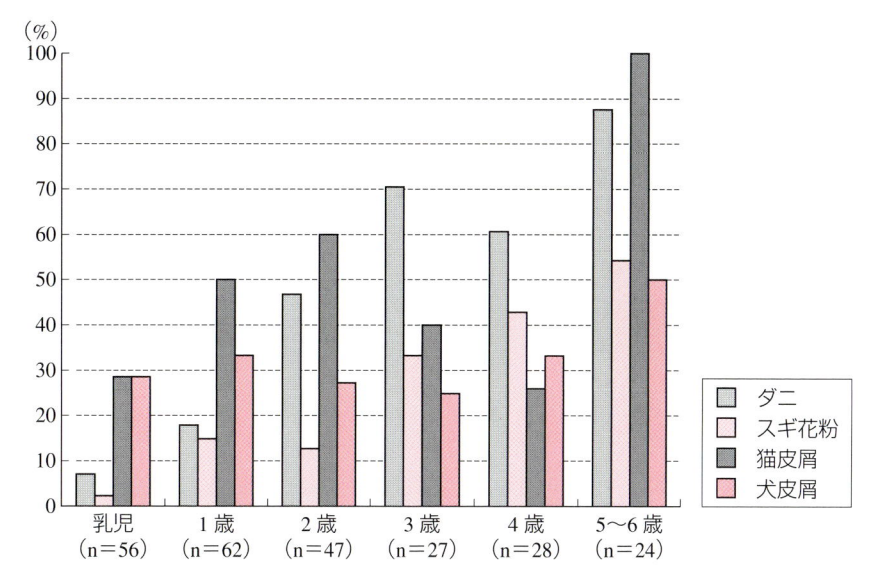

図4-8　アトピー性皮膚炎乳幼児の吸入抗原による感作率

〔伊藤節子：アレルギーマーチにおける食物アレルギー．小児科臨床 1998；**51**：1957-1966，伊藤節子：食物アレルギーと小児アトピー性皮膚炎．小児科診療 2000；**63**：12-17，伊藤節子：食物アレルギーの発症機序からみた治療についてのオーバービュー．日小ア誌 2004；**18**：46-52，伊藤節子：乳児期発症の食物アレルギーの関与するアトピー性皮膚炎．日小ア誌 2007；**21**：649-656〕

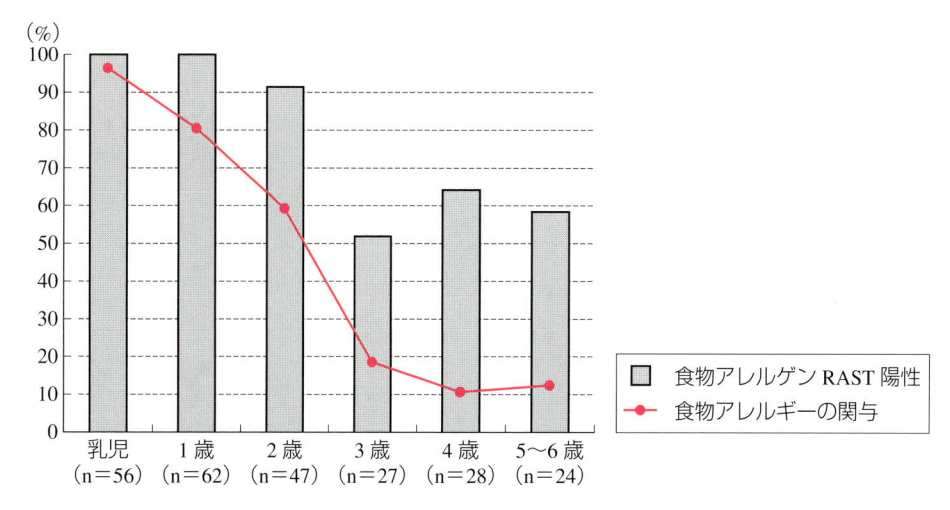

図4-9　食物抗原による感作と食物アレルギー

〔伊藤節子：アレルギーマーチにおける食物アレルギー．小児科臨床 1998；**51**：1957-1966，伊藤節子：食物アレルギーと小児アトピー性皮膚炎．小児科診療 2000；**63**：12-17，伊藤節子：食物アレルギーの発症機序からみた治療についてのオーバービュー．日小ア誌 2004；**18**：46-52，伊藤節子：乳児期発症の食物アレルギーの関与するアトピー性皮膚炎．日小ア誌 2007；**21**：649-656〕

高率に感作されていることがわかる．

　食物抗原についてはいずれの年齢でも卵白による感作率が最も高く，乳児および1歳児では90％を超えており，ついで牛乳，小麦の順であった．検査を行った食物5抗原のうちいずれか1つ以上の抗原により感作を受けている割合と，除去試験とオープン負荷試験の結果，感作抗原がアトピー性皮膚炎の原因・悪化因子となっている割合を図4-9に示す[1,6〜8]．

　乳児のアトピー性皮膚炎では，感作されていることと原因抗原であることの一致率が極めて高いのが特徴である．成長とともに食物抗原による感作自体が減り，たとえ感作されていても原因・悪化因子と診断できる割合が低くなることがわかる．

3 乳児期発症の食物アレルギーの関与するアトピー性皮膚炎の臨床像

　乳児期発症の食物アレルギーの関与するアトピー性皮膚炎は，この名の通り乳児期に発症し，離乳食開始前の乳児期早期に発症することが多い．ほとんどが母乳または混合栄養児であり，顔面を中心にかゆみの強い湿疹が出やすく，引っ掻き傷が認められることが多い．湿疹があるためにきれいに洗えていないことや，いわゆる"アトピー性皮膚炎用"の石けんを使用し，かぶれていることも多い．軟膏塗布を嫌がって二次感染を起こして伝染性膿痂疹様になったことが，しばしば受診のきっかけとなっている．四肢の皮膚が硬くなっていることもよく経験する．

　このような症状は母乳または混合栄養児に生後まもなくより出るが，乳児湿疹といわれて軟膏を処方されていることが多い．ステロイド軟膏を塗ると軽快し，効果が切れると悪化することを繰り返しながら徐々に悪化していき，3〜4か月健診でアレルギー外来の受診をすすめられて来院するのが典型的な経過である．伝染性膿痂疹などの感染による悪化を契機に受診することも多い．食物アレルギーと診断された場合には，原因食物アレルゲンの診断に基づいて授乳中の母親の食事内容からの食物アレルゲン除去がきちんと行われると，皮膚症状は著明に軽快し，ほとんどの場合は7〜8か月健診時には症状が完全に消失する．実際に，なぜ食品除去をしているのか，と問われることが多い．

　母親が特定の食べ物，特に卵を摂取した後に授乳したときに児がかゆがったり，皮膚に発赤を生じ，その後湿疹が悪化するというエピソードを経験していることが多い．アレルギー家族歴はほぼ100％陽性である．特に花粉症などⅠ型アレルギー性疾患が多い．

　典型例では余分な成分の入った石けん，特に液体石けん，ベビー石けん，"アトピー性皮膚

表4-3 乳児の湿疹で食物アレルギーの関与を疑う前に確認あるいは行うこと

- 保湿剤を塗り過ぎていないか，特に汗をかく季節には注意
- "アトピー性皮膚炎用"の石けんを使用していないか
- 全身シャンプーを使用していないか
- 柔軟剤を使用していないか
- 赤ちゃん用の洗剤(柔軟剤や殺菌剤が入っていることあり)を使用していないか
- 水に溶けにくい粉石けんを使用していないか
- 冬：洗濯終了後，肌着のみ取り出してぬるま湯で2回ぐらい余分にすすぐ
- 頸部や関節の内側の湿疹：着せ過ぎに注意，きれいに洗えていないこともある
- 前胸部の湿疹：よだれかけは食事のときだけにしてみる(特に夏季)
- 体全体と関節内側：夏には1〜2分のシャワーを1日に5〜6回
　　　　　　　　　冬には着せ過ぎに注意，赤ちゃんは家中で一番暑がり

炎用"石けんはやめて1日1回は普通の固形石けんで洗って皮膚を清潔にし，軟膏を塗り，問診で疑った食品の摂取を完全にやめると授乳後のかゆみや発赤がなくなり，湿疹も軽快して軟膏の効果が切れても悪化しなくなる．湿疹の消失よりは時間がかかるが，四肢の硬くなっていた皮膚がだんだん柔らかくなり，乳児特有のすべすべの柔らかい肌になる．保湿剤も含めてすべての軟膏をやめることができる．

なお，乳児に湿疹がみられたときには，食物アレルギーの関与を疑う前に表4-3の事項を確認する．

4　原因食物アレルゲン診断のコツ

アトピー性皮膚炎における原因食物アレルゲンの診断は，第2章図2-1(p.18)に示した手順通りに行う．

除去試験に先立ち非特異的症状悪化因子を除き，既にある湿疹を一旦治すことからはじまる

非特異的な症状悪化因子を除き，すでにある湿疹病変に対しては重症度に応じたステロイド軟膏を数日間使用し，ある程度の軽快をはかったうえで，2週間の除去試験を行う．このときは問診から原因と疑った食物を個別に，ときには複数食品の摂取を2週間完全に中止することが必要である．離乳食の食材に用いないのはもちろんであるが，授乳中の母親の食事にも使用しないようにする．その食物が原因である場合には，2週間の除去試験で皮膚症状が著明に軽快する（除去試験陽性）．その後に経母乳負荷試験（第2章参照，p.38）を行って湿疹の再出現を確認する．即時型反応の出現を避けるために，このときの負荷試験は乳児本人に対しては行わないことが重要なポイントである．

早期診断における皮膚テストの有用性

生後2〜3か月の初診時には，血液検査では，食物抗原特異的IgE抗体は検出できないことがあるが，プリックテストまたはスクラッチテストを行うと膨疹と発赤が認められ，陽性と判定されることが多い．即時型反応陰性で6〜8時間後に遅発型反応が陽性となることもある．遅発型反応のみ観察された場合には，約1か月後には即時型反応陽性，さらに1か月後には血中抗原特異的IgE抗体陽性となることが多い（第2章表2-1，表2-2参照，p.30）．血中総IgE値は最初から高く，末梢血好酸球は20％以上となっていることも少なくない．

ペットの皮屑によるアレルギーとの鑑別

食物以外にも室内ペットの皮屑により症状が出ていることがあるので，除外するために問診で祖父母宅も含めて室内ペットを飼っていないかどうかを確認する．ペットの皮屑によるアトピー性皮膚炎ではアレルギー性鼻炎やアレルギー性結膜炎を合併していることが多く，くしゃみをしたり眼をこすろため，眼の周囲に皮膚炎が起きていることが多い．

眼周囲の湿疹にはアレルギー性結膜炎の治療が有効

眼周囲に湿疹があると，眼のなかに入ってもよいという眼軟膏を処方されていることが多いが，ほとんどの場合に無効である．眼軟膏の代わりにアレルギー性結膜炎の治療としてDSCGなどの抗アレルギー薬の点眼をすると，眼をこすらなくなり眼周囲の皮膚炎は治る．

ペットの皮屑による眼周囲の皮膚症状は，里帰り分娩をした場合に母方の祖父母宅で室内ペットを飼っている場合によくみられる．問診時には必ず自宅のみならず，祖父母やよく訪問

する知人の家も含めて室内ペットの飼育の有無を確かめる．

離乳食の進め方で対応する

　アレルゲンと診断された食物は離乳期には摂取開始をしないが，アレルゲン以外の食物については1歳までに摂取開始することを目指す．ただし，そば，ピーナッツ，キウイフルーツなど乳児期に摂取する必要がなく，しばしばアレルゲンとなる食物の摂取の開始は待つ．アレルゲンと診断された食物の摂取開始については，1歳時に検討する．このときには食物抗原特異的IgE抗体を測定して，感作の状態をよく把握したうえで，除去解除のための負荷試験を行う．感作の状態により，総負荷総量を決定する．

　この時期に注意が必要なのは，乳児期発症の食物アレルギーの関与するアトピー性皮膚炎児では数か月のアレルゲン除去食により，HRTがlow-responder化することが多いことである（詳しくは第2章および図2-11参照，p.44〜48）．乳児では年長児と異なり，low-responder例のなかに耐性を獲得した例と耐性の獲得には至っていない例とがあるため，食物抗原特異的IgE抗体の陰性化が認められない限り1回摂取量を低めに設定し，慎重に負荷試験を行う必要がある．

☕ Coffee break　　乳児期発症のアトピー性皮膚炎で気になること

● "乳児湿疹" って何？

　いつまでも治らない湿疹を主訴として来院する乳児の多くは "乳児湿疹" といわれ，保護者はなんとなく納得し，そのうち治ると思っている．これほど不適切で原因・症状悪化因子を見逃すことを許容する診断名はなく，ステロイドを塗ってもそのときだけ症状が軽快し，ステロイドの効果が切れると症状が出現するのを繰り返し，そのうちに "アトピー性皮膚炎" と診断されることになる．

　乳児期の繰り返す湿疹のなかには，物理的・化学的刺激を避けるためのスキンケアや1〜2回の軟膏塗布で治ってしまう例が約1/3を占める（図4-6，p.74）．食物（母乳中に分泌される卵などの食物抗原など）により引き起こされるアトピー性皮膚炎は残りの2/3のなかに含まれる．いずれの場合にも原因・症状悪化因子の回避が有効であり，この時期に適切に対応すればアトピー性皮膚炎が治る点が，年長児や成人のアトピー性皮膚炎と最も大きく異なっている．特に，食物アレルギーの関与するアトピー性皮膚炎では，早期に治療を開始すればするほど治りやすいのみならず，その後のダニによる感作や喘鳴の発症も起こりにくくなる（図4-14，p.87）．

● 保湿剤の使い過ぎに注意

　この時期のアトピー性皮膚炎は，成人のアトピー性皮膚炎とは全く異なっている．成人のアトピー性皮膚炎ではステロイド軟膏をしっかりと塗り，保湿もしっかり行うということが強調されているが，乳児には当てはまらない．実際に，湿疹を主訴として原因を調べて欲しいと来院される乳幼児のなかにはアトピー性皮膚炎用の石鹸や保湿剤によるかぶれが原因となっていることが多い．一旦できた湿疹に対してはステロイド軟膏が最も有効であるが，湿疹が治まればすぐにやめてみるとよい．そして再燃すれば原因を探すようにする．原因・症状悪化因子を探して回避できた場合にはステロイド軟膏はもちろんであるが，保湿剤も不要のすべすべした柔らかい肌になる．これ以上保湿剤を塗るのは汗を閉じ込めてかぶれを作るだけである．年長児も含めて夏季にはアトピー性皮膚炎がよくなる児が多い．何の抵抗もなく頻回のぬるいシャワーが実行でき，水遊びをして汗を流しているからである．

● ヒスタミンH_1受容体拮抗薬の適応

　最近のヒスタミンH_1受容体拮抗薬は脳内移行が少なくなったとはいえ，乳児には適応がない薬剤が使用されているのが現状である．必要な時期にのみ使用するのは止むを得ないとしても，症状が消失後も長期にわたって投与されていることや，ごく局所的な湿疹に対して投与されていることがある．中止しても症状の悪化はまずみられない．漫然と投与することは避けたい．

C 乳児期発症の食物アレルギーの関与するアトピー性皮膚炎とアレルギーマーチ

　食物アレルギーによるアレルギー症状は多くの個体にとって，生涯で最初に経験するアレルギー症状であり，大半は，アトピー性皮膚炎で発症する．特に乳児期に食物アレルギーを発症する児は，極めてアトピー素因が強く，乳児期における症状発現の仕方や治療がその後のアレルギーマーチの進展に影響を及ぼす可能性が高い．

　食物アレルギー児におけるアレルギーマーチの進展の予防において，乳児期がその鍵を握る重要な時期であることを，乳児期における食物抗原による感作状態および即時型反応の出現がその後の経過に及ぼす影響について検討した結果から示す．

1 卵アレルギーの関与するアトピー性皮膚炎の経過

　乳児期発症の卵アレルギーの関与したアトピー性皮膚炎児のうち，アレルゲン除去食が皮膚症状の消失ないし軽快に有効であった69例に対し，ダニ対策についても指導した結果，喘鳴発症率は約10％であり，後述の（表4-4，図4-14参照，p.84，87）の対症療法のみ行った36例の喘鳴発症率50.0％と比べて有意に低かった（p＜0.001）．

　さらに症例を増やし診断時より食事指導とダニ対策を開始した319例を3歳まで経過観察した結果，喘鳴を経験したのは29例，9.1％であり，このうち6歳まで通院した73例のうち，喘鳴を1度でも経験したのは9例（12.3％）であった[1]．

　6歳までに喘鳴を経験した喘鳴発症群（n＝9）と経験していない喘鳴未発症群（n＝64）との間で経時的にダニRAST陽性率および平均血清IgE値を比較してみると[1]，喘鳴未発症群の6歳時のダニRAST陽性率は喘鳴発症群の100.0％に対し，51.6％と有意に低く（p＜0.001），6歳時の血清IgE値も喘鳴未発症群で295.4±478.6（IU/mL），喘鳴発症群で1,682.8±1,411.0（IU/mL）であった（p＜0.005）．喘鳴未発症群のダニRAST陽性率51.6％は，図4-8（p.75）の横断的検討における呼吸器症状のない5～6歳時初診のアトピー性皮膚炎児24例における87.5％に比べて有意に低く（p＜0.005），食物アレルギーの関与するアトピー性皮膚炎児における，発症早期よりの食物アレルゲン除去およびダニ対策開始が，その後のダニアレルギーの成立の予防にも有用であることを示唆している．

　喘鳴発症群と未発症群とで，食物抗原による感作状態の差をみる目的で，両群の複数食物抗原RAST陽性率を検討した．喘鳴発症群は，未発症群に比べて複数食物抗原RAST陽性率が1歳時にすでに77.8％と喘鳴未発症群に比べて有意に高く[1]（図4-10），前者では低下がみられなかったのに対し，喘鳴未発症群では，1歳時をピークとして成長に伴って低下がみられた．このデータより，1歳までの食物抗原による感作の状態が，その後のアレルギーマーチの進展に影響を及ぼす可能性が示唆された．

2　アレルギーマーチの進展の予防の観点からみた食物アレルギーの治療における critical period

　乳児期に卵アレルギーの関与するアトピー性皮膚炎と診断し，3歳まで経過を追った131例の卵以外の食物抗原による累積感作率を図4-11に示す[6,8,9]．初診時にすでに32.8%が牛乳や小麦など他の食物抗原による感作を受けていた．経過を追うと複数の食物抗原による感作を受けている割合は，1歳時には51.1%と有意に増加した（$p<0.05$）が，その後3歳までに，新たな食物抗原による感作を受けたのは7例（5.3%）のみであった．食物抗原による感作は主として乳児期に起こることを示している．

　図4-10に示したデータから1歳までの食物抗原による感作の状態が，その後のアレルギー

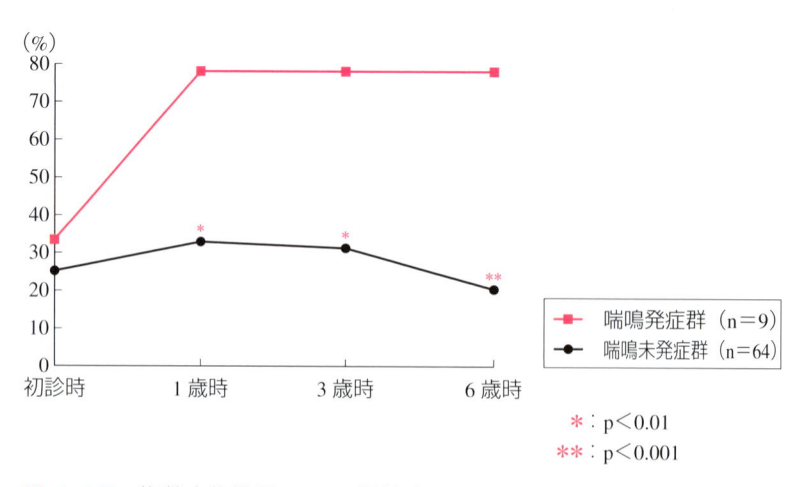

図4-10　複数食物抗原 RAST 陽性率
〔伊藤節子：アレルギーマーチにおける食物アレルギー．小児科臨床 1998；**51**：1957-1966〕

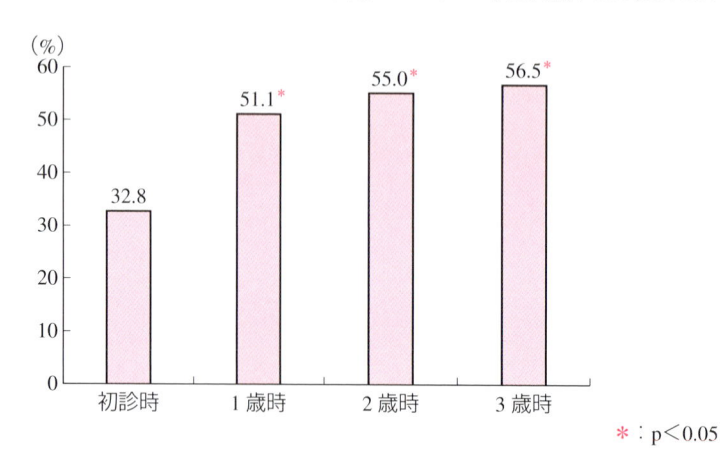

＊：$p<0.01$
＊＊：$p<0.001$

図4-11　3歳まで経過観察した乳児期発症の卵アレルギーの関与するアトピー性皮膚炎における累積複数食物抗原特異的 IgE 抗体陽性率（n=131）

＊：$p<0.05$

〔伊藤節子：食物アレルギーと小児アトピー性皮膚炎．小児科診療 2000；**63**：12-17，伊藤節子：乳児期発症の食物アレルギーの関与するアトピー性皮膚炎．日小ア誌 2007；**21**：649-656，伊藤節子：食物アレルギー―治療の基本と早期治療介入の重要性―．アレルギー 2011；**60**：1495-1503〕

C 乳児期発症の食物アレルギーの関与するアトピー性皮膚炎とアレルギーマーチ

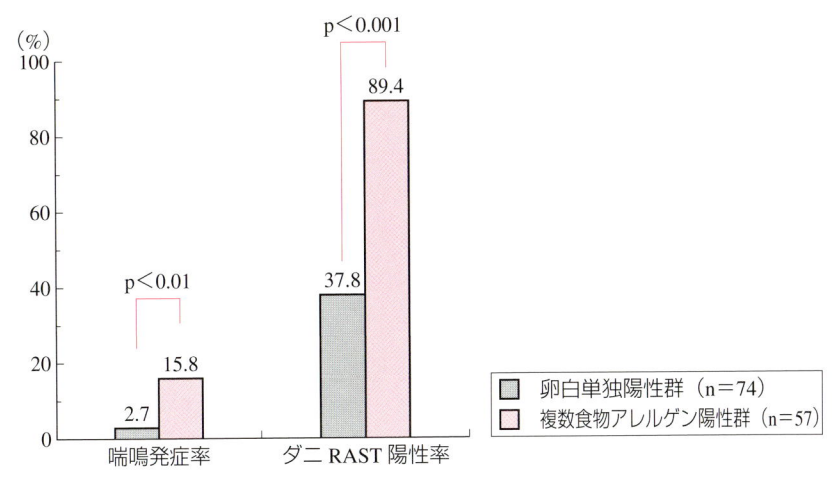

図4-12 3歳時における喘鳴発症率およびダニ特異的IgE抗体陽性率
（CAP-RAST*クラス≧2）　　　　（*：現在のイムノキャップ®）

〔伊藤節子：食物アレルギーの発症機序からみた治療についてのオーバービュー．日小ア誌 2004；**18**：46-52．伊藤節子：乳児期発症の食物アレルギーの関与するアトピー性皮膚炎．日小ア誌 2007；**21**：649-656〕

マーチの進展に影響を及ぼす可能性が示唆されたため，乳児期における食物抗原による感作の状態がその後のアレルギーマーチの進展に及ぼす影響を検討した．3歳まで経過を追った131例を1歳時の感作状態により2群に分け，ダニによる感作率や喘鳴発症に影響を及ぼすかどうかについて検討した．1歳の時点で卵によってのみ感作されていた74例と，卵以外の食物によっても感作されていた57例の3歳時における喘鳴の出現率，ダニRAST陽性化率はいずれも1歳時に卵以外の食物によっても感作されていた57例に比べて有意に低く（図4-12），血清総IgE値も前者は147.4±35.4 IU/mL，後者は774.8±1120.8 IU/mLと有意差（p＜0.001）が認められた[6〜10]．

このことは食物抗原による感作は主として乳児期に起こり，その後の経過も含めて，食物アレルギー児の経過を左右する critical period は乳児期にあること，乳児期の治療がその後のアレルギー性疾患の発症ないし経過に関与する可能性を示唆している．

3　即時型反応の喘息発症に及ぼす影響：即時型反応が気道の過敏性を増強

(a) 即時型反応発現回避の重要性

吸収される抗原量によりアトピー性皮膚炎となることも即時型反応を示すこともある

　アレルギー症状の発現は，生体の感作の状態（抗原特異的IgE抗体量），摂取後生体に入る抗原の量と抗原性の強さ，生体の状態により規定されている．これが，乳児においては，同一個体において，同一の抗原がアトピー性皮膚炎の原因となることも即時型アレルギー反応を起こすこともある大きな理由の1つである（第1章図1-1参照，p.6）．

　母乳中の微量の抗原は，生体の感作に適していると同時に，遅発型ないし遅延型の非即時型反応による症状と，続いて起こる炎症反応を主体とするアトピー性皮膚炎を生じる．この微量の抗原タンパク質量（1日量として数十μg）の摂取では，アトピー性皮膚炎の原因となったり

発赤，かゆみなどの軽い即時型反応の原因となることがあっても，重篤な即時型反応を惹起することはない．一方，同じ食物を直接摂取した場合には，その10^2〜10^5倍の抗原量（mg〜g）を摂取することになり，全身性のじんま疹，呼吸器症状，消化器症状，アナフィラキシーショックなどの重篤な症状を起こしうる．これは，アトピー性皮膚炎乳児が，離乳食として，あるいは負荷試験時に，数mg以上（過敏な症例では100μg程度の）の抗原を含む食品を直接摂取したときにしばしば経験される現象であり注意が必要ある．

即時型反応を惹起することが気道の過敏性を高める可能性について，Jamesらは食物経口負荷試験時に喘鳴を起こした症例の45%に気道過敏性の亢進を認めたと報告している[11]．そのため，たとえ，現在の症状がアトピー性皮膚炎であっても，感作を受けている抗原を含む食品を初めて離乳食として与える時には，少量より慎重に開始する必要がある．

負荷試験で初回の即時型反応を起こすことが多いことに注意する

同様のことがアトピー性皮膚炎児の抗原同定のための食物負荷試験時にも起こり，負荷試験時に初回の即時型反応を起こすことがしばしば経験される．アレルゲンの同定には二重盲検食物経口負荷試験がgold standardとされてきたが，CAP-RAST FEIA（現在のイムノキャップ®）による抗原特異的IgE抗体の半定量が可能となったことから結果の予測が可能となり（表2-3，p.34），一定値以上の抗原特異的IgE抗体を示す低年齢児と，重篤な即時型反応の既往のある場合には，原因食物の診断のための負荷試験は必要がないという考えが出されてきた．特に，乳児期の食物アレルギー児は母乳中のごく微量の食物抗原によりアトピー性皮膚炎を発症していることが多いが，抗原を直接的に摂取すると即時型反応を惹起する可能性が高いこと，乳児期には感作抗原が高率に原因抗原となっているため，抗原診断のためには除去試験と経母乳負荷試験（p.38参照）を行うのが安全であり，かつ将来の喘息発症の予防にもつながるものと考える．

(b) 1年以内の呼吸器症状発現に及ぼす影響

2000年2月および3月に康生会武田病院小児アレルギー外来を受診した食物アレルギー児のうち，乳児期に初診かつ1年以上通院していた498名を対象に，食物摂取による全身性の発赤・じんま疹，消化器症状，呼吸器症状，アナフィラキシーショックなどの即時型アレルギー反応が1年以内の呼吸器症状発現に及ぼす影響について検討した結果を示す．

即時型反応を起こしたのは49例（9.8%），56抗原で，原因抗原としては，卵白が最も多く，続いて牛乳，小麦の順で，この3抗原で94.6%を占めていた．そのうち呼吸器症状を起こしたのは33例（67.3%），37抗原で，原因抗原としては牛乳が最も多く，続いて卵白，小麦が同数であり，全例，じんま疹，消化器症状などの他臓器の症状を伴っていたが，ショック例はなかった．48例（98.0%）にアトピー性皮膚炎の既往または現症が認められ，即時型反応は意図しない食物負荷（誤食）または食品除去解除のための負荷試験時に認められた．

食物による呼吸器症状を起こした33例中10例（30.3%）が，その後1年以内に吸入抗原による喘息発作を経験した．食物抗原による即時型反応を起こした49例全体の20.4%であった．一方，この間，食物抗原による即時型反応を起こさなかった449例のなかで喘息発作を起こしたのは，10例，2.2%と，食物抗原による即時型反応を起こした症例の喘息発症率の約1/10であり，統計学的にも有意に低かった（$p<0.01$）（図4-13）．

食物抗原により呼吸器症状が誘発されると，気道の過敏症が亢進し，吸入抗原による呼吸器

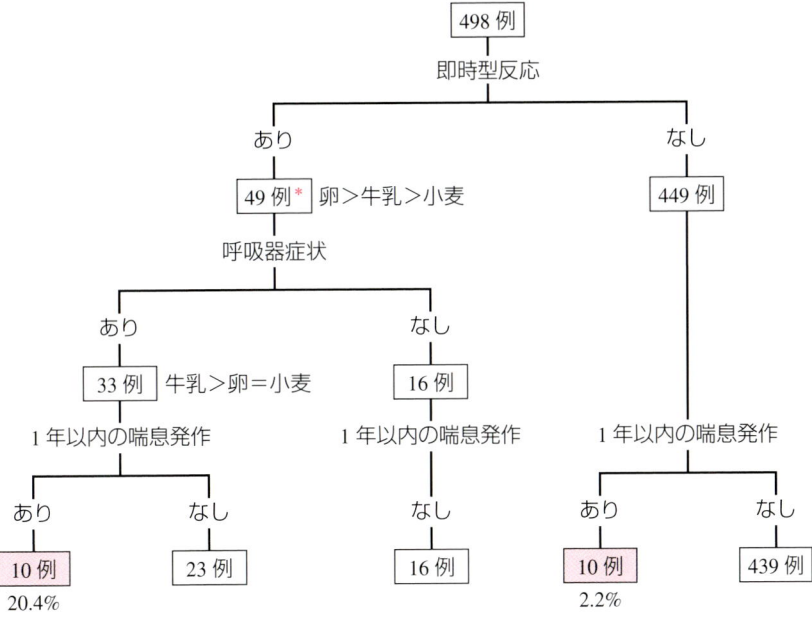

C 乳児期発症の食物アレルギーの関与するアトピー性皮膚炎とアレルギーマーチ

```
乳児期発症の食物アレルギー
1年以上通院中（必要最小限の食品除去，室内環境整備など）
                498例
                即時型反応
         ┌─────────┴─────────┐
        あり                   なし
    49例* 卵＞牛乳＞小麦       449例
       呼吸器症状
    ┌─────┴─────┐
   あり          なし
 33例 牛乳＞卵＝小麦  16例
1年以内の喘息発作  1年以内の喘息発作   1年以内の喘息発作
  ┌───┴───┐        │          ┌───┴───┐
 あり     なし       なし         あり     なし
 10例    23例       16例         10例    439例
 20.4%                           2.2%
```

（呼吸器症状を起こした
者の30.3%）

＊：アトピー性皮膚炎の現症または既往
　　あり：48例（98.0%）
　　なし：1例（2.0%）

図 4-13　即時型反応の喘息発作に及ぼす影響

症状も誘発されやすくなる可能性が示唆された．この結果は，食物アレルギーによる症状をアレルギーマーチの症状として捉えることの重要性，負荷試験の適応および経口免疫療法の適応の決定をきちんとすることの重要性を示唆している．

(c) 3年以上の経過観察例における喘息発症と吸入抗原による感作率

　2001年10月および11月に康生会武田病院小児アレルギー外来を受診した食物アレルギーの関与したアトピー性皮膚炎児のうち，乳児期初診かつ3年以上経過観察した94例のなかで，喘鳴の既往のあったのは12例（ダニRAST陽性率：100%）喘鳴の既往のなかったのは82例（ダニRAST陽性率：63.4%）であった．このうち，食物による即時型のアレルギー症状の既往があったのは13例であり，卵：1例，牛乳：6例，小麦：6例であった．即時型反応を経験した13例の3歳時における喘鳴発症率とスギRAST陽性率とは，即時型反応を経験していない81例に比べて，統計学的に有意に高かった．ダニRAST陽性率もスギ花粉症発症率も即時型反応の既往のある児のほうが高かったが，統計学的有意差は認められなかった（表4-4）．
　食物抗原により即時型反応を起こした乳児では，アトピー性皮膚炎のみを発症した症例に比べて，喘鳴ないし喘息の発症率が有意に高くなることから，食物アレルギー児におけるアレルギーマーチの進展の予防には，即時型反応の回避が重要であることが示唆された．

表4-4 食物による即時型アレルギー反応と吸入抗原による感作および症状

	即時型反応（＋） n＝13	即時型反応（－） n＝81	
ダニRAST陽性率(%)	84.6	65.4	n.s.
スギRAST陽性率(%)	69.2	30.9	$p<0.05$
喘鳴(%)	53.8	6.2	$p<0.001$
花粉症(%)	7.7	1.2	n.s.

n.s. : not significant

Coffee break　気管支喘息にならないために

●災い転じて福となす

　乳児期発症の食物アレルギーの関与するアトピー性皮膚炎は文字通り乳児期に発症し，しかも離乳開始前の時期に発症することが多い．

　この疾患を経過観察しているうちに気づいたことがある．1985年に京都大学小児科助手を辞任し，医仁会武田総合病院に小児科部長として赴任した．地域の中核病院であり，一般外来とアレルギー外来を担当した．その時に気づいたのが，食物アレルギーの子どもには喘鳴が少ないということであった．気管支喘息と診断される児はさらに少なかった．なぜだろうか，本当だろうかと考え，それまで大学病院で経過観察していた症例を中心に経過をまとめたのが図3-2，図3-3，図3-4 (p.51，52) である．また，この結果については，第24回日本小児アレルギー学会 (1987年) におけるシンポジウムにて「抗体面からみた早期アレルゲン除去のアレルギーマーチの進展に及ぼす影響について」，The 2nd Annual Meeting of Trans-Pacific Allergy and Immunology (1988年) において「The Influence of Early Elimination of Allergen on the Progression of Allergic March from the View Point of Reaginic Antibody Production in Infants with Atopic Dermatitis due to Egg Allergy」として発表した．これをさらに進めて前方視的に検討したデータを本章のCとDに示した．離乳開始前の早期に治療を開始するとアトピー性皮膚炎が著明に軽快するのみならず，離乳食を開始してから治療を開始したグループやステロイド塗布による対症療法のみで原因食品の除去を行わなかったグループに比べて，3歳時におけるダニによる感作率や喘鳴発症率が有意に低いことを示した (図4-14，p.87)．この理由は何かと考えてみる．早期に治療を開始してアトピー性皮膚炎を治したために経皮感作が起こりにくくなったこと，さらにはじめから効率のよいダニ対策と室内環境整備（受動喫煙と室内ペット飼育の回避）を指導した効果であるかもしれない．

　乳児期に初診の患者さんには，食物アレルギーの95％は完全に治り，万一，一部の食品が摂取できなくても食物アレルギーとうまくつき合っていけるようになること，早くアレルギー体質があることがわかってよかった，と思って室内環境整備を早速始めるように指導している．結果的には気管支喘息になりにくく，まさに「災い転じて福となす」である．

●原点に立ち帰った診療

　この数年で食物経口負荷試験を行うことが標準的診療となり，望ましいことであるが，即時型反応を誘発することが予測されるときには，負荷試験を行わない判断も必要である．負荷試験による呼吸器症状誘発が気道の過敏性の亢進につながり，さらには気管支喘息発症につながる恐れがある（図4-13，p.83）からである．

D 食物アレルギーの関与するアトピー性皮膚炎の治療

1 食物アレルギーを発症した乳児をアトピー素因の強い児としてとらえる

　乳児期早期に発症する食物アレルギーによる疾患としては，食物アレルギーの関与するアトピー性皮膚炎が最も多い．その特徴をさらに明確にするために，離乳前にアトピー性皮膚炎と診断された母乳または混合栄養児221例（2～6か月）について，食物および吸入抗原による感作の状態について検討した結果は，すでに第1章で示した通り，食物抗原による感作率が最も高く（第1章図1-4参照，p.11）89.1%であった[7,8]．食物抗原としては，卵白，牛乳，小麦の順に感作率が高く，栄養法別に感作率をみると，牛乳に関しては一度も乳児用調製粉乳を摂取したことのない完全母乳栄養児のほうが，乳児用調製粉乳を摂取したことのある混合栄養児に比べて牛乳による感作率が有意に高いという予想外の結果が得られた（第1章図1-2参照，p.7）．この現象は，抗原特異的IgE抗体は母乳中に含まれる微量の抗原[2]に毎日曝露することにより産生されやすく，混合栄養児のように大量の牛乳抗原に曝露された場合には即時型反応を惹起する場合と免疫寛容が成立する場合の二通りがある可能性を示唆している．ここにデータを示した混合栄養児のなかには，乳児用調製粉乳により即時型反応を起こし，牛乳アレルゲン除去調製粉乳（アレルギー用ミルク）が必要となった5例が含まれている．すでに感作されてから大量の抗原に曝露する（乳児用調製粉乳摂取）と即時型反応が惹起される危険性があるので注意を要する．

　もう1つの重要なことは，これらの乳児において抗原感作は食物に限ったものではないことである．自宅または祖父母宅，知人宅にて室内ペットとの接触のあった児では，ペットの皮屑によっても食物に匹敵するほど高率に感作が成立していた（第1章図1-4参照，p.11）．しかもペットの皮屑によって感作を受けているのみならず，皮膚症状や眼・鼻症状の原因となっていることもあった．食物アレルギーの関与を疑う前に，まず室内ペットを飼育している環境が身近にあるかどうかの確認をする必要がある．月齢別の平均血清総IgE値は，第1章図1-5（p.11）に示した通りであるが，平均血清総IgE値も81.2 U/mLと，この月齢の乳児としては高かった．

　これらのデータは，食物アレルギーの乳児はもともとアトピー素因（＝外来からの抗原に対する特異的IgE抗体を産生しやすい遺伝的性質）が強いという特徴があり，母乳中の抗原は微量であるため感作が成立しやすく，食物アレルギーとして発症していることを示している．さらに，環境によっては吸入抗原による感作も同等に強く受け，気管支喘息などの吸入抗原による疾患を発症する可能性があることを示唆している．このように，食物アレルギーの関与したアトピー性皮膚炎乳児は，単に食物アレルギー児として捉えるのではなく，アトピー素因の強い児として捉え，食事指導による食環境整備のみならず，効率のよいダニ対策，室内ペット飼育の回避，室内禁煙などの住環境整備が早期治療介入として重要である．

2 食事療法の必要性

　乳児期に食物アレルギーの関与するアトピー性皮膚炎を発症した児にとって，この疾患は生涯で最初に経験するアレルギー性疾患であることが大部分である．その後のアレルギーマーチの進展の鍵を乳児期が握っていることがわかったが，この時期に原因食物を除去をする必要があるのか，あるいは食物アレルギーの関与するアトピー性皮膚炎が軽快し始める1歳過ぎまで軟膏塗布により症状を抑えておけばよいということが問題になる．食品除去をすべきでないという立場をとれば軟膏治療が中心となる．

　食物アレルギーの関与するアトピー性皮膚炎に関しては，皮膚症状が軽い場合には，原因食物を除去することなくステロイド軟膏治療による対症療法を行いながら，消化機能や腸管の局所免疫能が成熟していくのを待つこともアトピー性皮膚炎の治療という観点からは可能である．

早期の原因療法としてのアレルゲン除去食の有用性

　軟膏による対症療法を行った群と原因療法としての食事療法を行った群の，その後の喘鳴の発症率，ダニによる感作率，血清総IgE値が大きく変わるかどうか，卵アレルギーの関与したアトピー性皮膚炎105例について検討した結果を示す．

　喘鳴の発症率，ダニによる感作率，血清総IgE値はいずれも，卵除去食を行わなかった対症療法群（n=36）では卵除去食を行った治療群（n=69）よりも高く，治療群でも開始時期が6か月を超えていた後期除去開始群（n=28）のほうが6か月までに治療を開始した早期除去開始群（n=41）より高かったことをこれまでに報告してきた[1]のでここに紹介する（表4-5，図4-14）．いずれも生後6か月未満の発症であり，食事療法の有無，食事療法導入の時期による経過の違いを比較検討した．ランダム化試験ではなく，重症度により治療法を決定し，経過を比較検討したものである．診断時の重症度は早期除去開始群が最も重症で対症療法群が最も軽症であった．治療群では卵除去食開始後には症状の消失ないし著明な軽快が認められ，1歳時にはほとんど軟膏使用が不要の状態となったが，即時型反応の出現の回避の目的で負荷試験陰性が確認できるまでは卵除去食を続けた．ほとんどの症例では血清IgA値が60 mg/dLを超えるか，2歳になった時点で負荷試験陰性を確認し，卵除去解除を開始した．対症療法群では乳児期にはステロイド軟膏の使用が必要な状態が続いたが，それまで摂取していた卵や卵を含む食品の摂取は継続した．

　実際に母親の摂取する食事も含めて，原因と疑う食物を完全に除去すると2週間で症状が著明に改善し，さらに除去を続けると数か月以内に湿疹は消失し，乳児特有の柔らかい皮膚になり，ステロイド軟膏のみならず保湿剤も不要になった．

　重要なことは，この時点では食物アレルギーが治っているのではなく，原因の回避による症状の消失ないし軽快であることであり，母親の再摂取により皮膚炎の再燃が認められたり，本人が離乳食として摂取すると即時型反応が出現することがあり，アウトグロー（耐性の獲得）には至っていないことがわかる．感作の程度によっても異なるが，1歳を過ぎてから少量あるいは調理により抗原性を低下させた食品の摂取が可能となることが多く，即時型反応を合併しなければ2歳頃までにアウトグローし，通常量の摂取が可能となる．

D 食物アレルギーの関与するアトピー性皮膚炎の治療

表 4-5 卵アレルギーの関与したアトピー性皮膚炎児の 3 歳時における喘息発症率，ダニによる感作率，血清総 IgE 値

	喘鳴発症率(%)	ダニ RAST 陽性化率(%)	血清 IgE 値(IU/mL)(mean±SD)
早期除去開始群 (n=41)	2.4	24.4	115.4±168.2
後期除去開始群 (n=28)	21.4	75.0	1363.5±3210.8
対症療法群 (n=36)	50.0	97.2	2143.0±4693.0

早期除去開始群 vs 後期除去開始群: 喘鳴 $p<0.05$, ダニRAST $p<0.001$, IgE $p<0.05$
後期除去開始群 vs 対症療法群: 喘鳴 $p<0.05$, ダニRAST $p<0.01$, IgE n.s.

〔伊藤節子：アレルギーマーチにおける食物アレルギー．小児科臨床 1998；51：1957-1966〕

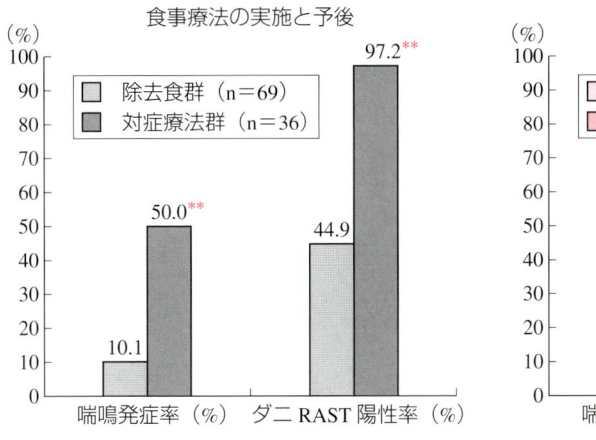

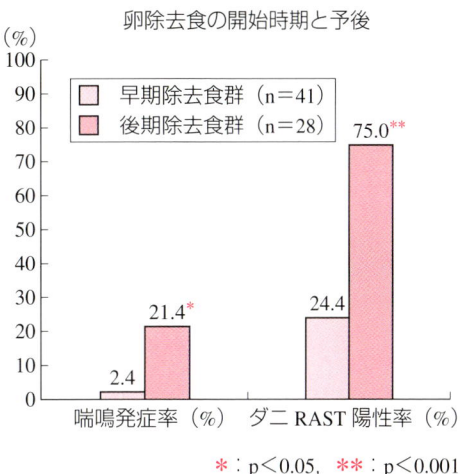

食事療法の実施と予後
除去食群（n=69）：喘鳴発症率 10.1％，ダニ RAST 陽性率 44.9％
対症療法群（n=36）：喘鳴発症率 50.0**％，ダニ RAST 陽性率 97.2**％

卵除去食の開始時期と予後
早期除去食群（n=41）：喘鳴発症率 2.4％，ダニ RAST 陽性率 24.4％
後期除去食群（n=28）：喘鳴発症率 21.4*％，ダニ RAST 陽性率 75.0**％

＊：$p<0.05$，＊＊：$p<0.001$

図 4-14 卵アレルギーの関与するアトピー性皮膚炎における食事療法の実施の有無，開始月齢と 3 歳までの喘鳴発症率およびダニ RAST 陽性率

〔伊藤節子：アレルギーマーチにおける食物アレルギー．小児科臨床 1998；51：1957-1966〕

3 アレルギーマーチの進展の予防を目指した早期治療介入

　乳児期発症の卵アレルギーの関与したアトピー性皮膚炎児 131 例の経過から，1 歳時における食物抗原による感作の状態がその後の経過に大きな影響を及ぼすことを明らかにした（図 4-11，p.80）．1 歳時における食物抗原による感作状態がその後の経過に影響を及ぼすことから離乳期の食事の進め方がポイントとなる．これは離乳食の開始を遅らせることを意味するのではなく，食物アレルギーと診断された場合にはまず原因食物の除去（卵に関しては授乳中の母親の食事からの除去も必要）をして腸管の透過性の亢進の修復をはかる必要がある．離乳食の進め方を工夫することにより 1 歳までの新たな食物抗原による感作の成立を予防することが，アレルギーマーチの進展の予防に有用であると考えられた．
　食物アレルギーの関与するアトピー性皮膚炎乳児の喘息発症予防を目指した早期治療介入の

要点を**表4-6**に示す．新たな食物抗原による感作の成立の予防は，離乳食の進め方の工夫により可能である．詳しくは**第5章**で述べるので，ここでは原則を述べることにする．

表4-6 食物アレルギー児における早期治療介入

「食べること」を目標とした食事指導
　　　→　必要最小限の食品除去
　　　　　・現在の症状の改善
　　　　　・新たな食物による感作を予防する
　　　　　・即時型反応出現の回避
　　　　　・QOLの維持

アトピー素因が強いグループである
　　　→　早期よりの室内住環境整備を開始
　　　　　・気管支喘息の発症予防

4 離乳食の進め方の原則

(a) 離乳の開始

　離乳の開始自体を遅らせる必要はなく，ベビーフード，インスタントの調味料，加工食品を用いずに新鮮な材料を用いて作ることを指導して積極的に進めていく．アレルギーを起こしにくいものから開始し，1歳時にすでにアレルゲンと診断された食物以外は1歳児が摂取するのに適した食物はできるだけ多くの種類を摂取できるようにする．母乳中に移行する食物抗原タンパク質量は母親の摂取量の10万～100万分の1に過ぎないことから，授乳中の母親の食事は，大半は卵のみの除去で十分である．特定の食品の除去よりもバランスのよい食事摂取を指導する．

(b) 食品摂取の方法

　アレルゲンと同定された食物以外の食品は1日30品目を目標にできるだけ多くの種類の食品を摂取するようにする．加工食品を使わずに新鮮な材料を用いると除去は容易となりQOLの維持にも役立つ．特定原材料のアレルギー表示開始から10年が経とうとしている現在では，表示が正しくなされるようになってきており，表示をきちんと読むことにより，容器包装された加工食品の使用も可能となった．1～2歳の間に除去を解除できる場合が多いので，摂取可能となるまで通院するよう指導することも大切である．長期にわたり除去を続けることは必要がないばかりか，過敏性が増強する可能性があるので注意が必要である．

(c) 薬剤投与

　食物アレルギーの関与するアトピー性皮膚炎に対して唯一の保険適用のある薬剤である経口DSCG[12]やその他の抗アレルギー薬の併用により除去の緩和は可能である．経口DSCGの適応のあるのは食物アレルギーの関与するアトピー性皮膚炎のみであり，即時型反応に関しては検討されておらず，効果が期待できないので注意する．

(d) 検査結果

抗原特異的IgE抗体の存在は，除去を続ける根拠とはならないが，食物経口負荷試験時や摂取時の即時型反応の出現に注意する必要性を示している．

(e) アトピー性皮膚炎との関連

乳児期発症のアトピー性皮膚炎では食物が原因・悪化因子となっていることが多く，非アレルギー性因子を回避したうえで原因抗原診断に基づく食事療法を行うと良好な経過をたどり，大半は1～2歳までに完治する．一部は即時型反応のみ残るが，早期に治療を開始した児においては即時型反応も耐性を獲得しやすい．

乳児期発症の食物アレルギーの関与するアトピー性皮膚炎を，アトピー素因の強い児において生涯で最初に発症するアレルギー性疾患であるととらえて，基本的なアトピー性皮膚炎の治療と食事療法に加えて，早期治療介入として住環境整備もあわせて行うことが大切である．

第4章 文献

1) 伊藤節子：アレルギーマーチにおける食物アレルギー．小児科臨床 1998；**51**：1957-1966
2) 伊藤節子：母乳への食物アレルゲンの移行．アレルギー科 2002；**14**：298-303
3) 厚生省児童家庭局母子衛生課（編）：平成4年度アトピー性疾患実態調査報告書．母子保健事業団，1993
4) 京都市民生局福祉部保育第二課：京都市保育所におけるアレルギー疾患児の実態調査報告書．1994
5) 河野陽一，小林邦彦，赤坂徹，他：小児アトピー性皮膚炎の患者数の実態調査に関する研究．厚生労働科学研究補助金．免疫アレルギー疾患予防・治療等研究事業平成14年度研究事業報告書第1分冊，2003：78-80
6) 伊藤節子：食物アレルギーと小児アトピー性皮膚炎．小児科診療 2000；**63**：12-17
7) 伊藤節子：食物アレルギーの発症機序からみた治療についてのオーバービュー．日小ア誌 2004；**18**：46-52
8) 伊藤節子：乳児期発症の食物アレルギーの関与するアトピー性皮膚炎．日小ア誌 2007；**21**：649-656
9) 伊藤節子：食物アレルギー―治療の基本と早期治療介入の重要性―．アレルギー 2011；**60**：1495-1503
10) 伊藤節子：食物アレルギーの治療・予後．小児科診療 1998；**61**：750-757
11) James JM, Eigenmann PA, Eggleston PA, *et al*.: Airway reactivity changes in asthmatic patients undergoing blinded food challenges. *Am J Respir Crit Care Med* 1996；**153**：597-603
12) 三河春樹，馬場実，我妻義則，他：食物アレルギーに対するDSCG経口剤の臨床評価―Placeboを対象とした多施設二重盲検群間比較試験．小児科臨床 1986；**39**：627-640

第5章

食事療法の実際

A 食物アレルギー児の食事指導

1 食物アレルギーの治療における食事療法の位置付けと食事療法のポイント

　食物アレルギーの治療の原則も他のアレルギー性疾患と同様，原因の除去，すなわちアレルゲンを含む食品の摂取回避が最も合理的かつ有効な治療となる．

食事指導を行ううえでのポイント

- 正しい抗原診断に基づく早期の治療開始
- 「食べること」を目指した必要最小限の食品除去による QOL の向上
- 安全性の確保と栄養面への配慮
- 成長による耐性の獲得を念頭においた指導

　食物はタンパク質を含む成分が抗原性を保ったまま，分子量1～7万の大きさで生体内に吸収されて初めてアレルゲンとして働く．そのため，消化を受けながら小腸に到達した食物の分子量が1万以下にまで小さく分解されていると，マスト細胞や好塩基球の隣り合った IgE レセプター上の抗原特異的 IgE 抗体を架橋することができないため，理論的には IgE 依存性の反応は起こりにくくなり，抗原性が低下すると考えられている．抗原性が残ったままの食物タンパク質成分の吸収を特異的に阻止する機構として，分泌型 IgA を中心とする腸管の局所免疫能が関与する．これも成長に伴い，成熟していく生体防御機構である．このように，消化・吸収という乳幼児の発育に伴って成熟する機構が症状発現に関与するため，成長自体が耐性を獲得して治っていくことに関与している．

　食物アレルギーの治療は，正しい抗原診断に基づく必要最小限の食品除去からスタートする．食品除去の目的がアレルゲンの回避を続けることではなく，成長に伴う耐性獲得の機構をうまく利用して，早期の耐性の獲得をはかること，すなわち，症状を起こさずに「食べること」であることを念頭において治療する．身体の成長の目覚しい時期には，生理機能の発達も目覚ましいことを忘れずに，適切な食事指導を行い，除去解除の時期を逸しないようにする．

症状の発現回避のための食品除去（アレルゲン除去食）の適応

- 食物アレルギーが症状の原因となっていること
- アレルゲン除去食が症状の消失，軽快に有効であること
- アレルゲン除去食により QOL の改善がみられること

　食物アレルギーを発症しやすい乳幼児期は成長期でもあるため，栄養面への配慮は極めて重要である．しかし，現在のわが国の食糧事情においては食事指導が正しく行われ，代替食品の提示も含めた食事指導に基づいた食事を摂取する限り，アレルゲン除去食のみを原因とする栄養面での問題は通常では起こらない．乳幼児に不足しがちな栄養素として，鉄とカルシウムをあげることができる．卵アレルギーに多種の魚アレルギーを合併しているため魚肉の摂取が一

切できない場合には，ビタミンD不足によるカルシウム吸収不全が起こることがあるので注意する．

食物アレルギーに栄養面における問題が生じるのは，疾患自体の治療がうまくいっていない場合と栄養についての誤った指導によるものが多い．

栄養面で問題が生じる場合

- 疾患自体の治療がうまくいっていない場合：アトピー性皮膚炎など
- 母乳への強いこだわりのため母乳不足であるのにミルクを足さない場合
- 母親の判断あるいは保健師，栄養士の指導により，必要以上の極端な食品除去や特殊な食事療法を行っている場合
- 母乳の分泌を促進するために助産師により偏った食事をすすめられている場合
- 母乳栄養児で離乳食の開始を遅らせた場合

重症のアトピー性皮膚炎の治療が適切になされていない場合には，体重減少と発達の退行，浸出液による低タンパク血症と電解質のバランスの崩れによる高カリウム血症などをきたすことがあり，生命の危険が生じる場合があるので注意する．このような乳児でも，入院のうえ，標準的なアトピー性皮膚炎の治療とアトピー性皮膚炎の原因となっている食物の摂取回避によりアトピー性皮膚炎は治り，身体・発育面のキャッチアップも起こる．早ければ1歳過ぎに，遅くとも2歳前後には食物アレルギーの多くは寛解する．

早期の耐性獲得を目指したアレルゲン除去食をうまく行うポイント

- 除去の解除を念頭において，必要最小限の除去にとどめること
- 除去する食品の性質をよく知ること

食品除去を必要最小限にとどめることは，患児および家族のQOLの維持のためにも，早期の除去解除を行うためにも大切である．一定期間の摂取回避後に抗原量ないし抗原性の少ない食品（低アレルゲン化食品を含む）から開始し，積極的摂取を行うことにより耐性の獲得をはかるようにする．

卵のように加熱調理による低アレルゲン化が可能な食品では調理法の工夫，牛乳アレルゲン除去調製粉乳のように加水分解による低分子化をはかった食品の利用，醤油中の小麦は発酵により抗原性がなくなることを理解して指導することが，QOLの向上や早期のアウトグローにつながる．

2 食事療法の基本

「食べること」を目指した食事療法の基本を表5-1に示す．食品除去をする場合には早期の除去解除を目指し，摂取できるようになるまで通院するよう指導することが最も大切なことである．

> **表 5-1　食事療法の基本**
>
> 1. 正しい抗原診断に基づく「食べること」を目指した必要最小限の食品除去
>   ① 原因食品の除去
>   ② 調理による低アレルゲン化
>   ③ 低アレルゲン化食品の利用
> 2. 除去食品の代替による栄養面と QOL への配慮
> 3. 安全に摂取することを目指した食事指導と体制作り
> 4. 成長に伴う耐性の獲得を念頭におき，適切な時期に除去解除

(a) 正しい抗原診断に基づく必要最小限の食品除去が基本

正しい原因抗原の診断が治療の第一歩であり，まず原因抗原の診断をきちんと行う(**第2章図 2-1** および**第4章**参照，p.18，77)ことが大切である．

原因抗原の診断は，食物アレルギーの臨床をよく理解したうえで行う丁寧な問診と，食物日誌の記録による原因抗原の絞り込みからスタートする．引き続いて，免疫学的機序の関与を証明するための検査を行う．検査には感作されていることを証明する検査(血中の抗原特異的 IgE 抗体の証明)とマスト細胞や好塩基球からのヒスタミン遊離を証明する検査(*in vitro* における検査としての好塩基球ヒスタミン遊離試験，*in vivo* における検査としてのスクラッチテスト/プリックテスト，プリック・プリックテスト)がある．特に乳児期早期に発症する卵アレルギーの関与するアトピー性皮膚炎における早期の原因抗原診断に有用である(**第2章表 2-1** 参照，p.30)

正しい原因抗原診断のコツ

網羅的な抗原特異的 IgE 抗体検査は必要以上の食品除去につながるため行わずに，問診と食物日誌により原因抗原の絞り込みを十分に行ったうえで，原因と疑う食品について感作の証明のために検査をすること，2週間の除去試験をきちんと行うことが抗原診断のポイントである．

母乳摂取中の除去・負荷試験の食事指導で気をつけること

乳児期発症の食物アレルギーの関与するアトピー性皮膚炎を疑う場合には，除去試験をきちんと行わないと原因抗原の診断はできない．母乳栄養児・混合栄養児では，除去試験期間中の2週間は母親の食事からも原因と疑う食物抗原を含む食品を完全に除去することが必要である．母親の食事からの食品除去がさまざまな原因で完全には実行できないために，除去試験の判定が困難なこともある．このときには，授乳中の母親は卵では卵料理，牛乳では牛乳・乳製品，小麦では小麦の主食と小麦を主原料とする菓子類の摂取を避けたうえで，児に経口 DSCG を内服させるとアトピー性皮膚炎の著明な改善が認められ，除去試験陽性と診断できることが多い．また，除去試験中は，児には MA-mi や MA-1 などの哺育試験済みの牛乳アレルゲン除去調製粉乳と離乳食のみとするのも一方法である．後者の場合には1週間の除去試験でも判定可能となることが多い．この間，母乳が止まらないように搾乳して廃棄する．

抗原特異的 IgE 抗体の存在で示される感作≠原因抗原であるが，感作されている抗原を含む食物を摂取，あるいは負荷すると即時型反応が惹起される可能性があることに注意して負荷試験を行う．

必要最小限の除去にとどめる

食物経口負荷試験により原因食品が特定できた場合に，食品除去を開始するが，重要なこと

は，原因と同定された食品以外は「念のために」，あるいは「もっとよく治すため」の余分な除去をしないことである．原因抗原の診断のときには，「完全に」除去することが必要であるが，治療としての食品除去は，負荷試験により確認できた「必要最小限の食品除去」である．食物アレルギーの治療として食品除去を行う場合には QOL に配慮することが大切である．授乳中の母親の食品除去については，原因食品によっても対応が異なるが，後で詳しく述べる（表5-13 参照，p.128）．

(b) 常に診断の見直しをしながら食事指導を行う

食品除去を続けても症状の改善が顕著でない場合や，食品除去を続けているのに再び悪化が認められた場合には，もう一度，問診と食物日誌の見直しに戻り，原因抗原の診断の手順を最初からやり直す（第2章図2-1 参照，p.18）．この場合には食品除去が指示通りに行われているかどうか，他の症状悪化因子を見落としていないかを食物日誌により確認する．耐性を獲得するまで定期的通院が必要であることを最初から指導しておく．

特にアトピー性皮膚炎では，原因食品の変化あるいは食品以外の症状悪化因子（汗など）に注意する．アトピー性皮膚炎の原因は多彩であるため，しばしば2つ以上の原因・症状悪化因子が関わっている．食品除去中に再び症状が悪化した場合には，まず食物以外の原因の関与を考える．特に，乳児期発症の食物アレルギーの関与するアトピー性皮膚炎において注意が必要である．診断時にはある食物が原因抗原と診断できても，その後の経過中には他の食物や食物以外の症状悪化因子により，症状が出現あるいは悪化することが多いので注意を要する．一方，1歳までは新たな食物が原因として加わることもあり，また除去解除の時期が早過ぎると症状が再燃することもある．

(c) 除去解除のタイミングを逸しないこと（ただしアトピー性皮膚炎の軽快は必ずしも食物アレルギーの耐性の獲得を意味するものではないことに注意）

症状がよくなった場合は漫然と食物除去を続けることなく，除去解除の時期を逸しないようにする．母乳摂取中には母乳中に分泌される微量の食物抗原により感作を受け，皮膚のかゆみと湿疹病変が惹起される．母親の原因抗原の摂取回避がきちんと実行された場合，あるいは母乳を飲まなくなると，湿疹病変は起こらなくなり皮膚症状の著明な軽快がみられる．

アトピー性皮膚炎の消失≠耐性の獲得

このときに注意すべきことは，乳児期発症の食物アレルギーの関与するアトピー性皮膚炎では，皮膚症状の消失は必ずしも耐性の獲得を意味するものではないことである．寛解に至っていない場合には，感作状態によっては離乳食として直接摂取すると，即時型反応を起こす場合がある．また，母親が当該抗原の摂取を開始すると皮膚炎が再燃することもしばしば経験する．

乳児期発症の食物アレルギーの関与するアトピー性皮膚炎の典型的な例では，生後まもなくより顔面を中心にかゆみの強い湿疹が出現し，皮膚科で指導されたスキンケアを行ってもステロイド軟膏を塗ったときのみ症状が軽快するが，塗らないと数日で悪化することを繰り返し，3～4か月健診で小児科のアレルギー外来を受診するようにアドバイスされる．アレルギー外来にて食物アレルギーの関与するアトピー性皮膚炎と診断された場合には，母親の食事内容からその食物を含む食品を完全に除去すると，2～3週間で湿疹病変は著明に軽快し，次の7～8

か月健診時には症状が全く消失しているというのが典型的な経過である．この時期のアトピー性皮膚炎の原因食物として最も頻度の高いのは卵である．卵除去によりアトピー性皮膚炎が治っても卵アレルギーが治ったとは限らない．卵を直接摂取して即時型反応を起こすことをしばしば経験する．

　原因抗原と診断され，除去により症状が消失した場合には，1歳時にその食品の除去解除のための負荷試験を行うべきかどうかの判断を行う．このときには感作の状態（＝特異的IgE抗体の値）とヒスタミン遊離試験の結果を参考にする．乳児期に原因食品を完全に除去すると，ヒスタミン遊離試験はしばしばlow-responderとなるが，乳児のlow-responder化は必ずしも耐性の獲得を意味しないので，注意して負荷試験を行う（第2章図2-12参照，p.48）．

　一方，検査が先行したために感作が確認されただけの食物については，感作状態や臨床データの蓄積から1歳を待たずに時期がきたら摂取開始する食物（大豆など）と乳児期には摂取する必要のない食物（そば，落花生，甲殻類など）を判断する．母乳摂取中には，母乳由来の多種の抗原による軽度の感作が認められることが多いので注意する．不必要な食品除去を行わないためにも母乳摂取中のアトピー性皮膚炎児では網羅的な検査は避けるようにする．

(d)「食べること」を念頭において治療し，常に診断の見直しをする

　長期にわたる複数の食物除去の継続は，むしろ過敏性を高め治りにくくする可能性があるので定期的に除去解除が可能かどうかの判断をする．これは，乳児期発症の食物アレルギーの関与するアトピー性皮膚炎のみならず，過去に重篤な即時型反応を起こしたことのある場合にも当てはまる．常に，「食べる」ためにはどうすればよいのかを念頭においておくことが必要である．

　現在のわが国の食糧事情においては，卵，牛乳，小麦を使用しない食事をすることはそれほど難しくなく，特に保育園通園中の児においては十分なサポートが得られている．そのため，医療機関への通院をやめた場合には，除去解除の指導を受けることなく漫然と除去を継続しがちである．

　実際に，小学校入学を目前にして給食における食品除去のための診断書を求めて専門外来を受診する例が後をたたない．これらの児のなかには，容易にすべての食物の除去解除を行うことができる症例，すなわち耐性獲得後も不必要な食品除去を続けていた症例が多い．

　一方，一部には長年にわたる完全除去のために過敏状態に陥っており，除去解除に時間を要する場合もある．いずれも患児および家族のQOLを著しく損なう結果となっている．

　このようなことを避けるためにも，食物除去中は医療機関に定期的に通院するように指導するが必要である．不必要な除去継続と過敏状態に陥ることを避けることができ，QOLの向上に役立つ．

3 アレルギー物質の表示制度の活用

　食品衛生法の改正により，2002年4月から容器包装された加工食品1g中に，特定原材料（卵，牛乳，小麦，そば，落花生）が公定法で定められた測定法によりタンパク質として数μg以上含まれているときには，アレルギー表示が義務付けられるようになった．2009年6月からは

えびとかにが加わり，7品目が表示義務のある特定原材料と定められた．この制度は，食物アレルギー児の食生活の安全性の確保と QOL の向上に極めて大きな役割を果たした．

　表示義務制度がかなり定着してきた現在では，表示義務制度以前の安全性の確保のために「念のため」に可能性のあるものをすべて除く除去から，表示を確認することによる「必要最小限」の除去を行うことが可能となった．「必要最小限」の除去を行うためには，表示義務制度における約束事と限界をよく熟知することが必要である．表示義務制度の約束事と限界をよく理解することにより，QOL は大きく向上する．

(a) 容器包装された加工食品のアレルギー物質の表示の見方
①アレルギー表示がされるもの

　アレルギー表示がされる食品を表 5-2 に示す．表示は特定原材料 7 品目とそれに準ずるもの 18 品目の計 25 品目に限られている．表示が義務化されているのは，あらかじめ容器包装され，包装の表面積が 30 cm² 以上の加工食品に関してのみである．店頭販売のお惣菜やファーストフード店の販売品，売り場で電子レンジなどにより加熱して販売する食品は調理するとみなされるため，表示義務はない．店頭において原材料について直接尋ねることができるという考えからである．ファーストフード店では原材料をホームページで公開しているものが多いので参考になる．

　混入の可能性があるとする可能性表示は認められていないが，同一生産ラインあるいは同一場所で特定原材料を含む食品を扱っていることを表示するのは認められている．この場合の安全性に関する判断は，消費者に委ねられることになる．

表 5-2　加工食品に含まれる特定原材料アレルギー表示

	特定原材料等の名称
特定原材料 （表示義務）	卵，乳，小麦，そば，落花生，えび，かに
特定原材料に準ずるもの （表示の推奨）	あわび，いか，いくら，オレンジ，キウイフルーツ，牛肉，くるみ，さけ，さば，ゼラチン，大豆，鶏肉，バナナ，豚肉，まつたけ，もも，やまいも，りんご

②アレルギー表示を読むときの注意

　表示を見るときに注意すべき点を表 5-3 に示す．まず理解すべきことは，表示は公定法で定められたキットを用いて測定したタンパク質量の濃度を基準にしており，1 食分に関する表示ではないことである．そのため，表示義務濃度（数 μg/g）以下の含有量であっても，重量が大きい食品 1 食分を摂取すると重症例においてはアナフィラキシーが惹起されることがある．たとえば，数 μg/g～10 μg/g のアレルギー物質を含む食品 100 g を摂取したときには，アレルギー物質のタンパク質量の総量として数百 μg～1 mg を摂取することになる．これは重症例においては症状を惹起することがありうる量である．表示義務違反例と表示義務違反ではないが，1 食分を摂取したためにアナフィラキシーを起こした実例を表 5-4 に示す[1]．

表 5-3　加工食品における特定原材料のアレルギー表示

- 表示される原材料は 25 品目に限られる
- あらかじめ箱や袋で包装されているもの，缶や瓶に詰められた加工食品が対象
- 包装面積が 30 cm² 以下の小さなものでは表示されない
- 加工食品 1 kg に対して数 mg 以下の濃度の場合には表示されない（数 μg/g 以上の場合にのみ表示）
- 濃度表示であり，一食分中の含有量を示すものではない
- 乳糖は「乳」と判断する（混乱しやすい）

表 5-4　アナフィラキシーを惹起した食品中の特定原材料定量結果の例（アレルギー表示なし）

食品 (摂取量)	特定原材料 (測定抗原)	測定結果 濃度(μg/g)	測定結果 摂取抗原量(μg)
ウインナー* (12 g)	カゼイン	70	840
	β-ラクトグロブリン	100 以上	1,200 以上
くるみパン* (20 g)	カゼイン	12	240
	β-ラクトグロブリン	3.9	78
ベーグル** (100 g)	カゼイン	6.7	670
	β-ラクトグロブリン	7.7	770
ジュース** (100 g)	小麦	1.5	150

＊：表示義務があったのに表示されていなかったもの
＊＊：表示義務はないが 1 食分中の抗原量が多かったもの

〔伊藤節子：加工食品中微量アレルゲン物質．アレルギーの臨床 2006；**26**：441-444〕

③理解しにくい表示

　理解しにくい，あるいは間違えやすい表示を表 5-5 に示し，乳糖については説明を加える．

i) 乳糖

　専門知識があるとかえって理解しにくい表示に，乳の特定加工食品である乳糖がある．乳糖はグルコースとガラクトースが結合した二糖類であり，タンパク質ではないため抗原性を有しないはずである．しかし実際には牛乳から乳糖を精製することは困難であり，乳タンパク質が混入する．そのため乳糖は，「名称からアレルギー物質が含まれていることが明白なときには，アレルギー物質名を表記しなくてもよい」特定加工食品に指定されている．

注射薬中の乳糖でアナフィラキシー

　日本薬局方の乳糖，注射薬中の乳糖にも乳タンパク質は混入している．実際に安定剤として乳糖を含むステロイド注射薬であるソル・メドロール®40 を牛乳アレルギー児に静脈内注射して，アナフィラキシーを起こした症例があり，その注射薬中には安定剤として乳糖が含まれていた．筆者の研究室で抗原量を測定したところ，そのステロイド注射薬 1 バイアル中にβ-ラクトグロブリンが 112.5 ng 含まれていた[2]．日本薬局方の乳糖についても測定したが，乳糖末 1 g 中にはβ-ラクトグロブリンが 1.35 μg 含まれていた[2]．経口摂取した場合には症状を起こさな

表 5-5　理解しにくい表示

乳糖（ラクトース）	牛乳中に存在するガラクトースとグルコースが結合した二糖類である．乳糖は牛乳を原材料として作られているため，乳糖 1 g 中に数 μg の β-ラクトグロブリンが検出される．乳糖はアレルギー物質表示制度では［乳］の特定加工食品に指定されている
ホエー（ホエイ）（乳清）	牛乳から乳脂肪やカゼインを除いた水溶液で，β-ラクトグロブリンなどの牛乳タンパク質を含む．酸で固めたときに残る液体部分（乳清）である．ホエイパウダー（乳）のように記載されることが多い
ラクトグロブリン	牛乳の主なタンパク質の 1 つで β-ラクトグロブリンのこと．カゼインに比べ加熱処理には弱く，小麦粉による不溶化を受けやすい
カゼイン	牛乳タンパク質の 80% を占める牛乳の主なタンパク質．加熱や調理による低アレルゲン化が期待できないので混入に注意する必要がある．消化酵素による加水分解を受けやすい
レシチン	乳化剤として使用．大豆あるいは卵黄から作られる
卵殻カルシウム	卵殻カルシウムには高温で処理された焼成カルシウムと未焼成カルシウムとがある．焼成カルシウムには卵のタンパク質が残留していないため，食品衛生法では卵の表示は不要である．未焼成カルシウムを使用した菓子中の卵アレルゲンは検知法に基づいて FASPEK® で測定したところ，数〜10 μg/g 検出でき，表示義務はあるが，ほとんどの卵アレルギー児では症状が起こらない量である

〔ぜん息予防のための　よくわかる食物アレルギーの基礎知識　2012 年改訂版より一部改変して引用〕

い量と考えられるが，この症例では経静脈的に投与したために症状が誘発されたと考えられる．

　食品としての乳糖には，さらに多くの乳清成分が混入していると考えられるため，表示制度では「乳糖」を「乳」の特定加工食品とみなすと決められている．乳糖は二糖類であり，タンパク質ではないという正しい知識をもっていると混乱しやすいので，注意が必要である．しかし，食品中の乳糖は使用されている乳糖自体が微量であるため，食品として経口摂取する限りにおいて問題になることは少ない．実際にインスタントの固形コンソメスープ中に含まれる程度の乳糖は，ほとんどの牛乳アレルギー児は症状を起こさずに経口摂取可能である．

ii）誤解されやすい表示

　誤解されやすい表示を表 5-6 に示す．乳という文字が使われていると乳製品と思いがちである．このなかには牛乳と無関係の化学物質（乳酸カルシウム）や乳成分は入っていないが，他

表 5-6　誤解されやすい表示

乳酸菌	食べ物を発酵して乳酸を作り出す細菌の名前．牛乳とは直接関係ないが，乳酸菌で発酵した乳（発酵乳）は原材料が乳であるため，牛乳アレルギー患者は摂取できない．漬物のような発酵食品中の乳酸菌は牛乳アレルギー患者も摂取可能
乳化剤	水と油のように混ざりにくい 2 つ以上の液体を乳液状またはクリーム状（白濁）にするための添加物である．卵黄あるいは大豆のレシチンや牛脂などから作られる．化学的に合成されることもある．牛乳から作られるものではないので，牛乳アレルギー患者でも摂取できる．卵黄由来であれば卵アレルギー児は摂取できないことがある
乳酸カルシウム	乳酸カルシウムは化学物質であり，乳製品とは関係がない

〔ぜん息予防のための　よくわかる食物アレルギーの基礎知識　2012 年改訂版より一部改変して引用〕

のアレルギー物質が含まれるもの(乳化剤)などがある.また乳酸菌自体は乳成分を含まないが,牛乳を発酵させた食品(ヨーグルトなど)中に含まれていることが多い.

iii) わかりにくい表示

よく質問を受ける表示に使われる語句の説明を**表5-7**に示す.加工食品中にはさまざまな物質が使われている.

表5-7 わかりにくい表示

増粘多糖類	果実,豆,でんぷん,海藻などから抽出した多糖類で,増粘剤や安定剤として使われる.食品にとろみをつけ,食感や喉ごしをよくする目的で広く使用される.お菓子・アイスクリーム・ドレッシング・練り製品などに使用される
タンパク加水分解物	原料のタンパク質をペプチドあるいはアミノ酸まで分解したもの.うま味調味料として使用される.動物性の原料として牛,鶏,豚,魚など,植物性の原料として大豆,小麦,とうもろこしなどが使われる.由来する食物が(　)内に記載されていることが多い

〔ぜん息予防のための よくわかる食物アレルギーの基礎知識 2012年改訂版より一部改変して引用〕

iv) 代替表記,特定加工食品,アレルギー表示の対象外食品(表5-8)

代替表記では卵に関しては鶏卵以外の卵も含まれる.たとえば,うずら卵の抗原性を例にあげると鶏卵の抗原性とは同一ではないが(**表5-55**参照,p.172),共通成分も含まれている.

代替表記が最もわかりにくい特定原材料は牛乳であり,乳製品による事故が多い原因ともなっている.乳製品による誤食事故は代替表記の理解不足に起因することが多い.消費者の購入時あるいは摂取時の見落としもあるが,製造者が購入した原材料の代替表記を乳成分とは理解しなかったことによるものが多い.

商品管理がきちんとされている製品が安全

これまでに経験した事故例は,下請け会社において製造された食品がアレルギー用食品店で売られていたことが多く,下請け業者が代替表示を理解していなかったことによる.現在のように,加工食品を作る原材料もまた加工食品であるという時代には,食品の選び方に注意する必要がある.

食品加工の技術が発達してさまざまな食材が加工食品の原材料として使われるようになった現在,できあがった製品がきちんと管理されている加工食品を選ぶのが安全性確保のための最善の方法である.製品の抜き取り検査によるチェック体制が整っている大手の食品会社から販売されているものを選ぶことが加工食品選びのコツである.具体的には,スーパーやデパートも含めた普通の食品売り場で売られ,しかも商品の回転がよい普通の商品のなかから表示を見て購入するのが最も安全性が高いうえ,安価で心理的および経済的負担も減らすことができる.

特定加工食品に関しては,「マヨネーズ」は本来,卵が使用されている食品であるが,「卵を使わないマヨネーズ」という表現をすることがあるので,注意して問診を行い,食物日誌で確認する必要がある.

大麦は表示の対象外ではあるが,小麦アレルギー児では給食の麦ご飯により症状を起こす場合もあるので,個々に確認する必要がある.

A 食物アレルギー児の食事指導

表 5-8 代替表記，特定加工食品，アレルギー表示の対象外食品

	代替表記	特定加工食品	アレルギー表示の対象外食品例
卵	たまご，鶏卵，あひる卵，うずら卵，タマゴ，玉子，エッグ	マヨネーズ，かに玉，親子丼，オムレツ，目玉焼，オムライス	魚卵，は虫類卵，昆虫卵
乳	生乳，牛乳，特別牛乳，成分調整牛乳，低脂肪牛乳，無脂肪牛乳，加工乳，クリーム(乳製品)，バター，バターオイル，チーズ，濃縮ホエイ(乳製品)，アイスクリーム類，濃縮乳，脱脂濃縮乳，無糖れん乳，無糖脱脂れん乳，加糖れん乳，加糖脱脂れん乳，全粉乳，脱脂粉乳，クリームパウダー(乳製品)，ホエイパウダー(乳製品)，タンパク質濃縮ホエイパウダー(乳製品)，バターミルクパウダー，加糖粉乳，調製粉乳，はっ酵乳，乳酸菌飲料，乳飲料	生クリーム，ヨーグルト，ミルク，ラクトアイス，アイスミルク，乳糖*	山羊乳，めん羊乳
小麦	こむぎ，コムギ	パン，うどん	大麦，ライ麦，えん麦，はと麦
そば	ソバ		
落花生	ピーナッツ		
えび	海老，エビ		
かに	蟹，カニ		

＊：「乳糖」はタンパクの残留が確認されたため，特定加工食品として扱われる．
代替表記：表示されるアレルギー物質には，別の書き方も認められている．
特定加工食品：一般に，名称からアレルギー物質が含まれていることが明白なときには，アレルギー物質名表記をしなくてもよい．
アレルギー表示の対象外食品例：アレルギー物質と類似している食品のなかには，アレルギー物質に含まれない食品がある．

(b) アレルギー物質の表示制度が定着した現在における食事指導

　乳幼児の食物アレルギーの原因食品として多い卵，牛乳，小麦に関しては，容器包装された加工食品中に一定濃度以上含まれている場合には，表示義務がある特定原材料に指定されているため，スーパーや一般の小売店で表示を見て購入することが可能となった．制度の限界はあるものの，この表示制度により通常の店頭に並ぶ加工食品を選ぶことが可能になり，食物アレルギー児および家族の QOL は格段に向上した．

　表示制度ができるまでは，重症の卵，牛乳，小麦アレルギー児の保護者に対して，卵，牛乳，小麦は加工食品中に含まれることが多いという理由で加工食品は「安全のために，念のために」使用しないように指導せざるを得なかった．容器包装された加工食品中の原材料をアレルギー表示により確認ができるようになった現在では，加工食品を選択することも可能となり，「必要最小限」の除去を行うことがさらに容易になった．

　保育園・学校給食においても食物アレルギー児の保護者に対して加工食品の詳しい原材料表が提供されるようになり，対応が可能になってきている．

　アレルギー物質表示制度は食品衛生法に基づいているため，検知法によりチェックが可能である．また食品衛生法は罰則規定が厳しいため，遵守されていることが多い．表示制度ができ

てからでも，表示がされていないのに摂取後，症状が惹起された例の摂取食品中のアレルギー物質濃度を調べてみると，表5-4に示したように，表示義務濃度の 10 μg/g を超えて検出され，明らかに表示義務違反である場合と，6～7 μg/g の混入で表示義務違反にはならないが，摂取した食品全量中の抗原量が 100 μg を超えている場合がある．

表示がされていなかったためにアナフィラキシーを誘発した例

　表示がないのに摂取により症状が惹起された食品のなかで，表示すべき濃度以上の濃度の特定原材料が含まれていた加工食品は，いずれもアレルギー用食品を扱う店で購入した通常より高価な食品であり，中小の下請け業者により製造されていた．

　混入の原因としては，
- 原材料として使用されていた加工食品の表示の見落とし，特に乳製品の代替表記の理解不足（ホエイパウダーなど）のため，原材料として乳製品が含まれていることを知らなかった場合
- 製造ラインによる混入

などが考えられた．

　自験例ではこのような症例はほとんどが牛乳アレルギーであり，小麦アレルギーも1例あったが，卵アレルギーはいなかった．

　アレルギー物質の表示が適切に行われるためには，
- 製造会社が表示制度をよく理解していること
- 公定法により定められた方法で定期的に検査を行っていること

が必要である．

　最も理想的な体制は専用の製造ラインをもっていることである．実際にアレルゲンフリーの環境において製品を製造している大手食品メーカーもあり，しかも製品が普通のスーパーで売られており購入しやすく，多くの食物アレルギー患者が利用している．このように専用の製造ラインをもつことは理想的ではあるが，義務付けられてはおらず，企業努力によるものである．

(c) 表示制度を活用した加工食品の選び方

①普通の食品売り場で購入する

　アレルゲンを含まない食品の購入のポイントは，アレルギー用食品店においてではなく，一般のスーパーなどで表示を見て購入可能な製品を選ぶことである．通常の商品であるので，回転がよく新しいものが店頭に並んでいる．このように，普通の食品売り場で販売され，表示によりアレルギー物質が原材料として含まれていないことが確認されている大手の食品メーカーの加工食品が，一般的に安全性が高くしかも安価であり，食物アレルギー児および家族の QOL の向上に大きく貢献している．

　一方，アレルギー用食品店で売られているものは製品の回転が悪く，実際に製造後の日数がたっているものが多く，そのために症状が誘発されたと考えられる症例も経験している．また，特殊な原材料や調味料が使われているためかえって症状が誘発されやすく，しかも高価である．

　アレルギー物質の表示が義務化されるまでは，加工食品を利用する場合にはこのような特殊なものしか選ぶことができず，加工食品そのものを使用しないようにするか，購入するためにはアレルギー用食品店での購入，あるいは通信販売を利用して購入するため，経済的負担のみ

ならず心理的負担も大きかった．表示制度も軌道に乗ってきた現在は表示は濃度に基づくものであるという限界はあるものの，大手食品メーカーの製品では正しく表示がされるようになってきており，普通の食品売り場で安心して加工食品を購入できるようになった．

②一般商品のなかから選ぶことを原則とする

　専用の製造ラインを有しなくても，一般商品として発売され，よく売れている製品は大量に製造されているため，製造ラインが事実上専用に近い状態となり，別の製品の原材料の混入が起こりにくく安全性が高い．アレルギー表示制度は食品衛生法に基づくものであるため，罰則規定が厳しいので，きちんと製品管理を行っている会社のものを選べば，表示されていない特定原材料は含まれておらず安全である．

表示をよく見て普通の食品売り場で購入

　牛乳アレルギー用とうたってはいないが，乳製品の入っていないカレーやホワイトシチューのルーも大手メーカーで製造され，普通の同種の商品と並んで同等の価格で売られている．乳製品の入っていないウインナーソーセージもスーパーで特売品として山積みにされて売られている．これらの大量に販売されている加工食品による事故は経験しておらず，よく売れているため製造ラインが事実上専用に近い状態になっていることと，品質管理がきちんとなされているためであると考えられる．普通の食品売り場で購入することは経済面，心理面の負担を軽減し，QOLの向上につながる．

(d) 表示制度下での食事作り

　表示制度が確立された現在では，牛乳アレルゲン除去調製粉乳(いわゆるアレルギー用ミルク)以外は，スーパーや小売店などの普通の食品売り場で購入することが可能であるので，表示の読み方を患児および保護者に教えておくことが何よりも大切である．また，アレルギー用食品店で特殊な調味料を買わないためには，昆布やかつおの削り節による出汁を基本とする．これに昔から製品化されている普通の醤油，味噌，ウスターソース，ケチャップなどを組み合わせて使用し，香味野菜や薬味を利用することにより普通の家庭料理は作ることができる．

(e) アレルギー用食品店における紛らわしい表現に注意

　アレルギー用食品店で販売されているもののなかには紛らわしい表現があるので注意する．
アレルゲンに関して正しく理解されていないことがある

　たとえば，幅広く展開しているアレルギー用食品通信販売会社で売られている「高度製粉小麦粉」が小麦アレルギーの「症状の軽い場合，多少お使いになられる方」に使用できるように書いてある．商品説明にはグルテンが少ないと書いてあるが，グルテンの成分であるグリアジンを測定してみると通常の小麦粉中よりも多く含有されていた．これは表示違反ではないが，誤解を招く表現であり，安全性の観点からも具合の悪い表現である．

4　必要最小限の食品除去実施のコツ：保育園の給食に学ぶこと

　治療に必要な食品除去の程度は，年齢や症状により大きく異なる．加工食品中の微量の抗原

によっても即時型アレルギー症状を起こす低年齢児では，いったんは食品除去をきちんと行うことが必要であるが，適切な食事指導を行うことにより早期に耐性獲得に導くことができる．

(a) 食物アレルギーの原因食品は多様であるが，実は限られた食品が原因となっている

どのような食品でもアレルゲンとなりうることが知られているが，乳幼児期にアレルゲンとなりやすい食品は限られている．アトピー性皮膚炎においても即時型反応においても原因抗原として最も頻度の高いのは卵であり，牛乳，小麦がそれに続く（**第4章図 4-7 参照**，p.74）．

仮に治療として，卵，牛乳，小麦の除去が必要な場合でも，ミルクを足す必要がある場合には牛乳アレルゲン除去調製粉乳を使用，主食を米飯として，肉類，魚類，大豆・大豆製品，野菜，海草，キノコ類を摂取することにより，豊かな食生活を送ることは可能である．醤油の原材料として小麦が使用されているが，最重症のアナフィラキシー症例においても醤油中の小麦で症状を起こした例は経験しておらず，使用可能と考える．その他の調味料も戦前から使用されているトマトケチャップやウスターソースには卵，牛乳，小麦は使用されていないので使用可能である．ただし，付加価値をつけて新たに発売されているトマトケチャップやソース中には小麦や乳製品が含まれているものがあるので，表示をよく確認する必要がある．オイスターソースや豆板醤には本来は小麦が含まれていないが，インスタント調味料を作っている会社の製品には含まれていることがあるので，表示を確認する必要がある．

(b) 保育園通園中の乳幼児では卵，牛乳，小麦の3品目が除去食品の75%以上を占める
京都市内における調査

2009年に京都市内の保育園を対象に行った調査では，通園中の園児の4.9%が園の給食において1つ以上の食品の除去を行っていたが，除去の延べ食品数は即時型反応を起こしたのは604食品，即時型反応の既往のないものは426食品であった．**図 5-1** に示すように，即時型反応の既往の有無にかかわらず，除去食品中最も多いのは鶏卵で約半数を占め，続いて乳製品 20.0～25.4%，小麦 5.6～7.5% であり，いずれも卵，牛乳，小麦の3品目で 75% を超えており，他の食品は 2～3% ずつであった．

このデータは実際に除去している食品からみたものであることから，乳幼児の食物アレルギーの原因として最も多いのが卵で牛乳，小麦がそれに引き続いて多いことを示している．

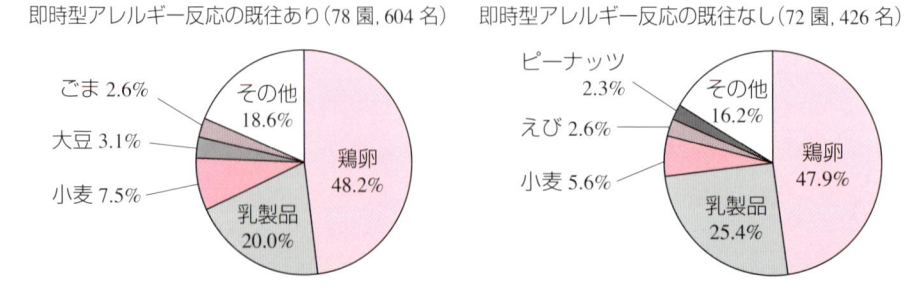

即時型アレルギー反応の既往あり（78園，604名）

- ごま 2.6%
- 大豆 3.1%
- 小麦 7.5%
- 乳製品 20.0%
- 鶏卵 48.2%
- その他 18.6%

即時型アレルギー反応の既往なし（72園，426名）

- ピーナッツ 2.3%
- えび 2.6%
- 小麦 5.6%
- 乳製品 25.4%
- 鶏卵 47.9%
- その他 16.2%

図 5-1 保育所・保育園給食における除去食品（2009年）

(c) 保育園は頼もしい味方

　筆者の外来に通院中で1つ以上の食品を除去中の乳幼児の2/3以上は保育園に通園中である．保育園の給食では非常にうまく対応ができているため，保育園通園中の乳幼児をもつ母親の負担は大きく軽減されている．保育園では昼食と1～2回の間食が与えられており，しかも使用されている食材の種類が多いため，毎日多くの食品を摂取することができ，栄養のバランスも取りやすく1日30品目の摂取目標も容易に達せられている．

　アレルギー対応をしている保育園の給食は基本的には代替食であり，除去した場合には，該当の食品を含まない食事が提供される．ほとんどの保育園において，卵，牛乳，小麦の除去に関しては家庭からのお弁当の持参の必要がない．

　近年給食を提供している幼稚園が増加しているが，幼稚園の給食は外注のお弁当であることが多い．アレルギーへの対応が可能な業者は増えており，これまでの経験からは，対応可能としている園の給食ではアレルゲン除去という観点からはうまく対応できている．

(d) 保育園での対応の方法にアレルゲン除去食をうまく行うヒントがある

　保育園での給食は自園で用意しているために，家庭での調理にも参考になる点が多い．

　医師の指示に基づく卵，牛乳，小麦の除去が保育園では日常的に行われている．それを容易にしているのは，基本通りの出汁と昔から日本人が活用してきた基本的な調味料である味噌，醤油，ウスターソース，トマトケチャップなどを使用し，インスタント調味料の使用が少ないことである．また，保育園では給食費の予算が限られているなかでさまざまな工夫がされており，家庭でも参考になることが多い．保育園の給食の献立の立て方から保護者は多くを学ぶことができる．

①保育園が購入するアレルギー用食品はアレルゲン除去調製粉乳以外にはおやつ程度である

　保育園ではおにぎりやふかし芋などの軽食，果物，おかき類など甘味の少ないお菓子をおやつに取り入れていることが多く，皆が同じものを摂取できることが多い．クッキー類を与えるときには，アレルギー用のお菓子を購入する場合もあるが，アレルギーのない児のおやつは手作りとすることにより，経費の節約をしている．行事食のおやつなど限られた機会には，小麦粉の代わりに米粉を使い，泡立てた卵の代わりにベーキングパウダーを使用するなど代替品を用いて調理している．乳幼児期に甘味の強いお菓子を食べる習慣がないため，3食をしっかりと摂ることができるようになり，家庭でも食事をきちんと食べるようになる．

②基本通りの出汁を取っている

　先に述べた保育園の調査結果によると，96％の園で昆布，削り節による出汁を取り，干し椎茸は79％が使用し，鶏ガラスープも58％の園は自園で取っていた（図5-2）．調味料も味噌96％，醤油97％，トマトケチャップ98％，ウスターソース86％と昔から使用していたものが多い．これらはいずれも卵，牛乳，小麦アレルギー児も使用可能なものばかりである．オイスターソースも39％で使用されており，豆板醤も使われていたが，いずれも卵，牛乳，小麦の使われていない製品を購入できる．インスタント調味料としてはコンソメスープの素が67％と最もよく使われていた．コンソメスープの素には乳糖が含まれていることが多く，その場合

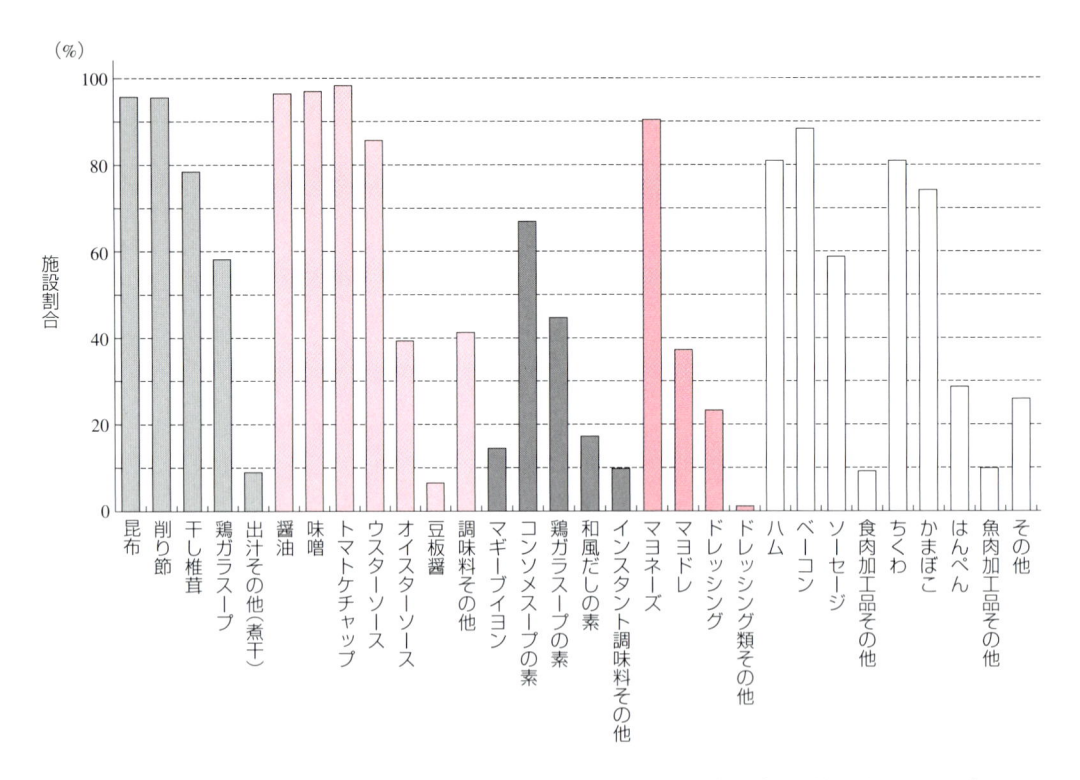

図 5-2 保育所・保育園で使用しているだし汁，調味料，加工食品（回答施設数 112 園）

には微量の乳タンパク質が含まれているが，乳糖自体の含有量が少ないため，重症の牛乳アレルギー児でも摂取可能であることが多い．インスタントの和風だしの素を使用する園は 17%，その他のインスタント調味料は合わせても 10% 近くに過ぎなかった．近年の一般家庭に比べてインスタント出汁や調味料の使い方が少なく，食育の面からも望ましいと考える．

保育園では食育活動も盛んであり，本来の食事のあり方を示していることが多いが，出汁をきちんと取り，安易にインスタント調味料を使用しないことは食物アレルギー児の食事に対応するのみならず，味覚の形成にも，よい食習慣の確立にも役立っている．

③加工食品は原材料を把握して使用し，該当のアレルギー児には使用しないで調理をしている

加工食品としてはハム，ベーコン，ちくわは 80% 以上の園で使用され，かまぼこやソーセージもよく使用されていたが，いずれも昔から家庭料理において使用されている加工食品である．これらの加工食品中の特定原材料に関する情報は家族に提供され，摂取できない場合には使用せずに調理したものが提供されている．マヨネーズの使用も 90.2% と頻度が高かったが，卵アレルギー児には卵を含まないドレッシングや，マヨネーズタイプのドレッシングであるマヨドレを代替品として使用している．マヨネーズなどは全園児に対して卵を使用していないものを使用している園もある．

④全員に同じ給食を提供する工夫

多くの保育園で誤食を経験している．対象年齢を問わず，給食では調理段階や配膳段階にお

ける間違いもあり，対策がとられているが，低年齢児の多い保育園では，給食を摂取時の誤食（他児の食事を誤ってあるいは故意に口に入れるなど）が多い．そのためにさまざまな工夫がされている．

少量の卵，牛乳，小麦は使用しないで調理

わずかに原材料として使う卵，牛乳，小麦を調理に使わない工夫は，誤食を避ける対策として容易に実行可能であり有用である．たとえば，衣には卵を使用しなくても調理上や味の面での問題はなく，つなぎに卵を使用しないで調理することも可能である．京都市内の小学校でもこの方法が取り入れられており，卵，牛乳アレルギー児への対応はうまく行っているが，小麦に関してはまだ対応が不十分である．

乳児，1歳児には卵を使用した料理を出さない園もある

離乳食と1歳児の給食には卵を使用しない園もある．保育園の給食における除去食品として卵が最も頻度が高いことから，卵を使用しないことにより共通のメニューが可能となり，対応が容易になりしかも安全性も高まる．卵は必須(不可欠)アミノ酸のバランスがよく，栄養的に非常に優れた食品であるが，保育園の食事は3食中の1食であることから，卵を摂取することができる児は家庭で摂取すればよいため，栄養面における問題は起こらない．保育園の経済的負担も低年齢児ではそれほど大きくはならないと考えられる．

5 栄養面への配慮

食品除去を指示する場合には，栄養面への配慮が必要であるが，正しい抗原診断に基づく必要最小限の食品除去を行う限りにおいて，エネルギーの充足やタンパク質摂取という観点からは栄養面の問題が生じることはない．患児の家庭の食生活を把握したうえでQOLに配慮しながら栄養面での代替をはかる方法を指導する必要があるため，食事指導には熟練を要する．

(a) 鉄とカルシウムの摂取不足は乳幼児全体の食事における課題
食物アレルギー児のほうがアレルギーのない児よりも栄養の充足率が高い

2002年に，離乳の完了した卵アレルギー児とアレルギーのない1歳半健診受診児にインフォームドコンセントを得て，3日間の食事記録から摂取栄養量の調査を行った．その結果を図5-3に示す[3]．卵を除去しているために食事指導を受けている卵アレルギー児のほうが鉄とカルシウムの充足率が高く，食事指導が乳幼児の栄養面の充足によい結果を及ぼしていることを示している．

乳幼児期の食物アレルギーの原因として頻度の高い卵，牛乳，小麦に関連して，栄養面で最も注意すべきものはカルシウムの充足である．そのため，牛乳・乳製品の除去が必要な牛乳アレルギー児は牛乳アレルゲン除去調製粉乳(いわゆるアレルギー用ミルク)による代替が必要である．カルシウムの吸収には活性化ビタミンDが必要であるが，干し椎茸やキクラゲなどの乾物を摂取することが少なくなっている現在では，卵黄や魚肉は貴重なビタミンDの供給源である．そのため，卵アレルギーのため卵黄の摂取を避け，しかも魚アレルギーのため魚類全般の摂取を避けている場合には，ビタミンDの摂取不足によるカルシウムの吸収不全にならないように注意する必要がある．

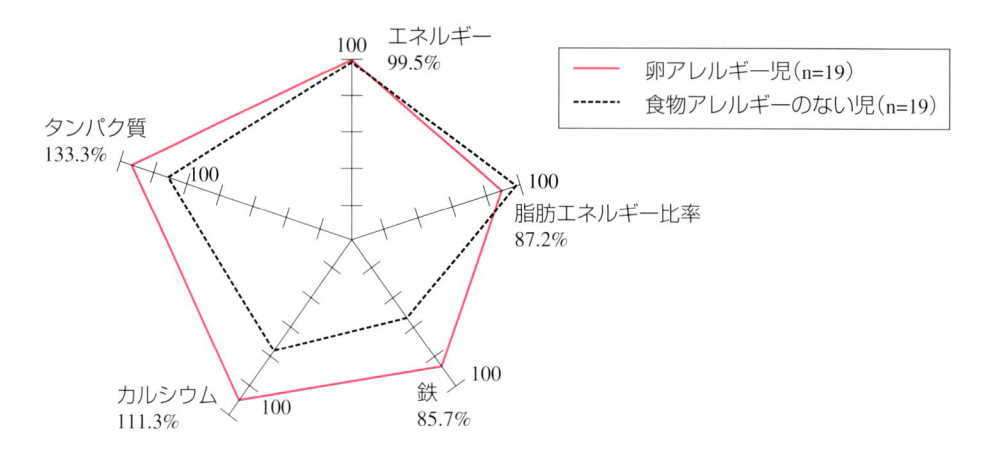

	栄養所要量*	卵アレルギー児	健診児
エネルギー （kcal）	935	930.6±135.7 （ 99.5%）	915.4±187.4 （ 97.9%）
脂肪エネルギー比（%）	27.5	24.0±6.7 （ 87.2%）	26.9±5.6 （ 97.8%）
タンパク質 （g）	30	40.0±8.1 （133.3%）	33.8±8.9 （112.7%）
カルシウム （mg）	400	445.1±147.0 （111.3%）	299.3±125.7 （ 74.8%）
鉄 （mg）	7	6.0±2.3 （ 85.7%）	3.9±1.4 （ 56.6%）
1日摂取食品数（調味料を除く）		20.0±4.9	15.8±3.1

＊：現在では栄養所要量という言葉は使用されなくなっている

図 5-3 栄養所要量＊からみたエネルギー，タンパク質，カルシウム，鉄，摂取量と脂肪エネルギー比率
〔伊藤節子，平家俊男，三河春樹：保育園における食品除去に関する実態調査．平成5年度厚生省アレルギー総合研究事業研究報告書，1994：259-261〕

(b) 食品除去の必要性についての定期的再評価と見直しの重要性

　食物アレルギーにおける症状発現には，発育とともに成熟していく機能が大きくかかわっているため，乳児期から幼児期早期に発症した食物アレルギー児では，成長に伴い症状が軽快することが多い．食品除去開始後は耐性の獲得の有無について定期的に評価を行い，耐性の獲得が確認された場合には，早期の除去解除をはかるようにする．食品除去が有効である場合にも，漫然と食品除去を続けることがないよう，定期的に食物アレルギーの治療に精通した医師の指導を受けることが必要である．以下のような場合に，食品除去解除のための負荷試験実施を考慮する．

①耐性の獲得が予測されるとき
- 症状が消失ないし著明改善してから数か月〜1年以上経過したとき
- 誤食のエピソードや食事記録から症状を起こさずに摂取できていることが確認されたとき

②食品除去中に症状の再燃・悪化がみられるようになったとき

　アトピー性皮膚炎のように慢性の経過をたどる疾患においては，最初は食物アレルギーが原因となっていても，途中で他の原因により症状が悪化することがある．食品除去を継続中に症状の再燃や悪化がみられた場合には負荷試験を行う．負荷試験陰性が確認できれば，速やかに除去を解除する．特に乳児期発症の食物アレルギーの関与するアトピー性皮膚炎では，1歳過ぎには食物アレルギーに関しては耐性を獲得し，別の原因により皮膚症状が出現することが多いので定期的な見直しが必要である．

③入園，入学など生活環境が変化するとき

　定期的通院を行わずに，保護者の判断により長期にわたり食品除去を続けている場合には，集団生活に入る前が見直しのきっかけとなることが多い．集団生活のなかで食品除去を行うときには園・学校から，診断書と食品除去に関する指示書の提出を求められることが多く，受診する場合があるので，その機会を利用して再評価する．

　食事記録から耐性が獲得されていることが確認できればそのまま食品除去の解除を行うが，厳格に除去されている場合には，食品除去の継続の必要性あるいは摂取可能量の決定のための負荷試験を行う．

(c) 栄養評価

　現在のわが国の食糧事情においては，正しい抗原診断に基づく必要最小限の食品除去を行い，乳幼児の食事に対する一般的な配慮と除去食品ごとの栄養面での注意点を守ることにより，栄養面の問題が生じることはない．

　栄養評価を行うためには，結果としての身体的成長を評価する方法と摂取量から過不足を調べる方法がある．前者については，乳幼児の体重と身長のパーセンタイル曲線や幼児の身長体重曲線を用いる(図5-4〜図5-6)．乳幼児期の身体的成長は生後半年までの体重・身長の影響を大きく受ける．食物アレルギー児においては，症状の原因と診断された食品の除去により，それまでの体重増加不良などの身体的成長不良が改善され，キャッチアップしていくことが多い．生後3〜4か月までの哺乳量不足による低体重や治療開始前の食物アレルギーを原因とする体重増加不良の影響が乳幼児期には大きく残るため，一時点での評価は避け，発育曲線で評価する必要がある．

　栄養価計算は栄養指導上必要な場合に限って行うようにする．最近では栄養価計算のためのソフトが普及しており，栄養価計算自体は簡単に行うことができるが，栄養価計算のためには摂取食品の秤量が必要であり，3日間の調査を受ける母親の負担が大きいからである．摂取エネルギー量以外は秤量を行わなくても，食事指導のために記録している通常の食事記録から食事指導に必要な情報を得ることができる．各栄養素の摂取量が『食事摂取基準2010年版』を外れるほど少ない場合には，医師や管理栄養士が食物日誌に記載された摂取食品のチェックから容易に評価できる．除去食品の補いの要点を守り，代替食品の摂取ができているかどうかの評価を行う．

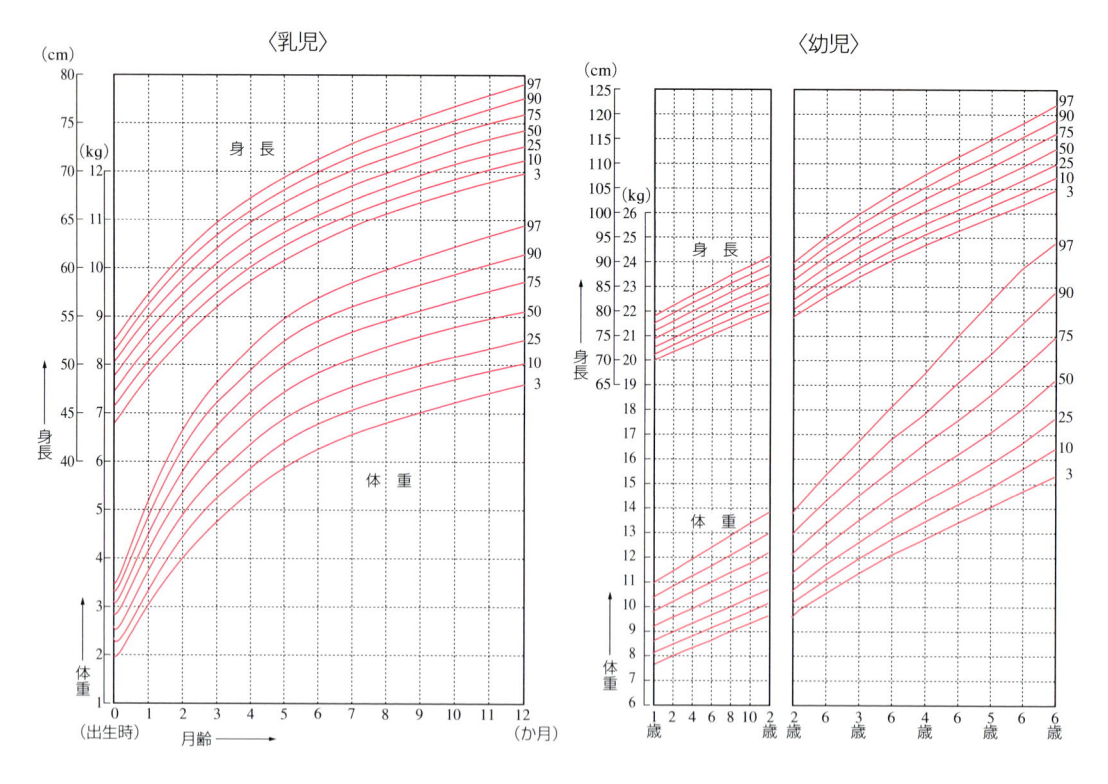

図 5-4　乳幼児(男子)身体発育曲線(身長・体重)(2010 年調査)

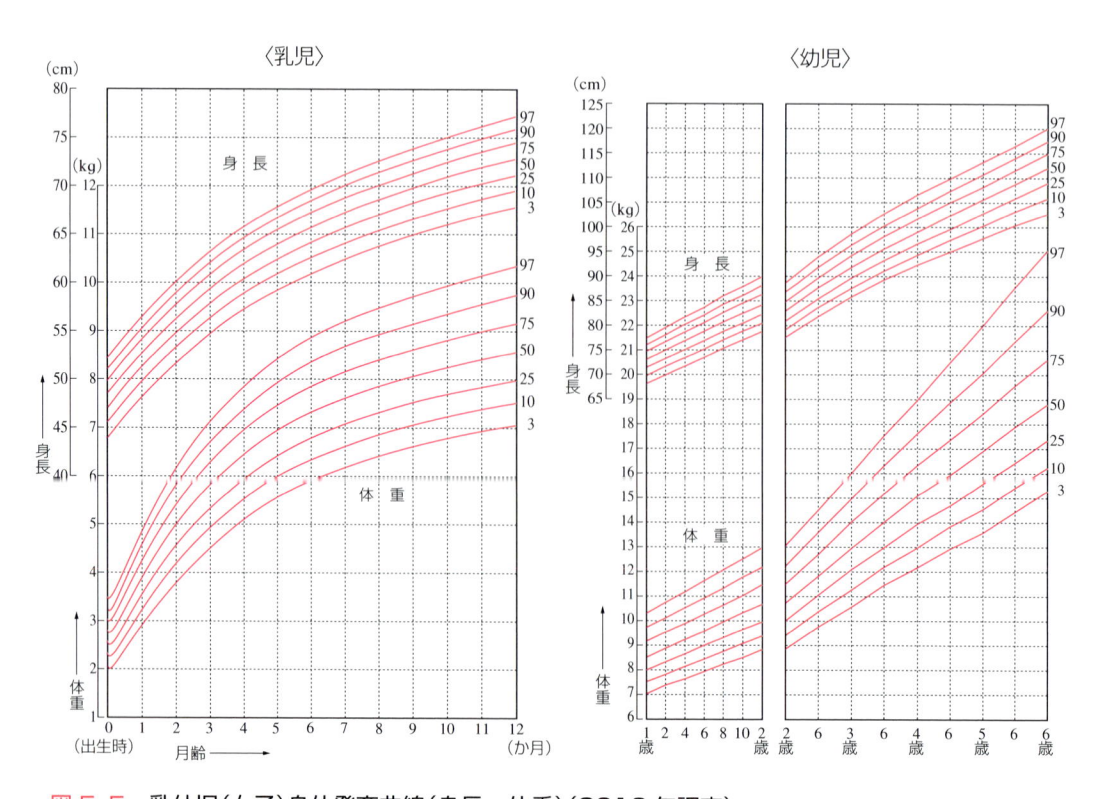

図 5-5　乳幼児(女子)身体発育曲線(身長・体重)(2010 年調査)

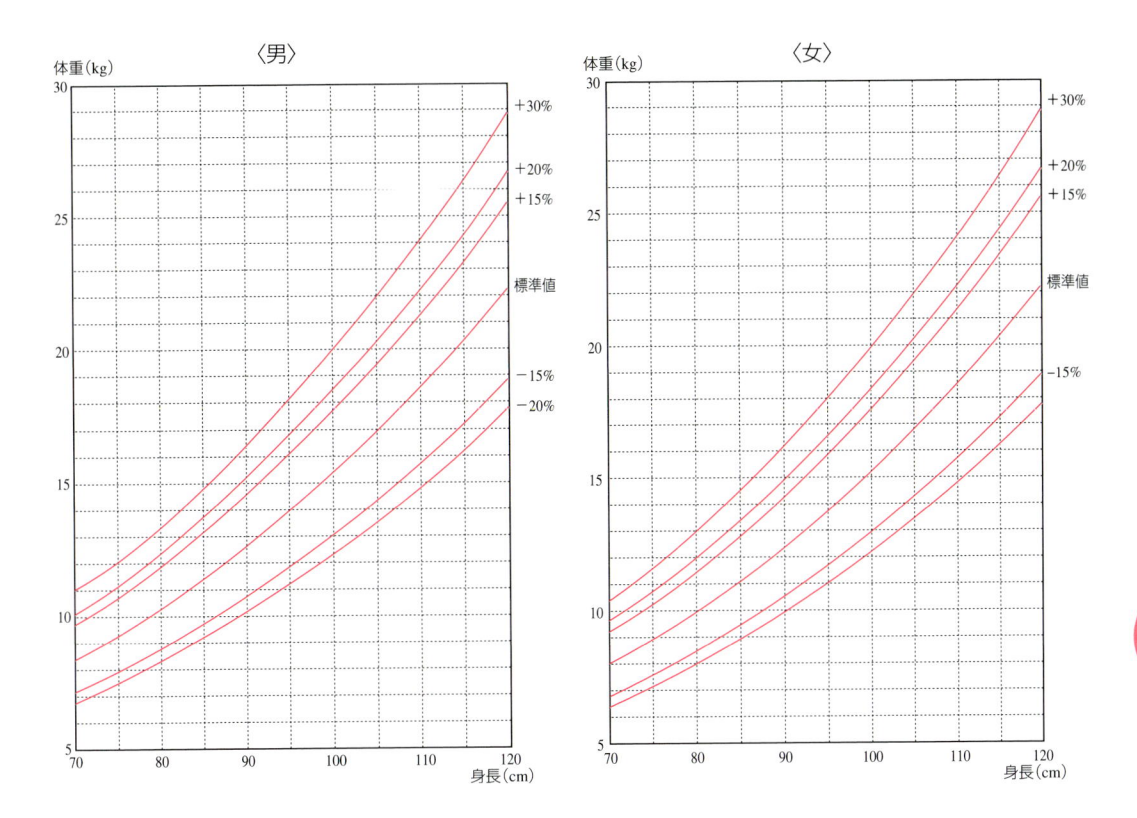

図 5-6　幼児の身長体重曲線（2010 年調査）

6　食品除去の方法

　食品除去が治療上必要であると判断された場合にも，抗原の種類と重症度を考慮のうえ摂取可能な食品を見つけて食事指導を行うことにより，栄養面への配慮と豊かな食生活の維持が可能となる．

(a) 食材として用いないで調理する：食品別対応の実際と注意点

　原因食品を食材として用いないで調理することは，食物アレルギーの治療として最も基本的かつ合理的な治療である．

　食品除去を指示する場合には，栄養面への配慮が必要であるが，正しい抗原診断に基づく必要最小限の食品除去を行う限りにおいて，エネルギーの充足やタンパク質摂取という観点からは栄養面の問題が生じることはない．患児の家庭の食生活を把握したうえで，QOL に配慮しながら栄養面での代替をはかる方法を指導する必要があるため，食事指導には熟練を要する．使用する食材が乏しいと微量元素やビタミン類が不足することがある．現在推奨されている「食事バランスガイド」よりも，かつての厚生省が提案した 1 日 30 品目の食品摂取を目指すほうがわかりやすく，栄養面の充足に役立つ．

　乳幼児期の食物アレルギーの原因として頻度の高い卵，牛乳，小麦に関連した栄養面での注

意として，牛乳・乳製品の除去が必要な牛乳アレルギー児は，牛乳アレルゲン除去調製粉乳（いわゆるアレルギー用ミルク）による代替が必要である．乳幼児期に摂取する食品のなかで主たるカルシウム供給源となるのは牛乳・乳製品，ビタミンDの主な供給源は魚肉と卵黄，干し椎茸などである．この時期に牛乳アレルゲン除去調製粉乳を飲用せず，卵，牛乳，魚類も完全に除去すると，くる病のリスクが高まることに注意する．

①鶏卵

卵は必須(不可欠)アミノ酸のバランスが理想的な食品であるが，卵の代わりに複数の動物性および植物性タンパク質を含む食品を摂取することにより，栄養面の代替は容易である．また，卵白中のアレルゲンは加熱による変性を受けやすいため，加熱調理により抗原性を低下させると摂取できるようになる症例が多い．衣やつなぎなどは卵を使用せずに調理することが可能である(表5-9)．

卵は加熱により抗原性が大きく低下する．調理温度が高いほど，加熱時間が長いほど抗原性が低下するが，主要抗原である卵白アルブミンとオボムコイドの加熱による抗原性低下の起こり方は，調理法や副材料によって異なるので注意が必要である(詳しくは**本章C**参照，p.129)．

表5-9　卵アレルギー児における対応

	除去する卵・卵製品の例	対応または代替食品
卵を主材料とする料理・菓子	生卵 加熱の程度に幅のある卵料理・菓子 　・茶碗蒸し 　・オムレツ 　・半熟卵 　・プリン　など 十分加熱した卵料理 　・固ゆで卵 　・錦糸卵　など	(加熱の方法によっては摂取可能となることあり) 他の動物性タンパク(魚，肉類など)，植物性タンパク(豆類など)による代替
調理に卵を使用	衣として卵を使った料理 　・フライ 　・天ぷら　など つなぎとして卵を使った料理 　・ハンバーグ 　・肉団子　など 灰汁取りで卵を使う料理 　・コンソメスープ　など	卵を用いないでも調理可能
卵を含む加工食品	菓子 　・加工食品中の卵 　・テーブルロール 　・菓子パン 　・クッキー 　・ケーキ 　・ハム 　・練り製品　など	アレルゲン表示を見て，卵を含まないものを選ぶ

卵白は起泡性，凝固性など優れた調理特性を有するため，加工食品の材料としても，また製造の工程でも使用される．そのため，わずかな抗原量によっても即時型反応を示す例では，インスタント調味料や加工食品を使わずに，新鮮な魚，肉，野菜，海草類を用いて料理すると，卵摂取回避が容易に実施でき安全である．加工食品を使用するときには，特定原材料のアレルギー表示をよく見て選ぶようにする．

② 牛乳

牛乳もタンパク質成分のみに注目すると，乳児用調製粉乳が必要な乳児期を除けば他の食品による代替は容易である．しかし，牛乳除去は吸収のよいカルシウムの不足につながるため，少なくとも乳幼児期には，牛乳アレルゲン除去調製粉乳による代替が必要である．牛乳アレルゲン除去調製粉乳には，加水分解により分子量を小さくした高度加水分解乳と結晶アミノ酸を窒素源としたアミノ酸乳がある．それぞれの牛乳アレルゲン除去調製粉乳のアレルゲン性には差異があり，栄養学的評価については一部のミルクにおいてのみ実施されている．児の月齢（ないし年齢）とアレルギー症状の重篤さにより，使い分ける必要がある（表5-10）．牛乳アレルゲン除去調製粉乳にはビオチンが含まれないため，離乳食を適切な時期に開始しないとビオチン欠乏症になるので注意が必要である[4]．

表5-10 牛乳アレルゲン除去調製粉乳（牛乳アレルギー治療用ミルク）およびペプチドミルクの比較

		牛乳アレルゲン除去調製粉乳					ペプチドミルク*	
		ニューMA-1〈森永乳業〉	ペプディエット〈ビーンスターク・スノー〉	MA-mi〈森永乳業〉	ミルフィーHP〈明治〉	エレメンタルフォーミュラ〈明治〉	ペプチドミルクE赤ちゃん〈森永乳業〉	アイクレオのペプチドミルク〈アイクレオ〉
タンパク質窒素源	カゼイン分解物	○	○	○		精製結晶L-アミノ酸	○	○
	乳清分解物			○	○		○	○
分子量	平均分子量	約300	800	約500	800〜1,000		ほとんどが3,500以下	ほとんどが3,000以下
	最大分子量	1,000	1,500	2,000	3,500			
アレルゲン性		ほとんどなし	ほとんどなし	なし〜(±)	個人差あり	なし	軽度あり	軽度あり
乳糖		(−)	(−)	(±)	(−)	(−)	(+)	(+)
ビタミンK配合		○	○	○	○	○	○	○
タウリン強化配合		○	○	○	○	○	○	○
銅・亜鉛強化配合		○	○	○	○	○	○	○
標準調乳濃度		15%	14%	14%	14.5%	17%	13%	12.7%
風味		独特の風味	独特の風味	良好	良好	独特の風味	比較的良好	比較的良好
乳児用粉乳としての評価		施行		施行			施行	施行

＊：牛乳アレルギー治療用ミルクではないが，軽症の牛乳アレルギー児には使用できる場合がある．栄養学的評価がなされていることから牛乳アレルギー未発症のハイリスク児に好んで用いる医師もある．

表5-11　牛乳アレルギー児における対応

除去する牛乳・乳製品	対応または代替食品
牛乳 乳児用調製粉乳	牛乳アレルゲン除去調製粉乳 （アレルギー用ミルク）
チーズ ヨーグルト	直接には摂取しない 料理には牛乳アレルゲン除去調製粉乳を使う
バター マーガリン	直接には摂取しない 料理には植物油を使う
乳製品を使う料理	直接には摂取しない 料理には牛乳アレルゲン除去調製粉乳を使う
乳製品を使った加工食品	アレルゲン表示を見て「乳」を含まないものを与える （代替表記の見方を指導）

牛乳中のカゼインは調理による低アレルゲン化が起こらないので混入に注意

　牛乳タンパク質の大半を占めるカゼインは，加熱による抗原性の低減化が期待できないため，微量に混入した牛乳タンパク質が調理後もそのまま残り（後述，**表5-34** 参照，p.148），症状を惹起するので注意を要する．そのため，アレルギー用食品として売られている食品を摂取後に症状が誘発され，その食品を調べると表示義務濃度以上の牛乳成分が確認できたことを何度も経験している．普通のスーパー等で大量に売られている「特定原材料のアレルギー表示に乳の表示のないもの」のほうが安全性が高く安価である．このなかには完全に製造ラインを別にして製造されている食物アレルギー対応食品もあるが，一般の食品も数多くある．

　牛乳除去が必要な場合の対応を**表5-11**に示す．

③小麦

　小麦除去により栄養的な問題が生じることはない．米飯を主食とすることにより副食のバランスがよくなり，健康的な食生活のためにはむしろ好ましい．昔からある米粉として上新粉やもち粉などがあり，おやつ作りに使用できる．また，最近では製パンや製菓用の米粉も簡単に手に入る．

小麦のアレルゲンはグルテンだけではない

　小麦のアレルゲンとしてグリアジンが注目されているが，水溶性の抗原も症状を惹起するので注意が必要である．そのためうどんを1玉摂取できても，フランスパン1口で症状が誘発される症例をよく経験する．

　小麦によるトラブルには販売者あるいは製造者の専門的知識不足によるものが多い．グルテン入りの米粉パンがそのよい例である．アレルギー用食品の通信カタログ販売の記載も正しくない場合がある．一例をあげると，ある会社の製品に「症状の軽い場合，多少お使いになれる方」用に「高度製粉小麦粉」があげられているが，アレルギー物質検出用のキットを用いて抗原量を測定してみると，通常の小麦よりグリアジン含量が多かった．不正確な記載があるので注意が必要である．

　加工食品としては醤油の原材料として小麦が使用されているが，少なくとも食品衛生法によ

る検知法に基づいた測定では小麦抗原は検出感度以下であり，小麦によるアナフィラキシーショックを起こす症例でも症状が誘発された経験はなく使用可能である．特殊な原材料を用いたアレルギー用の調味料は不要である．

④大豆

　大豆は良質なタンパク質を含むが，多くの食材を組み合わせて用いることにより，容易に代替が可能である．

　大豆により重篤な即時型反応が起こることは卵，牛乳，小麦に比べてはるかに頻度が少ない．醬油は発酵により低アレルゲン化されているが，アトピー性皮膚炎の悪化をきたす場合には使用できないこともある．乳児期には出汁を十分に取り，できるだけ調味料の使用を遅らせるとよい．大豆製品や大豆以外の豆類に関しては，抗原性に一定の法則が認められないため，明らかに症状の原因となっている場合にのみ除去する．

　大豆はアレルゲンとなりうるタンパク質の種類が多く，加熱や調理による抗原性の変化がまだ十分には解明されておらず，食品の形態によっても吸収や消化の受け方が異なるため，一律には対応できないという難しさが存在する．たとえば，豆腐の摂取が可能でも豆乳によりアナフィラキシーを示す場合や，発酵食品である納豆による遅発型のアナフィラキシーも報告されているので注意を要する．

　大豆油により明確に症状が誘発される場合には他の油を使用するが，大豆油の摂取を避けなくてはならない症例は多くはない．植物油に関してはアレルゲンの回避としての観点よりも，アレルギー炎症を修飾する多価不飽和脂肪酸のバランス（n-6 / n-3）の観点から選択をする必要がある．大豆油も比較的バランスのよい油の 1 つである[5]．

　栄養学的観点からは，油を摂り過ぎている現代では，まず植物油の摂取量自体を減らすことが健康のために必要である．次に 1 価不飽和脂肪酸（オリーブ油など）と多価不飽和脂肪酸の割合（4 : 3），さらに多価不飽和脂肪酸の n-6 / n-3 のバランスを考えることになる．エゴマやしそ油は α-リノレイン酸を豊富に含み多価不飽和脂肪酸のバランスの観点からは優れているが，酸化しやすく味の面からも調理に適さず，しかも高価である．リノール酸の割合が高い紅花油，綿実油，ひまわり油，ごま油などは避け，バランスのよい菜種油（n-6 / n-3 = 2）などを用いるのが実際的である（表 5-12）．

表 5-12　魚，大豆製品，肉類，植物油の n-6 / n-3

鯖	0.1	しそ油	0.3
さんま	0.1	なたね油	2.0
いわし	0.1	大豆油	6.7
鯵	0.1	オリーブ油	13.0
鮭	0.1	パーム油	32.0
糸引き納豆	4.6	コーン油	33.7
絹ごし豆腐	7.2	ごま油	74.7
鶏・もも（皮あり）	8.0	ひまわり油	99.9
牛・肩ロース（脂身つき）	11.0	綿実油	113.8
豚・もも	22.4	紅花油	382.0

⑤米

　米飯は副食のバランスを取りやすい主食であり，しかも離乳期から使用するのに適した主食であるため，安易な除去をすべきではなく，明確にアレルギー症状の原因となっているときにのみ超高圧処理米などを用いる．

　乳児期に離乳食として重湯を最初に与えたときに口周囲の発赤や小さな発疹を認め，アレルギー外来を受診される場合がある．米イムノキャップ®は陰性であり，野菜類を先に開始してから再び重湯を与えると症状が出現しなくなる．米アレルギーはまれであるため，安易な除去を開始しないようにすることが大切である．

米による即時型アレルギーを示す例

　精白米を経口摂取して即時型反応を起こす例も皆無ではなく，白米摂取により呼吸器症状を伴う即時型反応を起こす例を経験している．この症例では米によるHRTがクラス4であった（第2章図2-8参照，p.45）が，これまでに診察した数千例の食物アレルギー児のなかで米の経口摂取による即時型反応を示した唯一の症例である．非即時型反応を示す例も乳幼児では少ないが，米ぬか吸入による呼吸器症状や接触による皮膚症状には注意を要する．米特異的IgE抗体が強陽性でもほとんどの症例で精白米の摂取が可能であるが，超高圧処理米や酵素処理米を組み合わせて摂取することにより症状が軽快したアトピー性皮膚炎児もある．雑穀は米と共通抗原性もあり日常的に使用するメリットはない．

⑥魚類

　魚肉はタンパク質源としては他の食品による代替が可能であるが，ビタミンDとn-3系の多価不飽和脂肪酸の供給源として栄養面からは除去を避けたい食品であり，乳児期より積極的に摂取するようにするとよい．

　魚肉はビタミンDの主要供給源であり，魚肉を一切摂取しない乳幼児ではビタミンD不足によるくる病を発症することがあるので注意する．また脂の乗った青背の魚にはn-3系の多価不飽和脂肪酸が豊富に含まれている．魚を摂取しない食事では，栄養学的に望ましいn-6／n-3＜4を達成することは難しい．

　魚肉中のパルブアルブミンに反応する場合には，多くの魚により症状が出現する場合がある．そのような場合でも，パルブアルブミンが少ない血合の部分は摂取可能な症例もある．複数の魚にアレルギー反応を示す場合でも，通常はかつお節は使用可能であり，ツナ缶など高圧で加熱変性させた缶詰の魚肉も摂取可能な場合が多い．またヒスタミンH_1受容体拮抗薬を内服しながら摂取可能な魚を見つけて摂取することにより，次第に魚の種類を増やすことが多くの症例で可能である．

☕ Coffee break　本物の魚アレルギーを作らない方法

　魚アレルギーと紛らわしい反応に，古くなった魚にできたヒスタミンによるヒスタミン中毒がある．「青背の魚はアレルギーを起こしやすい」といわれたのは輸送時に魚が傷んだ時代の話である．青背の魚は近海で捕れ冷凍されることなく輸送されることが多いので，保冷技術が進歩した現在ではヒスタミン中毒を起こすことは少ない．現在でもヒスタミン中毒によると考えられるじんま疹などの症状が起こりやすいのは冷凍保存された白身の魚であり，離乳食用に購入した白身の魚でよく経験する．特に，離乳食として使用した魚の残りを家庭で冷凍し，解凍後に摂取したときに症状が出現することが多い．離乳食として新鮮な魚を与えたときには症状が出ないが，冷凍しておいた残りの魚を数日後に調理して与えてじんま疹が出たというエピソードはよく経験する．魚アレルギーのこともあるが，ヒスタミン中毒であることが多い．魚は新鮮なものを選び，その日のうちに調理して摂取することが大切である．魚は捕られてからすぐに冷凍されて輸送され，直前に解凍されたものが店頭で売られていることが多いので，家庭での再冷凍は避けるようにする．魚肉は重要なビタミンD供給源であるので，安易な除去を行わずにヒスタミンH_1受容体拮抗薬を内服しながらでも症状を出さずに少しずつ摂取量を増やしていくと，ほとんどの症例で魚を摂取することが可能となる．

　最近経験した症例では，症状が出るという訴えのあった鮭，タラ，カレイ，鯵に関して検査をするとすべてイムノキャップ®クラス4以上であり，鯵はクラス6であった．検査項目にないその他の魚でもじんま疹がでたが，釣ったばかりの魚から開始し，現在はすべての魚の摂取が可能となった．この症例は乳児であったため，ヒスタミンH_1受容体拮抗薬は症状の出たときのみの使用とした．幼児ではヒスタミンH_1受容体拮抗薬を内服しながらでも摂取していくと，ほとんどの場合に魚の摂取が可能となる．

　離乳食開始後の最初のタンパク質食品として魚を開始しているが，魚アレルギーとして小学校までもち越したのは1例のみである．離乳食として積極的に魚を与えることはビタミンDとn-3系多価不飽和必須脂肪酸の貴重な供給源としての魚の摂取は栄養面から重要であるのみならず，魚アレルギーを作らないためのコツでもある．

⑦甲殻類

　甲殻類のなかではえびのアレルギーが多いが，生のえびによってのみ症状が出る場合，加熱したものや一緒に調理したものでも症状が出る場合，かにや軟体動物，貝類でも症状が出る場合など程度はさまざまである．臨床における交差抗原性は検査上の交差抗原性ほど高くはない[6]ので，すでに症状を起こさずに摂取しているものについては，検査結果のみを理由としてやめる必要はない．栄養面からは代替する必要がない．

⑧肉類

　獣肉や鶏肉によるアレルギーはまれであり，また魚に比べて保存がききやすいため，ヒスタミン中毒のようなアレルギーと紛らわしい反応も少ない．魚に比べて固いので噛む習慣をつけるためにも，乳児期より適量与えるようにする．脂身には飽和脂肪酸が多いので，赤身のところを使用することが健康上は望ましい．牛肉には吸収のよいヘム鉄やビタミンB群が多く，豚肉にはビタミンB_1が多いなどの特徴があるので1種類に偏ることなく，牛肉，豚肉，鶏肉などを摂取するようにする．鶏ミンチには解体時に卵に汚染される場合があるため，最初に摂取するときにはササミなどを使用するように指導する．

⑨野菜・果物

　野菜・果物によるアレルギーの多くは口腔内のみの症状にとどまるが，大量に食べると，呼吸器症状やアナフィラキシーを起こすこともある．野菜・果物中のヒスタミンなどの薬理活性物質(いわゆる仮性アレルゲン)による症状と区別する必要があり，野菜類はたっぷりの塩水でゆでるなど基本通りの灰汁抜きを行ってから調理する．電子レンジでは灰汁抜きはできないので注意する．野菜類は基本的な下ごしらえをしてから調理することが，アレルギーと紛らわしい反応を避けるために必要である．

　野菜・果物中の抗原は加熱や消化により失活しやすいので，りんごアレルギーでも焼きりんごやアップルパイは摂取可能な場合が多い．バナナや桃など熱や消化酵素に安定な抗原を有するものでは，加熱してもアレルゲン性が失われないので注意が必要である．一部の野菜・果物でアレルギーを起こしても加熱により摂取可能となることもあり，また症状を起こさずに摂取可能な野菜・果物を摂取すれば，栄養面での問題が起こることはない．

⑩そば

　そばアレルギーは，日本人に多く，アナフィラキシーを起こしやすい食品としてよく知られている．いったん発症すると耐性を獲得しにくいが，除去を続ける場合にも栄養面での代替の必要はない．また，乳児期に与える必要のない食品である．重篤な症状を起こすことがあるという理由により，特定原材料に指定されている．

　主要アレルゲンは，水溶性で耐熱性を有し，そば殻にも共通して含まれるため，そば湯でも症状が出るのはもちろんであるが，同じ釜でゆでたうどんにもアレルギーを示す場合や，そばをゆでる蒸気，そば粉やそば殻枕の粉塵を吸入して反応することがあるので，生活上の注意が重要となる．一方，感作されていても摂取可能な場合も多い．

　乳幼児で気をつけないといけないのは，ボーロやクレープなどのお菓子にもそば粉が使われている場合があることである．そばは特定原材料に指定されているため，必ず表示を見て使用されていないことを確認してから与えるようにする．

⑪ピーナッツ

　ピーナッツは，欧米ではアナフィラキシーショックを起こす代表的な食物として知られている．惹起される症状が重篤で命にかかわることがありうるという理由で，わが国でも表示義務のある特定原材料に指定されている．わが国におけるピーナッツアレルギーは，ピーナッツバターとしてあるいは菓子類や調理食品の風味付けとして，ピーナッツの消費量が増加するに伴い増えてきている．ローストするとアレルゲン性が高まるという特徴がある．周辺でピーナッツを食べたときの粉の吸入によって，喘息発作を起こした例もあるので注意が必要である．

　ピーナッツでいったんアナフィラキシーを起こすと，自然経過としては耐性を獲得することが期待できないが，アレルギー表示をみて食材を選ぶことにより対応が可能であり，除去を続けても栄養面での代替の必要がない食品である．

給食では使わない工夫

　京都市の小学校給食のカレーにコクを出したり風味付けの目的で，ピーナッツそのものあるいはピーナッツオイルが使用された時期があったが，食物アレルギー児の訴えと栄養教諭の努

力により，現在は使用されなくなっている．給食ではあえて積極的に使用する必要のない食材である．

(b) 調理による低アレルゲン化[7, 8]

食品によっては加熱・調理による抗原性の低下が可能であるが，卵のように性質の異なる複数のタンパク質が主要抗原となっている食品の場合には，加熱・調理により受ける影響が異なるので注意を要する．適切な食事指導を行うためには，食品のもつ抗原性について熟知することが必要である．

調理による低アレルゲン化の実際については**本章 C**(p.129)において詳しく述べる．

(c) 加水分解，発酵による低アレルゲン化

牛乳アレルギーの乳幼児では，牛乳・乳製品の除去を行う場合には，栄養面から牛乳アレルゲン除去調製粉乳による代替が必要である．

牛乳中の主要抗原であるカゼインは容易に加水分解されることを利用して作られたのが乳清成分を除いて調製したカゼイン加水分解乳(ニュー MA-1，ペプディエット)である．乳清由来のタンパク質も使用した牛乳アレルゲン除去調製粉乳(MA-mi，ミルフィー HP)やアミノ酸乳(エレメンタルフォーミュラ)もあり，牛乳アレルギー児に対する牛乳アレルゲン除去調製粉乳，いわゆるアレルギー用ミルクとして乳児用調製粉乳または牛乳の代替品として用いられている．

部分加水分解乳であるペプチドミルク E 赤ちゃんは牛乳アレルギー用としては販売されてはいないが，牛乳の主要アレルゲンであるカゼイン，β-ラクトグロブリンともにある程度分解されており，軽い牛乳アレルギー児に使用可能である．牛乳アレルゲン除去調製粉乳とアレルギー用ミルクと部分加水分解乳の特徴を**表 5-10**(p.113)に示した．

味噌・醤油などの発酵食品は低アレルゲン化食品として作られたものではないが，発酵のためにタンパク質が低分子化され，抗原性が認められなくなっていることが多い．醤油中には原材料として小麦が含まれるが，発酵により分解されるため，特定原材料の小麦を検出する測定法によっても，小麦の主要抗原とされているグリアジンは検出されない．

実際に，微量の小麦抗原によりアナフィラキシーを起こした症例において，醤油により症状が惹起されたことは 1 例も経験したことがなく，普通に醸造されて作られた醤油の使用が可能である．

B 離乳食の進め方

1 離乳食の進め方の基本

　食物アレルギーと診断された乳児は，離乳食の食材選びにおいて配慮が必要であるが，その他の点については食物アレルギーのない児と同じ要領で，2007年3月に厚生労働省より出された「授乳・離乳の支援ガイド」をもとに離乳食を進めていく．1～数種の食品(多くは卵，牛乳，小麦のいずれか)に対するアレルギーがあっても，もともと1品ずつ開始していく時期であるので，アレルゲンと診断された食物以外の食品から離乳食を開始していけばよい．除去をするというよりも，離乳食の進め方の工夫で対応可能である．

離乳食の進め方のコツ

- 最初に与えたもので口の周りに発赤や湿疹が出ることがあるが，その食物を原因とするアレルギーであるとは限らない
- 食物アレルギーと紛らわしい反応を避けるためのポイント
  - ・野菜は基本通りの灰汁取りをする
  - ・魚は家庭での冷凍を避ける
- 新たな食物アレルギーの成立を避ける
  - ・選択肢の多い食品から開始する：魚など種類の多いもの
  - ・食物アレルギーの頻度の低いもの：米，野菜，肉類など
  - ・大豆製品は魚，肉類を摂取するようになってから開始
  - ・主食は精白米を中心にして，小麦の主食は3回食になってから開始する
  - ・卵は卵黄から開始

(a) 離乳の開始(5～6か月頃)

　離乳食の開始は，頸がしっかりとすわり，支えれば座ることもでき，食べ物に興味をもち始めた頃が目安となり，生後5～6か月頃が多い．両親や兄姉が食べているのをじっと見つめたり，食べたそうに口を開け，よだれをたらすようになったときである．スプーンを口にもっていっても押し出すときには，離乳食開始にはまだ少し早いと考え，1週間ぐらいしてから再度試す．
　重湯や滑らかにすりつぶしたお粥1さじから始める．スプーンで与えたものを飲み込む練習の時期である．この時期には母乳や乳児用調製粉乳は欲しがるだけ与えるようにする．

重湯で症状が出ても米アレルギーとは限らない

　重湯やお粥を初めて与えたときに口周囲の発赤や湿疹が出たという訴えがよくあるが，その場合には野菜スープあるいは野菜のすりつぶしから開始する．1～2週間たってから再度お粥を与えると症状が出ないことが多い．米アレルギーと思い込んであわてて除去をしないようにする．米特異的IgE抗体が陽性となる例は多く，クラス6の症例も多いが，負荷試験陽性例は

まれである．筆者は30年以上の間に数千名の食物アレルギー児を治療してきたが，米飯摂取によるアナフィラキシーは1例のみであり，明確にアトピー性皮膚炎の原因となっていると診断できたのも数例のみであった．

米飯を主食とした和食は栄養面からも副食をバランスよくとるのに適した主食であるので安易に米アレルギーと診断しないようにする．タンパク質やミネラルの多い玄米は避け，精白米を使用する．お粥を上手に食べることができるようになったら，野菜の種類を増やす．野菜は，じゃがいも，さつまいもなどのいも類，にんじん，かぼちゃ，ピーマン，かぶ，大根，白菜，ほうれん草など，ゆでて，滑らかにすりつぶせるものを使用する．水にさらす，ゆでるなど必ず料理の基本通りに，しっかり灰汁を抜くのがポイントである．例をあげるとホウレン草は電子レンジで加熱するのではなく，たっぷりの塩水でゆがく．灰汁によるアレルギーと紛らわしい反応を避けるためである．

一般的にこの時期はタンパク質源として豆腐を与えがちであるが，先に魚から開始するとうまく離乳食が進む．お粥や野菜のすりつぶしを上手に食べることができるようになり，そろそろ2回食にしようと考える頃に魚を開始する．新鮮な魚を与え，ヒスタミン中毒などのアレルギーと紛らわしい反応を起こさないようにする．お刺身用の切り身を購入して与えたところ症状を起こさなかったが，残りを冷凍しておいて数日後に与えたところじんま疹が出たという訴えをよく聞く．古くなった魚にできたヒスタミンによる症状と考えられる．家庭での冷凍を避け，購入した日にすぐに調理して与えると症状が出ないことが多い．魚アレルギーと誤って診断しないようにする．鮮度に注意して与えても，複数の種類の魚で症状が出る場合には，ササミなどの軟らかい肉類から開始する．

(b) 2回食から3回食へ(7～8か月頃から9～11か月頃)

滑らかにすりつぶしたものを上手に食べることができるようになったら2回食にする．お粥も野菜のすりつぶしもだんだん水分を減らし，つぶし方を粗くしてさまざまな舌触りに慣れるようにする．舌でつぶせる固さを基本とする．

昆布出汁やかつお出汁を用いて調理するが，調味料はまだ使用しないようにする．魚の種類が増えてきたら，肉類を開始する．この時期には軟らかさが問題となるので，ササミをすりつぶしたものやシチューのようによく煮込んだ牛肉を，調味料を入れる前に取り分けてすりつぶしたものが食べやすい．魚や肉類をよく食べるようになったら豆腐などの大豆製品も開始する．

上手に食べるようになり，離乳食を好む場合には3回食にしてもよい．月齢が進んでもなかなか離乳食の1回量が増えず，母乳を頻回に飲む場合には，母乳の出が悪くなっていることが多いので，乳児用調製粉乳(牛乳アレルギーの場合には牛乳アレルゲン除去調製粉乳)を間に1回入れ，十分に飲ませて満足させると，哺乳間隔があいて離乳食を摂取できるようになる．それでも1回量が増えない場合には，1回量は少量のままでもよいので3回食にする．いずれにしても，この時期に乳汁のみでなくきちんと咀嚼して固形物を摂る習慣をつけることが大切である．

3回食を摂取するためには生活リズムの確立も必要である．両親の夜更かしのリズムに合わせないように注意し，早寝早起きの習慣をつける．3回の食事をきちんと摂ることができるよ

うになると，自然に好ましい生活のリズムが確立するようになる．

9〜10か月頃になると，軟らかくしたものであれば歯ぐきでつぶして食べるようになる．この頃になると，しっかりと離乳食が進んでいない場合には母乳栄養児では鉄欠乏性貧血になることがあるので注意する．肉類や魚類を積極的に与え，ひじきなどの鉄分を多く含むものも細かく刻んで与えるようにする．1歳までは貧血予防のために牛乳は直接の飲用のみならず，料理中に使用する場合も調製粉乳で代用する．

卵アレルギーがない場合や，あっても軽い場合には，加熱卵黄だけでも注意しながら開始する．後で述べるように，卵白の混入を極力減らした卵黄は抗原性が低く，摂取可能であることが多い(表5-42 参照，p.153)．

3回食が確立し，しっかりと咀嚼し，副食もいろいろな種類の食材を含んだものを摂取できるようになったら，小麦の主食を与えてもよい．小麦アレルギーの頻度も卵，牛乳についで高いので，最初は一口から開始する．小麦アレルギーがなくても，小麦の主食は1日に1食以内にするほうが栄養面からは望ましい．うどんやパンを好む場合には，それだけでお腹が一杯になり，副食を摂らなくなるからである．離乳期にはアレルギーに対する配慮だけでなく，栄養面への配慮やよい食習慣と生活リズムを身につけることが大切である．

卵，牛乳，小麦のアレルギーがあっても，基本的な調味料である醤油・味噌，ウスターソース，トマトケチャップは使用可能であるが，調味料の開始は遅いほうがよい．食材のもつおいしさや，昆布やかつお節，干し椎茸などの出汁のUmami(うまみ)を乳児期に覚えさせることが何よりも大切である．本物のおいしさを乳幼児期にしっかりと覚えさせておくと，うす味に慣れ，インスタント調味料などを好まなくなる．離乳食に飽きてきたとき，夏場など食欲が落ちてきたとき，魚や肉類は好むが野菜料理は食べようとしなくなったときに，味噌，醤油などの調味料を少量使用するだけで喜んで食べるようになる．調味料の使用は奥の手としてとっておくのである．

ベビーフードは購入者である大人の味覚に合わせて作られているため，味が濃い．旅行中などに使用する場合にはお粥で薄めるなどの工夫が必要である．肉類なども一様に非常に軟らかく調理されているので日常的に用いるのは望ましくない．あくまでも外出時や緊急時用と考えるほうがよい．表示を見て購入すれば安全に摂取可能である．

(c) 離乳の完了(12〜18か月頃)

形のある食物を歯ぐきで噛みつぶすことができるようになり，エネルギーや栄養成分の大部分を母乳または乳児用調製粉乳以外の食物から摂れるようになった状態を，離乳の完了という．離乳食が順調に進み，量的にもしっかりと摂取するようになると，自然に母乳を飲まなくなるので，乳児用調製粉乳を与える．貧血がなければ1歳過ぎからは牛乳を使用してもよいが，貧血があるときにはフォローアップミルクを使用する．牛乳アレルギーのときには，年齢によらず牛乳アレルゲン除去調製粉乳を与えるようにする．離乳食をしっかりと摂取していても，吸収のよいカルシウム源として牛乳または牛乳アレルゲン除去調製粉乳をおやつとして与えるようにする．

1歳過ぎには，アレルゲンと診断されたもの以外の食物はできるだけ多くの種類を摂取できるようになっていることを目標とする．かつての厚生省が提案した1日30品目というのは非

常にわかりやすい指導法である．年齢に応じた食物を与えることが大切であり，乳児期に与える必要がなく食物アレルギーの原因となりやすい，そばやピーナッツなどまで開始する必要はない．

　ウスターソースやトマトケチャップなど昔からある調味料には卵，牛乳，小麦はもちろんであるが，余分なものも入っていないので和風の味付けに飽きてきた場合には，食物アレルギー児でも使用可能であり，アレルギー用の調味料を購入する必要はない．セロリなどの香味野菜やショウガ，ニンニクなども利用できる．オイスターソースや豆板醤などの中華料理用の調味料も，本来は小麦等を使用していないので，表示を確認したうえで使用可能である．特殊なアレルギー用調味料を使用しないことはQOLの向上に大きくつながり，また食品除去の解除をスムースに行うためにも重要なことである．

2 食物アレルギー児の離乳食の進め方

　乳児期は消化能力も腸管の局所免疫能も未熟であるため，摂取した食物がアレルゲン性を有したまま吸収されやすい時期である．成長に伴い腸管の局所免疫能が発達してくると，同じ食物を食べてもアレルギー症状を起こさなくなってくる．もう1つ重要なことは，食物アレルギーがあると腸管の透過性が亢進し，さらに新たな食物アレルギーが成立しやすくなることである（第1章図1-8参照, p.16）．このように，離乳食を進めていく乳児期は食物アレルギーによる症状が起こりやすいばかりか，新たな食物アレルギーが成立しやすい時期でもあるので，離乳食の進め方を工夫することで，新たな食物アレルギーの成立を回避できる可能性がある．

(a) 離乳食の進め方のポイント

①精白米を主食にした和食を基本とする

　主食は精白米を中心にする．米を主食にすると野菜が摂りやすくなる．野菜は不足しがちになるので，積極的に献立に取り入れて乳児期より野菜を摂る習慣をつける．小麦アレルギーがないときには，3回食が確立したら小麦の主食を開始してもよいが，必ず副食を摂取する習慣をつけておく．

②出汁をしっかり取り，調味料は離乳食に飽きてきたときに使用開始する

　昆布やかつお節，干し椎茸などでしっかり出汁を取り，薄味を基本にする．卵，牛乳，小麦アレルギー児でも醤油・味噌，ウスターソース，トマトケチャップは使用可能である．

③インスタント食品やベビーフードを使わず，新鮮な食材を用いた手作りが基本

　アレルギー物質の食品表示をきちんと見て判断すればベビーフードなども使用可能であるが，味付けが濃いため，味覚の形成や薄味に慣れさせるという観点からは日常的に使用するのは避けるほうがよい．旅行時など衛生面の管理が必要な時や離乳食を作ることができないときなど，困ったときに使う程度にするのが理想的である．

　調理に慣れていない母親には離乳食の作り方から教える必要がある．そのときには出汁の取り方から始め，取り分け料理を上手に使うコツを教えるようにし，手作りが難しくないことを

よく理解できるように教える．

④大人の食事からの取り分け料理を利用する
　離乳の開始時を除いて，離乳食だけを下ごしらえの段階から別に作るのは負担が大きい．上手に大人のメニュー（例：味噌汁，ポトフ，焼き魚，鍋ものなど）を利用し，野菜などをだし汁で煮た段階で調味料を入れる前に取り分け，さらに摂取可能な固さや性状になるように煮込んで離乳食の1品とする．

取り分け料理のポイント

- 昆布やかつお出汁で煮た段階で取り分ける
- 軟らかさが足りないときは，別鍋に取ってだし汁でさらに煮込んで，摂取可能な軟らかさにする
- 7〜8か月以降であれば魚や肉と一緒に煮込んだものも摂取できる
- 初期には調味料を用いないが，食べるのを嫌がるようになったときや食欲が落ちたときには，薄い塩味をつけたり醤油を加える
- 焼き魚などは味のついていない部分をそのままほぐして骨のないことを確認して与える

⑤白身だけでなく青背の魚も積極的に利用する
　白身の魚だけではなく，青背の魚も積極的に摂るようにする．白身の魚よりもアレルゲンとなりにくい．脂が乗った魚はアレルギー炎症を抑える作用があるn-3系多価不飽和脂肪酸を豊富に含む．また魚肉は今日の乳幼児の食事のなかで主要なビタミンD供給源である．

⑥獣肉や鶏肉のアレルギーはまれである
　卵と鶏肉の間には交差抗原性はない．牛乳アレルギー児の血清は牛血清アルブミンと交差反応性を示すものが約40%あるため生の牛肉とは反応する可能性があるが（表5-20参照，p.138），よく加熱した牛肉成分とは反応しないので，よく煮こんで軟らかくした牛肉は通常は摂取可能である．肉類を使用するといろいろな固さを経験できる．牛肉は吸収のよいヘム鉄を多く含む食品であるので摂取するようにする．

⑦大豆製品は魚，肉類を摂取できるようになってから開始すると大豆アレルギーになりにくい
　日本人の食生活に大豆製品は欠かせないものであり，植物性タンパク質を豊富に含むと同時にカルシウム源としても貴重である．大豆アレルギーにならないようにするためには，いくつかのタンパク質食品（魚や肉など）を摂取するようになってから開始するのも一方法である．
　自験例ではこの方法で離乳食を進めているが，大豆アレルギーになった児はいない．豆乳は料理中に使う程度にとどめ，直接的には摂取しないように指導している．

(b) 離乳期に卵，牛乳，小麦を除去する場合の注意
①鶏卵
　卵は乳児期発症の食物アレルギーの関与するアトピー性皮膚炎の原因としても，乳児期の即

時型反応の原因としても，最も頻度の高い食品である．乳幼児の食物アレルギーは卵アレルギーから発症することが多いため，きちんと治療できるかどうかにより，その後の経過が異なってくる．まず，一時的には卵を含む食品の摂取を回避して腸管の修復をはかることが必要である．この時期にはアトピー性皮膚炎の治療としても，母親の食事から，卵を含む食品の完全除去が必要である．離乳食としては卵を含む料理や加工食品，菓子類の開始を1歳まで待つ．

　卵アレルギーと診断されたことにより，アトピー素因が強いことが明らかとなったと考えて，その他の食品についても配慮する場合もあるが，基本的にはアレルゲンと診断された食品のみの除去を基本とし，その他の食品は1日30品目を目標に積極的に摂取していくようにする．卵除去に伴う栄養面への配慮と問題点を以下に述べる．

i) タンパク質食品としての卵の代替は容易である

　卵は必須(不可欠)アミノ酸をバランスよく含む食品なので，肉や魚を組み合わせて動物性タンパク質を補う．大豆・豆類とその製品や米，小麦，野菜類にもタンパク質は含まれており，これらの食品を組み合わせて摂取することにより，必須アミノ酸が不足することはない．

ii) 卵除去食実施時に配慮すべき栄養素と代替方法

　離乳食として卵白のみならず，卵黄も完全に除去するときには，鉄分やビタミンD不足に注意して他の食品で補うようにするか，卵白成分を完全に除去した卵黄をよく加熱して摂取するようにする．離乳が完了した幼児期以降には，卵を除去することを原因とする栄養面における障害は起こらない．

iii) 優れた調理特性の補い

　卵は優れた調理特性を有しているために，さまざまな加工食品中に含まれている．離乳期には，加工食品やインスタント食品を使用することは勧められないが，止むを得ず使用する場合には，特定原材料のアレルギー表示を確認する．

　調理過程で使用する(衣やつなぎ)場合には，卵を使用しないで調理するか，代替品を用いる．たとえば，天ぷらでは卵を用いなくても小麦粉と氷水と塩で衣を作ると，薄い衣でからっと揚げることができる．ハンバーグを作るときでも，赤身のミンチ肉を用いて塩を加えてよく練ると，つなぎを使用しなくても作ることができる．その他，馬鈴薯でんぷん(片栗粉)をつなぎに使用したり，お菓子作りのときには卵白のもつ起泡性の代替として重曹を用いることもできる．

　卵黄の黄色の代替品としてカボチャなどがよく用いられるが，離乳期にはコピー食品は不必要である．

② 牛乳

i) 栄養面ではカルシウムの代替が必要

　牛乳アレルギーと診断された場合には栄養面ではタンパク質としての代替は，たとえ卵アレルギーを合併していても，その他のタンパク質の豊富な食品(魚類，肉類，大豆製品など)により容易に代替が可能であり，月齢に応じた調理形態のものを上手に食べることができれば不足することはない．栄養面で注意する必要があるのはカルシウムの代替である．離乳期に牛乳アレルギーのために乳児用調製粉乳を摂取できない場合には，必ず牛乳アレルゲン除去調製粉乳を飲用し，料理にも使用する．成人においてさえ日本人の平均的な食事内容では牛乳・乳製品を摂取しないとカルシウムが不足する．カルシウムを含む食品は多いが吸収面では牛乳・乳製

```
混合栄養・人工栄養で症状なし ──→ 乳児用調製粉乳を継続

母乳栄養で症状なし ──→ 部分加水分解乳による負荷試験
                              │
              ┌───────────────┴───────────────┐
             (−)                             (＋)
              │                               │
     乳児用調製粉乳による負荷試験          高度加水分解乳開始
              │
      ┌───────┴───────┐
     (−)             (＋)
      │               │
  乳児用調製粉乳開始   部分加水分解乳開始
```

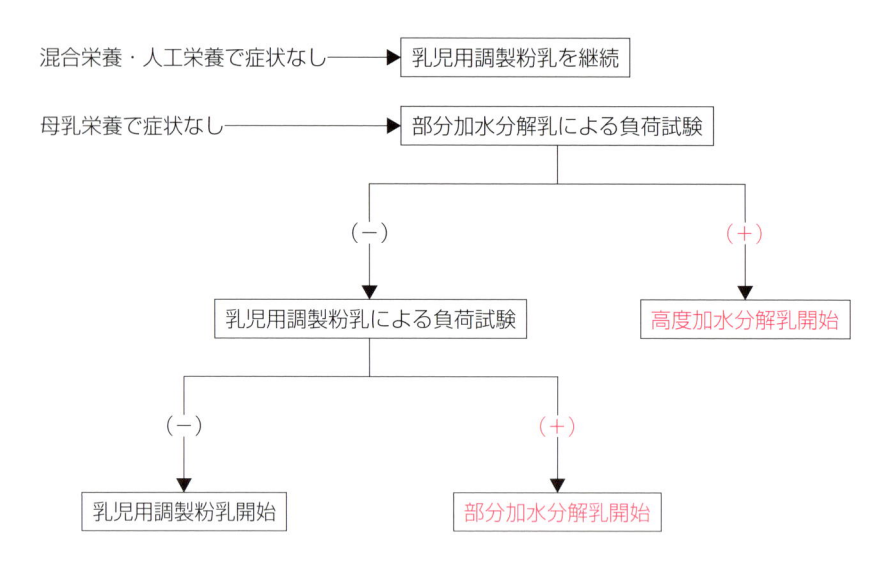

図 5-7 牛乳特異的 IgE 抗体陽性時の調製粉乳の選択

品に優るものはない．乳幼児期には，牛乳・乳製品の除去を行うと必ずといってよいくらいカルシウム摂取不足に陥るので，牛乳アレルゲン除去調製粉乳により補う．

ii）牛乳アレルゲン除去調製粉乳（高度加水分解乳とアミノ酸乳）と部分加水分解乳の選択
牛乳アレルギーと診断されたときの調製粉乳の選択

- 人工栄養児：牛乳アレルゲン除去調製粉乳
- 母乳栄養児：母親の牛乳摂取は 200 mL 程度にし，妊娠，授乳中の母親用の部分加水分解乳である"ペプチドミルク E お母さん"の使用も考慮
- 混合栄養児：母親は母乳栄養児と同様．児は牛乳アレルゲン除去調製粉乳

　他の食物アレルギーを発症し，その時のアレルギー検査から牛乳にも感作されていることが明らかになったときにミルクを足す場合には，部分加水分解乳（ペプチドミルク）や高度加水分解乳（牛乳アレルゲン除去調製粉乳）を用いる．まず，部分加水分解乳で負荷試験を行い，陰性であれば乳児用調製粉乳を用いて負荷試験を行う．すでに乳児用調製粉乳を飲用していて，症状が出ていない場合にはそのまま続ける（図 5-7）．たとえ感作されていても摂取することにより，症状が発現しないのであれば，できるだけ分解の程度の軽いもの（抗原性の高いもの）を使用するほうが，その後の除去解除がスムースになり，免疫寛容誘導の観点からも望ましい．

iii）乳のアレルギー表示の読み方を理解すること
　牛乳・乳製品は加工食品やお菓子類に多く含まれており，加工食品を与えるときには特定原材料のアレルギー表示を見て，牛乳成分が含まれない物を使用する．牛乳の代替表記や特定加工食品の読み方は難しいので，よく説明しておく必要がある（表 5-8, p.101）．離乳期には加工食品などをできるだけ使用しないことを原則とする．
　牛乳や調製粉乳の代替品として，大豆調製粉乳や豆乳は用いないようにする．その理由は，カルシウム源としては牛乳・乳製品に劣ることと大豆アレルギーを作らないためである．

③小麦

i) 小麦の除去は栄養面ではむしろ望ましい

　小麦を摂取しないことによる栄養面での問題はない．むしろ米粥や米飯を主食とするとあらゆる種類の副食と合い，特に和風の副食を摂りやすくなるので栄養面からは望ましい．小麦の主食は，3回食が確立してから1日1食以内であれば開始してもよいが，必ず副食を摂取する習慣をつけるようにする．

　小麦に感作されていることがわかったときには，1歳時に負荷試験を行うことにし，それまでは小麦は使用せずに主食は精白米とし，調理過程で用いる小麦粉は馬鈴薯でんぷんや米粉で代替する．

ii) 発酵食品中の原材料である小麦は通常は使用可能である

　味噌・醬油中の小麦で症状が誘発されることは通常はないので，重症の小麦アレルギー児でも使用可能であるが，うす味の習慣をつけ素材のおいしさ，出汁のUmamiによる味覚形成のために，調味料なしでも食べている間は使用しないようにする．離乳食に飽きてきた場合には，少量使用する．

(c) 食物アレルギーと診断されたときの母親の食事

　母乳中に食物抗原は分泌されるが，その濃度は数十 ng/mL であり，母乳を1日に1,000 mL 摂取しても，数十 μg である．この抗原量ではアトピー性皮膚炎を引き起こすことはあっても，重篤な即時型反応を起こすことはない．

①乳児期発症の食物アレルギーの関与するアトピー性皮膚炎の場合

　除去が必要であるかどうかは，経母乳負荷試験により決定する．この疾患の多くは離乳食開始以前に発症し，母乳中に含まれる食物抗原，特に卵により症状が出現することが多い．母親の食事内容から原因と疑った食品を除去する除去試験が陽性であることと，経母乳負荷試験陽性が確認されたうえで診断されたときには，母親の食事内容からその食物を除去することが必要である．卵に関しては加工食品中の卵も含めた完全除去が必要な場合が多い．

　牛乳アレルギーの関与するアトピー性皮膚炎はあまり多くはないこと，少量の牛乳による経母乳負荷試験陰性例が多いことから，1日 200 mL ぐらいであれば分割摂取可能であることが多い．小麦も主食として摂取することをやめる程度で十分であることが多い．いずれも経母乳負荷試験により確認する．食物アレルギーの関与するアトピー性皮膚炎と診断されたときの母児の食事を表5-13に示す．

　診断時には母親の食事内容から除去が必要であっても，その後は，児の成長と原因抗原除去により腸管の透過性が減少すること，母親の条件も変化することから耐性を獲得していくと考えられるため，数か月後には見直しを行う．不必要な除去を漫然と続けることがないように気をつける．

②即時型反応の場合

　母乳中の抗原濃度が極めて低いことから，母乳が直接的に即時型反応を起こすのは発赤やかゆみといった軽度の症状が主体で，じんま疹までである．そのため，母親の食品除去は通常は

表 5-13　食物アレルギーの関与するアトピー性皮膚炎乳児における食事と授乳中の母親の食事

感作食品	乳児の食事	授乳中の母親の食事
卵	1歳までは加工食品を含めて与えない	経母乳負荷試験陽性の場合：完全除去
牛乳	負荷試験陽性の場合：牛乳アレルゲン除去調製粉乳 牛乳特異的 IgE 抗体陽性の場合：図 5-7 参照	経母乳負荷試験陽性の場合：母親用部分加水分解乳 負荷試験陰性の場合：牛乳（大量摂取は避ける）
小麦	主食は米とし，1歳まで小麦の開始を遅らせる	経母乳負荷試験陽性の場合：主食は米とする 負荷試験陰性の場合：小麦の主食は1日1食以内
大豆	症状を起こす大豆製品を除去 味噌，醤油の開始を遅らせる	豆乳の飲用を避ける
米	精白米	

・魚，肉類は明らかなアレルギー症状を生じる場合に限り除去し，アレルゲン以外の食品は1日30品目を目標に摂取し，摂取食品数をできるだけ多くする．
・加工食品，インスタント食品，ベビーフードは乳児には味が濃いので避ける．旅行時などに使用する場合には，特定原材料表示をよく見て該当食物アレルゲンが含まれていないことを確認して使用する．
・アラキドン酸カスケードの抑制のため，リノール酸の多い油の摂取を控え，乳児期より青背の魚を食べる習慣をつける．

行わずに減らし気味程度でよい．ただし，特異的 IgE 抗体が 100 U$_A$/mL を超えている場合には抗体の低下を期待して表 5-13 程度の除去を行うこともあるが，その効果についての研究はない．

☕ Coffee break　離乳食は食育の原点

　離乳食を進めていく乳児期は，食物アレルギーの観点からのみならず子どもの食育の観点からも一生で最も大切な時期である．乳児期に食物アレルギーと診断された場合には，除去というよりも，離乳食の進め方の工夫により対応できる．アレルゲンと診断された食物の摂取開始を遅らせることになる．定期的に受診していただき，離乳食の進め方を指導することにより，結果的には離乳が順調に進んでいく．乳幼児期に不足しがちな鉄やカルシウムも卵アレルギー児のほうが食物アレルギーのない児よりも充足率が高かったことは図 5-3 (p.108)に示した通りである．
- 順調に3回食に進むことは生活のリズムの確立につながる（早寝，早起き）
- 離乳食が順調に進むと卒乳につながりアトピー性皮膚炎が治りやすくなる
- 昆布，かつお節，干ししいたけなどのおいしい本物の"Umami"を知る
    ・旅行時などは衛生面から必要なときのみベビーフードを利用
    ・家族の食生活の見直しにつながる
    ・インスタントの調味料をやめると，高血圧の改善など思わぬ効果を生む
- 薄味になれ，調味料なしでもおいしく摂取する
- 食材の素材のおいしさを知る
- n-3系多価不飽和脂肪酸の多い魚を摂る習慣は生活習慣病の予防につながる
- 甘味の強いお菓子やスナック菓子の味を知らないと食事をしっかりと摂るようになる
- 食物日誌を記載することにより，母親自身が食事の偏りに気づく機会となる

C 食事療法に生かすことができる調理による食品の低アレルゲン化

1 「食べること」を目指した食品の低アレルゲン化

　食物アレルギーは成長期である乳幼児期に発症しやすいため，アレルゲンを含む食品除去に際しては栄養面での配慮が極めて重要である．明確にアレルゲンと診断された食品の除去は行うが，その他の食品については，むしろ積極的な摂取を行い，摂取食品の選択の幅を狭めないようにする．

　単なる除去ではなく「食べること」を目指して低アレルゲン化した食品の積極的な摂取を促すことは，食物アレルギー児および家族のQOLの向上に有用であり，早期の耐性の獲得につながる可能性もある．特に加熱や調理などによる食品の低アレルゲン化は，家庭においても給食施設においても容易に実行できるため，食物アレルギー児の食生活の豊かさと安全性の確保に寄与するところが大きい．

　食品には，加熱調理により抗原性が大きく低下するものと，ほとんど変わらないものとがある．

食事療法において注意すべきこと

- 1つの食品中に含まれる複数のタンパク質が，それぞれ抗原コンポーネントとして抗原性を発揮し，独立したアレルゲンとして働くこと
- それぞれの抗原コンポーネントタンパク質が加熱調理や副材料により受ける影響が異なっていること

　抗原コンポーネントタンパク質の加熱調理や，副材料により受ける性質の違いを明確にすることにより，実際の臨床現場で遭遇する一見理解しがたい現象を説明することが可能である．たとえば，固ゆで卵1個を摂取できても，卵ボーロ数粒でアナフィラキシーを起こすことは，しばしば経験されることである．これは卵の主要抗原コンポーネントである卵白アルブミン(以下，OVA)とオボムコイド(以下，OM)の「食べる」側からみた抗原量の違いにより理由を説明することができる．このように，乳幼児の食物アレルギーの臨床で遭遇する現象は，食品の抗原性に基づいて科学的に説明することができる．このことは調理した食品をうまく利用することにより，「食べること」につなげていく可能性を示している．

2 「食べる」側から見た食品の抗原性の評価法についての基礎検討

　「食べること」を目指した食事療法を行うためには，「食べる」側からみた食品の抗原量の評価法の確立と，加熱・調理による低アレルゲン化を加味した抗原性の評価が必要である．

(a) 特定原材料検出のために開発された二通りの抗原検出法

食品衛生法の施行規則の一部改正により，2002年より容器包装された加工食品中に，特定原材料が抗原タンパク質として数ppm以上含まれている場合に，表示が義務化された．これにあわせて開発された加工食品中の特定原材料の検出キットには，当初からの従来法と2006年からの新法がある．両者とも十分に基礎検討がなされたうえでキット化されたが，現在は新法による測定が公定法で定められた測定法として実施されている．いずれも，原理は抽出された抗原をsandwich ELISA法で検出するものである．これらのキットは数ppmの微量の抗原を検出するために作製されたものであり，食品中の抗原濃度の定量には，食品の抗原抽出液を検量線内に入るように希釈することが必要となる(図5-8)．そのため単一の抗原をターゲットとした場合にのみ定量が可能となる．この条件を満たしているのは，抗原コンポーネント別に食品中のタンパク質を測定するように作製された森永生科学研究所製の検出キットのみであるため，このキットを用いて食品中の抗原量を測定した結果を紹介する．

森永生科学研究所製の特定原材料検出キットには，初期に開発された従来法と現行の新法FASPEK®とがある．これらの検出キットは加工食品の原材料として用いられているアレルギー物質を検出する目的で作られている．従来法では，生理的な条件下で塩水溶液を用いて抗原抽出を行う．加工食品中のタンパク質が調理や加工の過程で凝固すると，一部の抗原コンポーネントタンパク質は十分には抽出できなくなり，原材料として用いられたアレルギー物質の検出感度が低下することになる．この点を改良し，さらに加熱変性したタンパク質も検出可能な抗体を用いて作製された検出キットが新法FASPEK®である[9]．新法FASPEK®では抽出液中に界面活性剤とSH還元剤を含むため，加工過程で凝固したタンパク質も可溶化して検出することができ，原材料として用いた特定原材料の検出能力は極めて優れていることが確認された．

(b) 固ゆで卵中のOVAとOM抗原量でみる新法と従来法の違い

従来法と新法FASPEK®による固ゆで卵中のOVAとOMの測定結果から，加熱による抗原

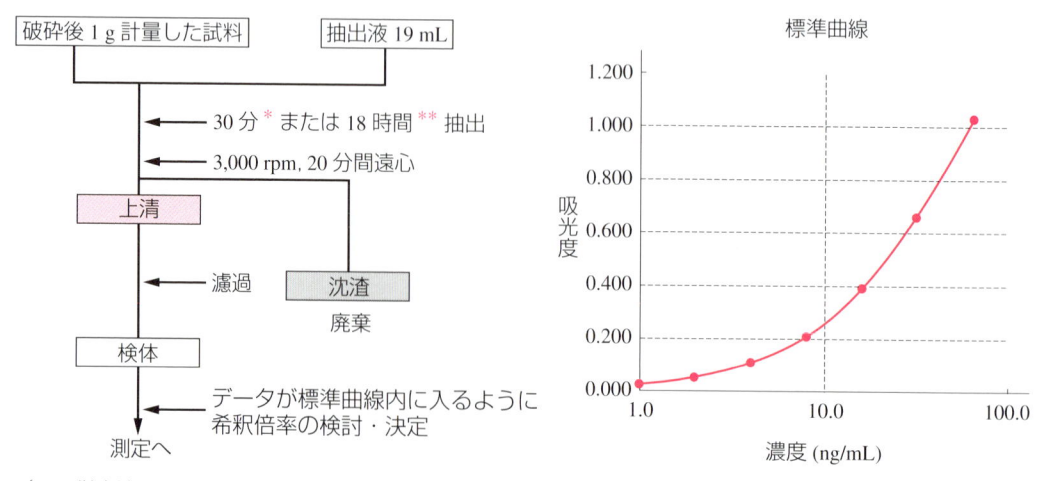

(＊：従来法，＊＊：FASPEK®．抽出液は各キット付属のものを使用)

図5-8 食品中の抗原コンポーネントタンパク質の測定原理

コンポーネントタンパク質の抗原量の測定結果が何を評価しているのかを検討した結果を示す．

12分固ゆで卵白1g中の抗原コンポーネントタンパク質抗原を従来法により測定したOVAとOM量，新法FASPEK®により測定したOVA量を表5-14に示す．従来法による測定では，固ゆで卵中のOVAは生卵の約1/9,000，OMは約1/9に減少していた．一方，新法FASPEK®により測定すると，12分固ゆで卵と生卵中のOVA量はほぼ同量であった．抗原抽出液が固ゆで卵中の凝固したOVAも可溶化したために，生卵とほぼ同量の抗原の検出ができるようになったと考えられる．

新法FASPEK®による測定結果は原材料として用いた抗原タンパク質の量を反映

新法FASPEK®によるOVAの定量結果は臨床的実感とは大きくかけ離れている．一方，従来法による測定結果は臨床的実感と合致する．抗原抽出を生理的条件下で行うことにより「食べる」側からみたOVAの抗原性を反映していると考えられる．その理由を明らかにするために，従来法で抗原を抽出した後に残る沈渣をFASPEK®抽出液で再抽出して，再抽出液中のOVA

表5-14　抽出法による検討：固ゆで卵白1g中の卵抗原

	従来法 OVA	従来法 OM	FASPEK® OVA	沈渣 FASPEK®
生卵白	320 mg	260 mg	220 mg	—
固ゆで卵白 （12分）	35 μg	29 mg	210 mg	240 mg

固ゆで卵中のOVAは加熱により凝固して塩不溶性となる
──→吸収の低下──→臨床の観点からは「低アレルゲン化」

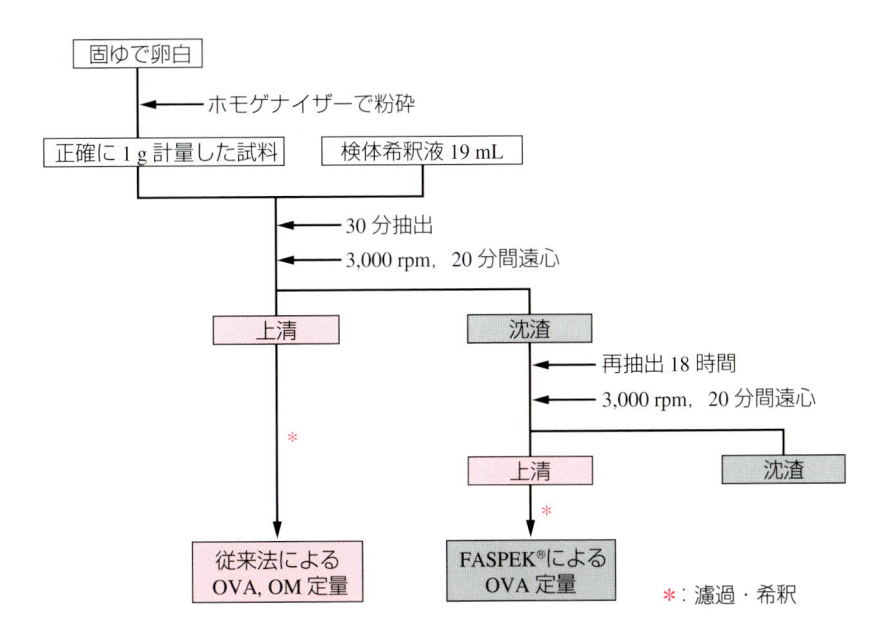

図5-9　抽出液・抽出法の違いの影響についての検討

表5-15　食品中の抗原定量：二種類の特定原材料測定キットの比較

	従来法	新法
抗原の抽出法	生体内における抗原の生理的溶出を反映	非生理的な条件下による抗原の抽出
加工・調理，副材料の影響	加工・調理，副材料の影響を加味して評価	加工・調理，副材料の影響を受けない
検出される抗原の意義	摂取する側からみた抗原性を反映	原材料としての特定原材料を検出
定量性	抗原のコンポーネント別に定量が可能	単一抗原に対する抗体を用いれば定量可能
食事指導への応用	食事指導への応用に直結	参考にはなる
原材料の検出	検出できないことがある	優れている

をFASPEK®により定量した(図5-9)．沈渣中には，直接固ゆで卵白をFASPEK®抽出液により抽出したときとほぼ同量のOVAが検出された(表5-14)．FASPEK®抽出液には界面活性剤とSH還元剤が入っているため，凝固したタンパク質も可溶化されたからである．従来法による抗原量測定値の低下は，加熱によりOVAが凝固して不溶化したために抗原が抽出されにくくなったことが原因であると考えられた．これが従来法では原材料として用いた卵タンパク質の検出が不十分であった理由であり，公定法に基づく抗原の検出には新法FASPEK®を使用すべきであることを示すデータでもある．

従来法による測定結果は「食べる」側からみた抗原タンパク質量を反映

　従来法による抗原抽出時にpHを胃内と同様に低下させても，従来法による測定結果は変わらなかった．従来法による抗原定量系は生理的条件下による抗原の可溶化を反映しており，「食べる」側から見た抗原性を評価するのに適した測定系であると考える．

　従来法と新法による測定法の性質をまとめたのが表5-15である．調理・加工食品中の抗原コンポーネントタンパク質の定量には，従来法を用いたデータをもとに検討するのが適しているが，本来の目的である原材料として使用されている抗原タンパク質の定量には，新法FAS-PEK®による測定が必要である．この両者の特徴を生かして調理・加工食品中の抗原コンポーネントタンパク質の定量結果を比較検討することにより，食事指導に役立つ有用なデータを得ることが可能である．本書では，その結果に基づく「食べること」を目指した食事指導について述べる．

3　卵，牛乳，小麦の主要アレルゲン

(a) 鶏卵
①鶏卵の組成

　鶏卵の調理による抗原性の変化にはその組成が重要な役割を果たしている．鶏卵は卵黄と卵白よりなるが，その成分組成は卵白と卵黄とで大きく異なっている．卵白は水分が88%と多く，固形分は約12%と少ないが，固形分の90%以上は40種類以上のタンパク質からなり，脂質はほとんど含まれていない．それに対して，卵黄は48%の水分と33%の脂質，16%のタ

表5-16 鶏卵の成分組成（%）

成分	全卵	卵白	卵黄
水分	76.1	88.4	48.2
固形分	23.9	11.6	51.8
タンパク質	12.3	10.5	16.5
脂質	10.3	ごく微量	33.5
炭水化物	0.3	0.4	0.1
灰分	1.0	0.7	1.7
ビタミン	ビタミンCを含まず	少量の水溶性ビタミンを含む	水溶性および脂溶性ビタミンを含む

ンパク質とわずかな炭水化物によりなる（表5-16）．

② 卵白中の抗原タンパク質とその特徴[10]

　卵の主要アレルゲンは，卵白アルブミン（OVA），オボムコイド（OM），リゾチームなど主に卵白に存在するタンパク質であり，いずれの分子量も食物がアレルゲンとして働くための条件とされている10〜70 kDaの間に入っている（表5-17）．

　OVA（Gal d 2）は分子量約45 kDaの糖タンパク質であり，卵白タンパク質の約54%を占める．その一次構造は残基数385の単一のポリペプチド鎖であり，1分子当たり1本の糖鎖をもっている．分子内にシステイン残基にあるSH基を4個と，S-S結合を1個もつ．糖鎖はN-アセチルグルコサミンを介しアスパラギン残基に結合し，糖の大部分はマンノースである．OVAの二次構造は，αヘリックス，β構造およびランダムコイルがそれぞれ33%，30%，37%含まれている．卵白の優れた調理特性の特徴である起泡性，熱凝固性はこのOVAに負うところが大きい．加熱により凝固しやすいことがOVAの抗原性の低下に大きくかかわっている．

　OM（Gal d 1）は卵白タンパク質の約11%を占め，分子量約28 kDa，残基数186で4〜5本の糖鎖を含む糖タンパク質である．186アミノ酸残基からなるポリペプチドは9個のS-S結合と約25%に及ぶ糖鎖を有し，N末端側からドメインI，II，IIIと名づけられている．ドメインIとIIはアミノ酸配列が約50%一致しており，高い構造的相同性を有している．このような特異な分子構造により熱や化学処理に対して安定となり，OM自身がプロテアーゼインヒビター活性を有するため，腸内消化酵素に対する抵抗性も高くなると考えられている．

　リゾチーム（Gal d 4）は卵白タンパク質の約3.4%を構成し分子量約14.5 kDa，残基数129の

表5-17 卵白タンパク質の構成比率と分子量

タンパク質	卵白タンパク質中の構成比率（%）	分子量（kDa）
卵白アルブミン（OVA）	54	45
オボムコイド（OM）	11	28
リゾチーム	3.4	14.5
オボトランスフェリン	12	77.8

1本のペプチド鎖からなる塩基性タンパク質であり，一部は卵白中のOVAなどの他のタンパク質と結合して存在している．熱に対して安定であり，pH 4.5において100℃で1〜2分加熱しても失活しないが，これには4個のS-S結合が関与していると考えられている．ムコ多糖類に対する加水分解作用を有するため，塩化リゾチーム製剤として医薬品として処方され，市販の風邪薬にも含まれることが多いので，処方を受けるときに卵アレルギーであることをきちんと伝える必要がある．卵を食品として摂取したときのアレルギー症状においてリゾチームの関与を明らかにするのは難しいが，塩化リゾチーム製剤内服による即時型反応はしばしば経験され，その場合にリゾチームによるアレルギーと診断できる．

オボトランスフェリン(Gal d 3)は卵白タンパク質の約12％を占め，分子量約77.8 kDaである．卵白タンパク質中で最も熱変性を受けやすく，しかも粘膜を通過するのには分子量がやや大きめであることから，このタンパク質に単独で注目した臨床データはない．

③卵黄中の抗原タンパク質

卵黄中のタンパク質の大部分はリポタンパク質として存在しており，低密度リポタンパク質は卵黄の示す乳化性の主体となるものである．加工食品に用いられている乳化剤であるレシチンには大豆由来のものが多いが，一部に卵黄由来のものがあるのでアレルギー表示を注意してみる必要がある(表5-5，表5-6参照，p.99)．

卵黄中には卵白抗原の1つであるオボトランスフェリンが卵白の約15％に含まれているが，抗原性は少なく，OVAやOMの含有量は痕跡程度である．そのため，卵黄摂取によるアレルギー症状は混入する卵白によるものであることが多いと考えられている(詳しくは表5-42で後述，p.153)．

(b) 牛乳

①牛乳の組成

普通牛乳では，水分が87.4％と大部分を占め，タンパク質3.3％，脂質3.8％，炭水化物4.8％，灰分0.7％が標準的な組成である[11]．

②牛乳の抗原タンパク質とその性質

牛乳タンパク質の主な成分を表5-18に示す．牛乳タンパク質は，大きくは乳清タンパク質とカゼインに分けられ，前者にはβ-ラクトグロブリン，α-ラクトアルブミン，牛γ-グロブリン，牛血清アルブミンなどが含まれている．牛乳タンパク質の中で，80％を占めるカゼインと10％を占めるβ-ラクトグロブリンが主要アレルゲンとされている．

カゼインはα-ヘリックスやβ-シート構造のような規則的構造が少なく，加熱による影響を受けにくく，100℃以下の加熱では凝集も変性も起こらないため，加熱による低アレルゲン化は期待できない．カゼインの低アレルゲン化には加水分解が必要であり，牛乳アレルゲン除去調製粉乳にはN源としてカゼイン加水分解物を含むものが多い．

一方，β-ラクトグロブリンは球状タンパク質であり，一般にアレルゲン性が強いと考えられているが，加熱により球状構造の解きほぐれが起こり変性する．そのため加熱の影響を受けやすく72.8℃で変性するとされている[11]．β-ラクトグロブリンは小麦による不溶化が起こるた

表5-18　牛乳タンパク質の構成比率と分子量

タンパク質	牛乳タンパク質中の構成比率(%)	分子量(kDa)
カゼイン	(80)	
α_{s1}-カゼイン	30	23.6
α_{s2}-カゼイン	9	25.2
β-カゼイン	29	24
κ-カゼイン	10	19
γ-カゼイン	2	12
乳清蛋白質	(20)	
α-ラクトアルブミン	4	14.2
β-ラクトグロブリン	10	18.3
血清アルブミン	1	66.3
免疫グロブリン	2	160〜900
プロテオース・ペプトン	3	

め，パンや焼き菓子中のβ-ラクトグロブリンの抗原性は低下している（表5-35参照，p.149）．

(c) 小麦

　小麦には水溶性タンパク質と不溶性タンパク質（グルテン）に大きく分類される．現在知られている主なアレルゲンを表5-19に示す．水溶性タンパク質であるα-アミラーゼインヒビターはBaker's Asthmaの原因アレルゲンとして知られている．不溶性タンパク質であるグルテンは麩の主原料である．またグルテンの粘弾性はパン生地の発酵による膨らみに大きな役割を果たしている．そのため一般の"米粉パン"にはグルテンが添加され，小麦アレルギー児が摂取してアレルギー反応を起こした例がよく報告されている．

　グルテンのアルコール可溶性画分であるグリアジンは先に述べた特定原材料の検出キットにより検討可能な成分である．分子量は約39 kDaであるが，酵素による消化を受けやすく，胃液中のペプシンや食品中のさまざまなプロテアーゼにより容易に分解されて低分子化する．グリアジンの1つであるω-5グリアジンは食物依存性運動誘発アナフィラキシーの原因として注目されている[12]．ω-5グリアジンも本来は，十分に消化されて抗原性が認められないほど低分子化してから吸収されるはずのところが，食直後の激しい運動により，消化不十分で抗原性の残る大きなペプチドのまま吸収されてアナフィラキシーを起こすと考えると説明がつく．

表5-19　主な小麦タンパク質

水溶性タンパク質	水・塩不溶性タンパク質
アルブミン	グリアジン（アルコール可溶性）
グロブリン	α-グリアジン
α-アミラーゼインヒビター	β-グリアジン
トリプシンインヒビター	γ-グリアジン
アシル-CoA-オキシダーゼ	ω-グリアジン
ペルオキシダーゼ	グルテニン（アルコール不溶性）
脂質輸送タンパク（LTP）	高分子グルテニン
	低分子グルテニン

4 生体側の反応性からみた卵，牛乳，小麦の主要アレルゲン

食物抗原特異的IgE抗体は量的に多いコンポーネントタンパク質に対して産生される

　食物は抗原コンポーネントタンパク質に分けて摂取するのではなく，食品として全成分を摂取するため，構成成分の量的因子が特異的IgE抗体の産生量に大きな影響を及ぼす．食物アレルギーを疑って食物抗原およびそのコンポーネント抗原を同時測定した症例のうち，卵，牛乳，小麦のイムノキャップ®クラスが2以上の症例について，それぞれの抗原コンポーネントイムノキャップ®クラス2以上の割合は，第2章表2-5(p.41)に示した通りである．鶏卵では全卵タンパク質の54%を占める卵白アルブミンに対する特異的IgE抗体(＝卵白特異的IgE抗体，詳しくは後述)のほうが11%を占めるオボムコイドに対する抗体よりも，牛乳では80%を占めるカゼインのほうが10%のβ-ラクトグロブリンに対する抗体よりも陽性率が高いという当たり前の現象が認められた．

　現在，抗原性が高いとして注目されている抗原コンポーネントは，いずれもそれぞれの食物中のタンパク質のうち量的に少ないものである．卵白中のオボムコイド，牛乳中のβ-ラクトグロブリン，小麦中のω-5グリアジンがそのよい例であり，いずれも約60%であった．「これらのマイナーコンポーネントにも感作されているほど重症である」ということになる．

(a) 鶏卵

　現在は臨床検査としてはOVA特異的IgE抗体は測定できないが，研究的にOVA特異的IgE抗体とOM特異的IgE抗体をイムノキャップ®にて同時に測定できたときの97例のデータを紹介する(1998年)．両抗体ともに陰性であった4例を除いた93例中，OM特異的IgE抗体のほうがOVA特異的IgE抗体よりわずかでも高かったのは8例にすぎず，それも平均0.86 U_A/mL高かっただけであった．残りの85例(91.4%)ではOVA特異的IgE抗体のほうが高かった．このように生体側の反応性としてはOVAに対する反応がOMに対する反応よりも優位である．OVAに対してのみ反応する症例はあるが，逆はほとんどないことを示している．現在は臨床検査としてはOVA特異的IgE抗体は測定できないが，このときのデータで卵白特異的IgE抗体とOVA特異的IgE抗体がほぼ一致していたことから，OVA特異的IgE抗体陽性≒卵白特異的IgE抗体陽性としてよいと考える．

　卵白特異的IgE抗体(≒OVA特異的IgE抗体)がイムノキャップ®クラス2以上の陽性例1,793例について検討したところ，そのうちOM特異的IgE抗体陽性であったのは約2/3のみであった(第2章表2-5, p.41)．卵の主要アレルゲンとしてOMが注目されることが多いが，生体の感作に関する上述のデータから，OVAに対してのみ反応してOMには反応しないか，反応の程度の極めて低い卵アレルギー児は約1/3あることがわかる．この事実からも調理食品の抗原性の評価において，卵白タンパク質の11%を構成するOMだけではなく，量的にも多く卵白タンパク質の54%を占めるOVAの評価をすることを忘れてはならない．構成割合と感作源としての抗原コンポーネントタンパク質の関係を図5-10に示す．

　構成割合が高い抗原コンポーネントタンパク質に対する反応性が優位であることは，臨床の現場において卵アレルギー児の食事指導を行ううえで，安全性の確保の観点から極めて重要である．

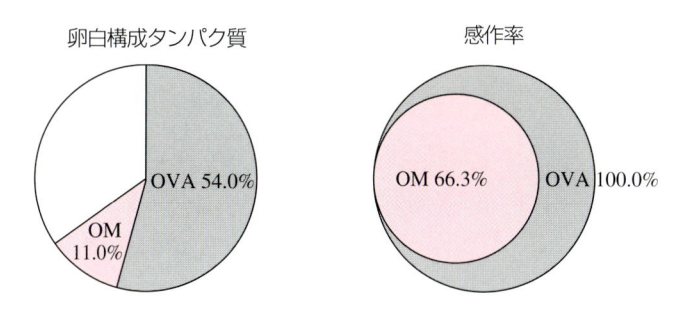

図 5-10 OVA と OM の構成タンパク質としての割合と感作源としての割合の関係

OVA 量の違いにより症状の起こり方が異なる

実際に 20 分固ゆで卵 1 個を症状を起こさずに摂取することができても，卵ボーロ数粒でアナフィラキシーを起こす症例が存在する．このなかには OVA＞100 U$_A$/mL，OM＜0.34 U$_A$/mL であった症例も含まれる．20 分固ゆで卵 1 個中の OVA は 1 mg 以下であるが，卵ボーロ 1 個中の OVA は 1 mg を超えていた．一方，固ゆで卵中の OM 量は 500 mg を超えており，卵ボーロ数百個分に相当した（表 5-26，表 5-29，表 5-30 参照，p.144，146）．

(b) 牛乳

牛乳タンパク質は，大きくは乳清タンパク質とカゼインに分けられ，前者には β-ラクトグロブリン，α-ラクトアルブミン，牛 γ-グロブリン，牛血清アルブミンなどが含まれている．イムノキャップ®による牛乳特異的 IgE 抗体陽性例 227 例中，カゼインに対しては 214 例（94.3％），β-ラクトグロブリンに対しては 127 例（59.5％）が特異的 IgE 抗体陽性であり，「牛乳抗原による感作≒カゼインによる感作」であり，約 60％ が β-ラクトグロブリンによっても感作されていることになる．構成割合と感作源としての抗原コンポーネントタンパク質の関係を図 5-11 に示す．

症例数は少ないが，その他の牛乳タンパク質との反応性を検討した結果を表 5-20 に示す．牛血清アルブミンと特異的 IgE 抗体は 27 例中 11 例（40.7％）で陽性であった．牛乳アレルギー児の約 40％ はレアのステーキは摂取できないことがあるが，シチューの牛肉は摂取しても症状が出ないことがわかる．

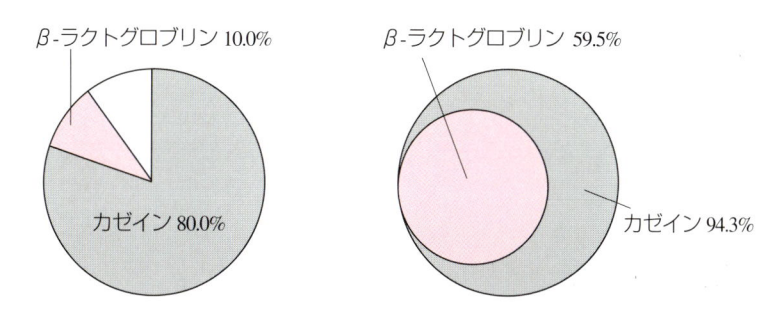

図 5-11 カゼインと β-ラクトグロブリンの構成タンパク質としての割合と感作源としての割合の関係

表5-20 牛乳イムノキャップ陽性27例(3か月～17歳)における牛乳タンパク質コンポーネントイムノキャップ®陽性率

抗原	陽性率
カゼイン	100.0%
ラクトフェリン	74.1%
β-ラクトグロブリン	51.9%
α-ラクトアルブミン	44.4%
牛血清アルブミン	40.7%

(c) 小麦

ω-5 グリアジンは小麦による食物依存性運動誘発アナフィラキシーにおいてω-5 グリアジン特異的 IgE 抗体陽性例が多いことから注目された抗原コンポーネントである[12]．ガイドラインにもプロバビリティーカーブが示されているが，感度が低く，陰性でも負荷試験陽性例が多い．実際に小麦アレルギー児のうち，24% は 0.34 U_A/mL 未満(陰性)であったという報告があり[13]，クラス1までを含めると 37% にものぼる．負荷試験の適応の決定や食事指導時の安全性の確保という観点からは，プロバビリティーカーブの活用には注意が必要である．

小麦アレルゲンとしては水溶性画分が重要

うどんを1玉摂取できてもフランスパン1口でアナフィラキシーを起こす症例をしばしば経験する．うどんとフランスパンのグリアジンを測定してみると FASPEK® でも従来法でも両者の間には大きな差はない(後掲の表5-39，表5-40 を参照，p.151)．

その理由を探るために，小麦の水溶性画分を用いて好塩基球活性化試験とヒスタミン遊離試験をしたところ，グリアジンに対してよりも反応する症例が多く[14]，しかも反応性が高く，アレルゲン性を有していることが明らかとなった．Baker's Asthma に限らず，食物アレルギーにおいてもグリアジンのみならず水溶性画分も小麦アレルゲンとして重要であることがわかる．

☕ Coffee break 「食べる」のは食品である

抗原コンポーネントタンパク質レベルの研究は，食物抗原の加熱や調理による変化を詳しく調べたり，病態を検討するうえで極めて重要であるが，食物はコンポーネントタンパク質として摂取するのではなく，食品として摂取することを忘れてはならない．食物抗原あるいは構成比の高い抗原コンポーネントタンパク質が実際には重要であることを常に念頭においてデータを解釈し，食事指導をすることが正しい抗原診断のためにも，また「食べること」を目指した必要最小限の食事指導を行ううえでも極めて重要である．

5 加熱調理による食品の低アレルゲン化の法則

食物は単独で調理されることもあるが，多くは他の食材と一緒に調理される．食物の抗原性は加熱による影響を受けるのみならず，副材料の影響も大きく受けるため，これらの影響も含

めて「食べる」側からみた抗原性を評価する必要がある．このような検討には，従来法による抗原測定系が適している（表 5-15，p.132）．

乳幼児期の即時型反応においても，乳児期発症の食物アレルギーの関与するアトピー性皮膚炎においても，原因食物として頻度が高い卵，牛乳，小麦について，抗原コンポーネント別に加熱調理による抗原性の変化について測定した結果を以下に示す．

「食べる」側から見た抗原性を表す従来法と，原材料として使用した食物コンポーネントタンパク質を示す新法 FASPEK® の両者を組み合わせて検討すると，食物の抗原性についてこれまでいわれてきたこととは異なる点も見つかり，臨床現場において遭遇する現象をよく説明できるようになった．加熱や副材料の影響により，抗原コンポーネントタンパク質の抗原性の変化が複雑な卵を中心に，抗原量に関するデータをもとに食品の調理による低アレルゲン化の法則について述べる．

(a) 調理による卵白の低アレルゲン化

卵は加熱すると低アレルゲン化することはよく知られている．食品中の卵は原材料の一部として使われていることが多く，副材料の卵の抗原性に及ぼす影響も大きい．調理食品中の卵には，①加熱自体による低アレルゲン化，②加熱凝固による低アレルゲン化，③副材料による低アレルゲン化が同時に起こる．低アレルゲン化を目指してさまざまな条件下で卵を処理したうえで，「食べる」側から見た OVA と OM の抗原性の結果から得られた加熱調理による低アレルゲン化の法則について述べる．

①加熱による低アレルゲン化
i) 加熱の OVA，OM の抗原性に及ぼす影響

加熱凝固による不溶化が起こらない条件下では，加熱により OVA も OM もほぼ同等に抗原性が低下する．これまで考えられていたように，加熱により OVA の抗原性のみが低下するというのは OVA が固く凝固する条件下でのみ当てはまる現象である．

凝固と副材料の影響を避けるために，卵白凍結乾燥末（Allergon 社）を 1 mg/mL となるように蒸留水に溶かしたものを 60℃ および 100℃ にて 30 分間湯浴，オートクレーブ 20 分間加熱したものを試料として検討した．この条件下では，少なくとも肉眼的には凝固は起こっていなかった．

従来法により OVA と OM の定量を行い，加熱試料中の OVA と OM を非加熱試料中の抗原量と比較検討したところ，60℃，30 分加熱では非加熱の OVA，OM と抗原性がほとんど変わらなかったが，100℃，30 分ではそれぞれ 3.2%，1.3%，オートクレーブでは 1% 以下となった（表 5-21）．いずれも，OM の抗原性の低下のほうが OVA の抗原性の低下よりわずかではあるが大きかった．これまで OM は加熱による抗原性の低下が起こらず，OVA の抗原性のみが加熱によって著明に低下するといわれてきたが，凝固も不溶化もしない条件下では OM は OVA と同等あるいはそれ以上に抗原性が低下することが明らかとなった．抗原性の低下は RAST inhibition test によっても確認できた．

表5-21 卵白凍結乾燥末1mg/mL中のOVA，OMの抗原性

	OVA （%非加熱）	OM （%非加熱）	FASPEK®OVA （%非加熱）
60℃，30分	91.7%	94.1%	100.0%
100℃，30分	3.2%	1.3%	92.3%
オートクレーブ，20分	0.5%	0.03%	60.8%

ii）調理温度の影響

　オーブンを用いて作る焼き菓子は，170〜200℃以上で焼いて作ることが多く，「高温」で調理することになる．卵タンパク質は高温で焼くほど低アレルゲン化していると考えがちであるが，クッキーのように焼成温度を反映しやすいものと，ケーキのように中心温度により評価しなければならないものがある．

1. クッキーや卵ボーロなど小さなものは焼成温度の高さがそのまま抗原性の低下に反映される

　クッキーのように厚みが少なく，表面温度と中心温度の差がない場合には，全体がほぼ均一に加熱され焼成温度がほぼそのまま中心温度に反映される．同じ焼成温度では長時間焼くほど抗原性が低下する．ただし，焼成温度を上げて焼き時間を長くしていくと最後は炭化して摂取不能となる．卵ボーロも焼成温度を上げていくほうが焼き時間を長くするよりもOVA，OMの抗原性の低下につながる．

　加熱条件を変えて作成したクッキーのOVA，OM量を従来法で測定した結果を新法FASPEK®によるOVA量と合わせて表5-22に示す．20分加熱まではおいしく摂取可能であり，焼成温度が高いほど抗原性が低下していた．30分加熱では焦げており，180℃，30分加熱で

表5-22 加熱条件によるクッキーの卵白抗原量の変化（生地1g中の抗原量に換算）

焼成温度と時間	OVA (μg/g)	OM (μg/g)	FASPEK®OVA (μg/g)
生地	25,000	23,000	12,000
160℃，10分	3,510	2,560	11,120
170℃，10分	3,440	2,640	10,580
180℃，10分	2,410	1,080	8,300
160℃，20分	530	430	4,030
170℃，20分	280	270	3,330
180℃，20分	20	50	1,430
160℃，30分	<0.4	1	28
170℃，30分	<0.4	<0.4	8
180℃，30分	<0.4	<0.4	2

※測定値は焼成前の生地1g中の抗原量に換算して表した

は一部炭化して摂取不能であった．加熱温度を高くし，加熱時間を長くするとFASPEK®で検出できる抗原性が低下し，30分加熱では変性が強くほとんど検出されなくなった．

クッキーのように表面積が容積のわりに大きいものはこのように加熱温度の影響を大きく受けることが明らかとなった．

2. ケーキ類のように容積の大きな焼き菓子の抗原性は焼成温度ではなく中心温度で評価する必要がある

スポンジケーキやパウンドケーキのような容積の大きいケーキ類では，焼成温度がそのまま中心温度やケーキ全体の温度に反映されるわけではない．焼成温度のみで抗原性を判断しないようにする．特に焼成時間が短いものでは，焼成温度が高くても抗原性が多く残りやすいので注意する．

その理由を明らかにするために，経時的に中心温度のモニターが可能な中心温度計を用いて中心温度の測定を行った．図5-12は卵白を主原料とするシフォンケーキの焼成条件を，180℃，20分（標準的な調理条件）から220℃，80分まで変化させ，中心温度を記録したものである．設定温度を高くしても中心温度は100℃近辺にまでしか上がらず，長時間焼いても100℃近辺でプラトーに達するとそのまま持続し，焼成時間の延長はそのまま中心温度100℃維持時間の延長となることが明らかとなった．

高温で長時間焼くと表面は底面も含めて焦げるため，底面には断熱材としてダンボールを敷く，途中から側面や上面をアルミホイルで覆うなどの工夫が必要である．シフォンケーキ

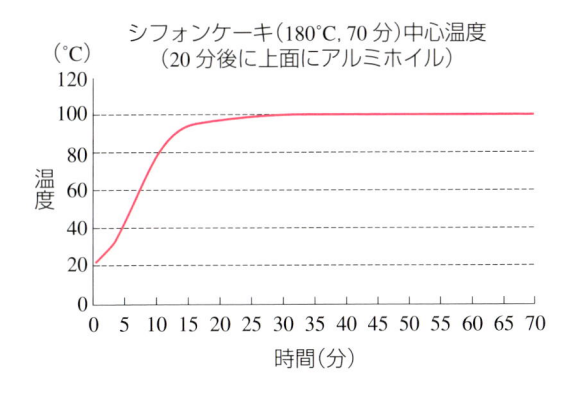

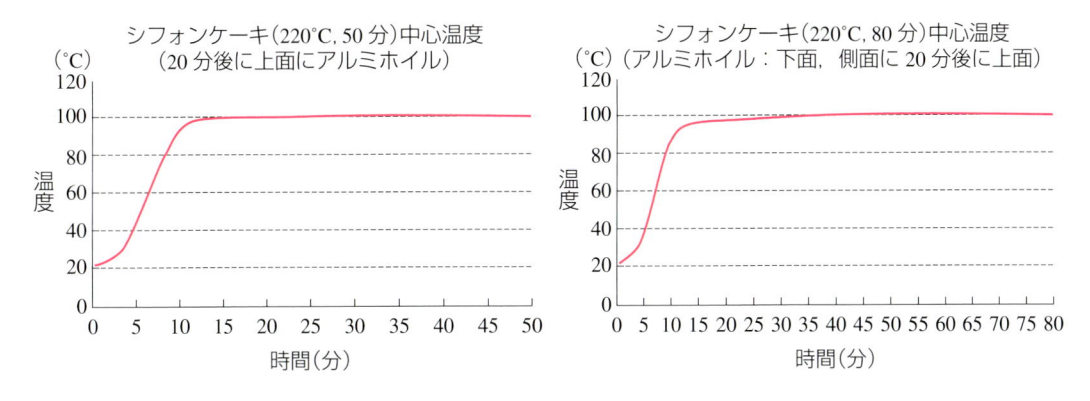

図5-12　シフォンケーキの焼き条件と経時的中心温度

焼成時にも焦げるのを防ぐために，20分後には上にアルミホイルをかぶせた．220℃で80分焼く場合には焦げないように最初から底面と側面をアルミホイルで覆った．

　ケーキ類のレシピに示される焼き温度で焼き上げると，焼き時間はちょうど中心温度が100℃に到達する時間に設定されていることが明らかとなった．竹串をさしても生地がつかなくなるときである．焼き菓子を最もおいしく作る条件は中心温度が100℃になるまで焼くことであるのは，大変興味深い事実である．参考までに，標準的な焼成条件で調理したシフォンケーキと低アレルゲン化を目的として作製し，重症の卵アレルギー児でも摂取可能なシフォンケーキのOVA，OM量を表5-23に示す．焼成温度を高くし，長時間加熱することにより「食べる」側からみた抗原量が大きく低下していることがわかる．

　もう1つの例として，170℃で焼いたカップケーキの中心温度が100℃を超えた時間と，カップケーキ1個中のOVAとOM量を従来法で測定した結果との関係を表5-24に示す．底面にダンボールを敷き，側面や上面をアルミホイルで覆うことにより100分間焼いても摂取可能なカップケーキが作製できた．焼成時間が80分以上では卵抗原量は特定原材料表示義務濃度以下であり，重症の卵アレルギー児でも重篤な症状を起こさずに1個摂取が可能な程度にまで低アレルゲン化できた．

　なぜ，焼成温度をいくら上げても，また長時間焼いても中心温度が100℃前後にまでしかならないのか？　答えは簡単である．ケーキには卵白または全卵を泡立てて入れる．この卵白の88%が水分であることがその答えである．水分が残る限り，いくら加熱しても常圧では100℃を超えないからである．

表5-23　シフォンケーキにおける加熱時間と抗原量

	OVA		OM	
	1 g 当たり（μg）	1/8 切れ当たり（μg）	1 g 当たり（μg）	1/8 切れ当たり（μg）
180℃，20分（標準）	7,686	96,075	4,749	59,363
220℃，80分	3.2	39	4.1	51

※直径10 cm型シフォンケーキ1/8切れ重量＝180℃，20分：10.8 g
　　　　　　　　　　　　　　　　　　　220℃，80分：8.2 g

表5-24　カップケーキの中心温度100℃以上の持続時間と抗原量

	100℃以上の時間（最高温度）	生地25 gから作製した1個中抗原量	
		従来法 OVA	従来法 OVM
生地		750 mg	700 mg
170℃，25分間（標準的な作り方）	9分間（101℃）	3.5 mg	0.69 mg
170℃，80分間	48分間（101℃）	30.3 μg	10 μg
170℃，100分間	71分間（102.5℃）	<10 μg	<10 μg

3. 市販のカステラ，バウムクーヘン，シフォンケーキの抗原性

市販のカステラ，バウムクーヘン，シフォンケーキ中のOVA，OM量を表5-25に示す．いずれも比較的低温で長時間かけて焼かれている．特記すべきことは，OVA量のほうがOM量より高いことである．時間をかけて調理するとOMの抗原性はOVAと同等あるいはそれ以下に低下することがわかる．

表5-25 市販の焼き菓子における卵抗原量

	1g中の抗原量(従来法)(mg)		1切れの重量(g)	1切れの抗原量(従来法)(mg)	
	OVA	OM		OVA	OM
カステラ	1.2	0.29	58	70.0	17.0
バウムクーヘン	7.9	1.5	50	395.0	75.0
シフォンケーキ	9.1	5.0	84.5	769.0	423.0

4. オーブン，蒸し器，圧力鍋で調理したときの中心温度：蒸し器の活用がおすすめ

煮込み料理や蒸し料理では食品中の温度は最高でも100℃と考えられるが，圧力鍋を用いて調理した場合には120℃近くまで上昇すると考えられる．実際に自家製の生麩を用いてオーブン，蒸し器，圧力鍋で中心温度をモニターしてみると，圧力鍋で調理した場合のみ中心温度が120℃にまで上昇していた（図5-13）．

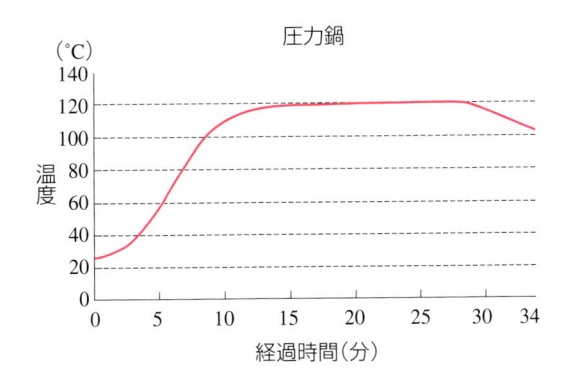

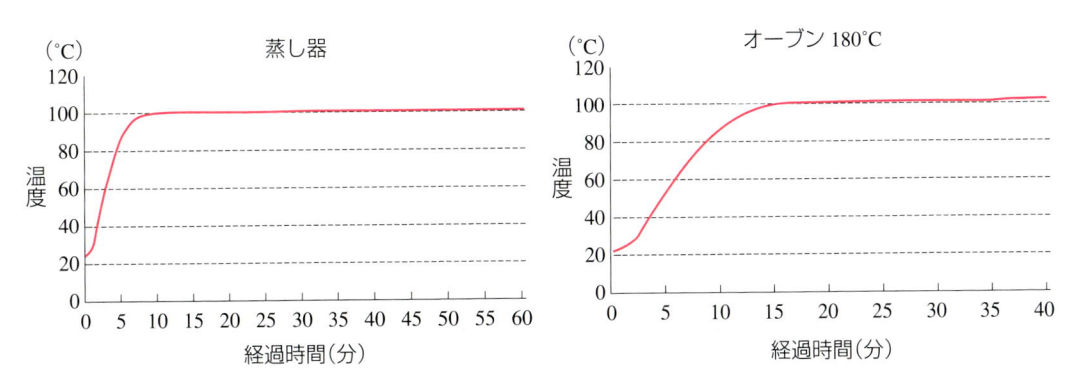

図5-13 調理法の違いによる中心温度の経時的変化

オーブンを用いた場合には中心温度が 100℃ 近くになるまでに時間がかかることがわかる．100℃ 近くまでの温度上昇の時間が短く，手軽に確実に加熱できるのが蒸し器を用いた料理である．

②加熱凝固による低アレルゲン化

卵の主要な調理性である凝固性は主として OVA によるものであり，OVA の抗原性低下に大きく関わっている．OVA の加熱凝固による不溶化が，「食べる」側からみた抗原性の低下をもたらしている．表5-14(p.131)にデータを示したように生理的条件下で抗原を抽出する従来法により測定すると，12分固ゆで卵白中の OVA は生卵白中の OVA の 1/9,000 にまで低下していたが，すべてのタンパク質を可溶化する抽出液を用いた新法 FASPEK® で測定すると生卵白中の OVA とほとんど変わらなかった．この結果は，「食べる」側から見た OVA の抗原性の低下には，OVA の熱凝固による不溶化が大きく関与することを示していると考えられる．

従来法により全卵1個中の OVA，OM 量を測定した結果と生卵との比較を調理法別に表5-26 に示す．OM は 70℃，30 分加熱の温泉卵，炒り卵，錦糸卵ではほぼ同等で生卵の約 14〜15%，12 分固ゆで卵では 11%，20 分固ゆで卵では 6% といずれも大きな差はなかった．卵料理中の OM の抗原性の低下は加熱方法による大きな差はなく，70℃ 以上の加熱で低アレルゲン化が認められる．OM は 100℃ の加熱によっても凝固せず，水溶性を保っているからである．そのため，通常の調理法では加熱温度を上げるよりも長時間の加熱のほうが低アレルゲン化には効果的であることが明らかとなった．一方，OVA の抗原量は温泉卵では生卵とほとんど変わらず，炒り卵では 9% も残っていたが，錦糸卵では 0.8% に減少し，固ゆで卵では 0.005〜0.01% であり，絶対値としても 20 分固ゆで卵 1 個中の OVA 量はわずか 560 µg であった．OVA の抗原の残存率は OM の抗原残存率の 1/1,000 以下であった．

20 分固ゆで卵 1 個中の OVA 量は卵ボーロ 1 個中の OVA 量よりも少なく（後掲の表5-29，表5-30 参照，p.146），固ゆで卵 1 個摂取できても卵ボーロで症状を起こす例がある理由である．

表5-26 従来法による卵料理中の OVA 量，OM 量の比較

		全卵 50 g 中の抗原量		生卵と比較した抗原残存率	
		OVA	OM	OVA	OM
生卵		10,520 mg	8,495 mg	100.0%	100.0%
温泉卵		9,580 mg	1,220 mg	91.1%	14.4%
炒り卵		980 mg	1,280 mg	9.3%	15.1%
錦糸卵		84.2 mg	1,232 mg	0.8%	14.5%
ゆで卵	12 分固ゆで卵	1,200 µg	1,000 mg	0.01%	11.8%
	20 分固ゆで卵	558 µg	524 mg	0.005%	6.1%

・OVA，OM ともに加熱温度を高くし，加熱時間を長くするほど抗原性が低下する
・「加熱卵料理」である炒り卵，錦糸卵，ゆで卵間で比較すると，OVA 量は調理法により大きな差があり固ゆで卵＜＜＜錦糸卵＜炒り卵であったが OM 量はほぼ同等であった
・OVA，OM の抗原性がほぼ同等に低下する調理法としては炒り卵が最も適していた

卵の凝固性を利用した料理の代表としてハンバーグステーキがある．焼いただけのハンバーグステーキとそれをさらに煮込んだ煮込みハンバーグ中のOVA，OM量を同量の生卵とゆで卵中のOVA，OM量と比較して表5-27に示す．OVAとOMの抗原性の低下のパターンがゆで卵と同じであることがわかる．

表5-27 ゆで卵およびハンバーグ中の卵白抗原量

		全卵5g当たりの抗原量	
		従来法OVA	従来法OVM
ゆで卵	生卵	1,052 mg	850 mg
	12分ゆで卵	120 μg	100 mg
	20分ゆで卵	55 μg	52 mg
ハンバーグ*	生地	1,430 mg	900 mg
	フライパン両面蒸し焼き10分	691 μg	41 mg
	両面蒸し焼き10分＋煮込み15分	91 μg	14 mg

＊：全卵5g以外に牛肉50g，炒めたまねぎ16.5g，パン粉2.5g，調味料・香辛料1gを含む
煮込みハンバーグでは煮汁中の抗原も含む

③副材料の影響

卵を使った焼き菓子では副材料として小麦粉，米粉，アーモンドプードルやバター，脱脂粉乳など乳製品を用いることが多い．副材料を用いた場合にはOVAとOMの抗原性の低下がほぼ同等に起こるという特徴がある．その程度は副材料の性質や量による．

i) 小麦粉による不溶化

同じ焼成条件で検討すると，抗原性は卵の使用量のみならず，副材料として用いる粉類の影響を大きく受ける．市販のビスケット，パン中の卵白抗原量を「食べる」側からみたOVA，OM量（従来法による測定）と原材料中のOVA量（新法FASPEK®による測定）を合わせて表5-28に示す．他のデータと比較しやすくするために，OVAに関してはFASPEK®による測定値と従来法による測定値の比もとった．この比の数値が高いほど，加熱または副材料による不溶化が起きて抗原が抽出されにくくなることを示しており，「食べる」側からみた抗原性の低下につながっている．

表5-28 ビスケットおよびパン1g中の卵白抗原量

	従来法OVA	従来法OM	FASPEK® OVA	FASPEK®/OVA
ビスケット1	390 μg	760 μg	10 mg	25.6
ビスケット2	36 μg	14 μg	2.1 mg	58.3
ビスケット3	28 μg	12 μg	3.2 mg	114.3
バターロール1	80 μg	130 μg	6.6 mg	82.5
バターロール2	1.1 μg	5.2 μg	0.25 mg	227.2
バターロール3	<0.4 μg	1.2 μg	0.28 mg	―

表5-14(p.131)に示したように，12分固ゆで卵白ではOVAに関するFASPEK®/従来法の比をとってみると6,000と極めて高いが，表5-28に示すように小麦粉を副材料にするビスケットやバターロールではこの比が25〜230であった．また固ゆで卵ではOVAとOMの測定値の間に1,000倍近い差が認められたが，小麦粉を副材料として用いるパンや焼き菓子中のOVA, OMはほぼ同等のレベルとなった．これは小麦粉を副材料として使用することによりOVAの凝固による不溶化が軽減し，OMの不溶化が起こったためと考えられる．

OMは加熱されても水溶性を保っているが，分子内に9個のS-S結合をもつため副材料として用いる小麦粉中のグルテンとの間でS-S結合と-SH基との間でSS-SH交換反応が生じて変性し，不溶化を起こす．そのため，生理的条件下での抽出が起こりにくくなり，従来法で検討した場合には検出できる抗原量が低下する．一方，OVAは分子内にS-S結合を1つ有するのみであり，小麦粉による不溶化はOMに比べると少なく，また加熱による凝固も起こりにくくなるため，OMと同レベルの抗原量が検出されるようになったと考える．

バターロールは3種類のデータを示すが，パン専門店で購入したバターロール1とスーパーで売られているバターロールや給食で使用されているバターロール2, 3とでは原材料に使われている卵の量自体が10倍以上違うことが，FASPEK®のデータから明らかとなった(表5-28)．従来法によるOVA, OM量も原材料の違いを反映している．小麦粉の影響によりOVAとOMの抗原量のレベルはほぼ同等になっている．

ii) 卵ボーロ1個中のOVAは固ゆで卵1個中のOVAよりも多い

卵ボーロは外観からも食感からもいかにも高温で調理された焼き菓子で，低アレルゲン化した食品のように見える．そのため赤ちゃん用のお菓子としてもよく使用されているが，即時型反応を起こしやすい卵菓子の1つである．表5-29に各社の卵ボーロ中のOVA, OM量を示す．ビスケットやパンと大きく異なるのは，OVA量は新法FASPEK®で測定しても従来法で測定しても同じであることである．これは卵と一緒に含まれる馬鈴薯でんぷんがOVAの凝固を

表5-29　各社卵ボーロ1g中の卵白抗原量

	従来法 OVA	従来法 OM	FASPEK® OVA	FASPEK® /OVA
卵ボーロ1	7.0 mg	7.6 mg	9.4 mg	1.3
卵ボーロ2	4.6 mg	6.5 mg	13 mg	2.8
卵ボーロ3	2.3 mg	3.2 mg	11 mg	4.8
卵ボーロ4	1.2 mg	2.0 mg	1.8 mg	1.5
卵黄卵ボーロ	260 μg	480 μg	550 μg	2.1

表5-30　副材料の違いによる「食べる」側から見た卵白抗原量の違い

	1g中の抗原量		
	従来法 OVA	従来法 OVM	FASPEK®OVA
卵ボーロ	5.2 mg	3.9 mg	9.6 mg
ビスケット	340 μg	360 μg	8.6 mg

妨げ，OM に対しては S-S 結合への影響がなく不溶化が起こしにくいためと考えられる．そのため，FASPEK®による OVA 量測定から，原材料としてほぼ同量の卵が使用されていると推測できるビスケットと比較すると約 10 倍量の OVA，OM が検出された(表 5-30)．これが卵入りビスケットを摂取できても卵ボーロにより症状が誘発されることが多い理由である．

iii) 副材料の違いによる卵の抗原性の変化

卵白を泡立てたメレンゲを主原料とし，副材料としてのアーモンドプードルを使用したもの(マカロン)と，アーモンドプードルの代わりに小麦粉を用いたもの，メレンゲにしない卵白と小麦粉を用いて作ったクッキーの OVA と OM 量を比較したものを表 5-31 に示す．小麦粉を使用した場合の抗原量はアーモンドプードルを使用した場合に比べて，OVA は約 1/20，OM は約 1/37 に減少した．泡立てない卵白を用いた場合には不溶化が起こるためか，OVA，OM 共に検出される抗原量がさらに減少した．

これまでに測定した卵と小麦粉を使用した自家製の焼き菓子とパンについて，卵白と小麦粉の重量比と卵白 1 g 当たりに換算した OVA，OM 量を表 5-32 に示す．小麦粉の割合が高くなるほど OVA，OM ともに抗原量が減少していくことがわかる．

このように副材料として小麦粉やでんぷん，ナッツ類を使用すると OVA の凝固の阻害が起こるが，S-S 結合の関連した OM の不溶化は粉の種類により程度が異なる．小麦粉や米粉のように-SH 基の多いものでは不溶化が起こりやすいが，でんぷん類やナッツ類ではほとんど起こらない．副材料を用いると焼き菓子中の OVA と OM の抗原性は加熱によりほぼ同等に低下していく．その程度は副材料による不溶化の起こり方により異なり「食べる」側から見た抗原性に差ができることが明らかとなった．

表 5-31　副材料の違いによる卵の抗原性の違い

卵の状態 (副材料)	1 個中に含まれる OVA(mg)	1 個中に含まれる OM(mg)
メレンゲ (アーモンドプードル)	177.20	14.09
メレンゲ (小麦粉)	8.58	0.38
卵白液 (小麦粉)	4.29	0.12

表 5-32　小麦との比率による生地中の「食べる」側からみた卵白抗原量

| | 卵白：小麦粉
(重量比) | 卵白 1 g あたりの抗原量 ||
		OVA(mg)	OM(mg)
シフォンケーキ	1：0.5	432	349
小麦マカロン	1：1	312	230
マフィン	1：2.9	150	140
パン	1：10	138	81

卵入りゆで麺中およびゆで汁中の卵抗原量を表 5-33 に示す．対照として同量のとき卵を同じ時間加熱したときの抗原量も合わせて示す．小麦粉と混捏することにより SS-SH 交換反応が起こり OVA, OM ともに検出できる抗原量が著明に減少したものと考える．

表 5-33　生地およびゆで麺中の卵白抗原定量結果（生地 1 g 中の抗原量に換算）

	OVA (μg)	OM (μg)	FASPEK® OVA (μg)	FASPEK® /OVA
強力粉生地	94,000	77,000	43,000	0.45
ゆで麺*＋汁（残存率）	2 (0.008%)	618 (1.1%)	40,028	20,014
デュラム粉生地	100,000	71,000	43,000	0.43
ゆで麺*＋汁（残存率）	2 (0.01%)	1,026 (1.6%)	35,032	17,516
溶き卵残存率	(0.051%)	(14.5%)		

原材料：卵 56 g，小麦 100 g，食塩 0.5 g
＊：0.5% 沸騰食塩水中にて 15 分間ゆでる

(b) 調理による牛乳中のカゼインと β-ラクトグロブリンの低アレルゲン化
①加熱・凝固による低アレルゲン化
i) カゼインの加熱による低アレルゲン化は期待できない

牛乳タンパク質の 80% を占めるカゼインは α-ヘリックスや β-シート構造のような規則的構造が少なく加熱による影響を受けにくい．そのため 100℃ 以下の加熱では凝固も変性も起こらないといわれている．実際に加熱条件を変えた牛乳中のカゼインを定量してみると従来法でも新法 FASPEK® においても変化は認められず（表 5-34），加熱による低アレルゲン化は期待できないことがわかる．そのため調理時に混入した場合には加熱調理しても抗原性がそのまま残ると考えられるため十分な注意が必要になる．

カゼインは容易に加水分解される．カゼインの低アレルゲン化には加水分解が必要であり，牛乳アレルゲン除去調製粉乳中のカゼインは加水分解されている．この性質を利用して作製し

表 5-34　加熱による牛乳 1 mL 中の抗原量の変化

調理条件	β-ラクトグロブリン 従来法	β-ラクトグロブリン FASPEK®	カゼイン 従来法	カゼイン FASPEK®
未処理	270 μg	26 mg	47 mg	34 mg
レンジ 40℃	220 μg		41 mg	
レンジ 65℃	170 μg		40 mg	
レンジ 70℃	140 μg		42 mg	
レンジ 83℃	82 μg		42 mg	
沸騰	46 μg	23 mg	45 mg	46 mg

た牛乳アレルゲン除去調製粉乳が，ニュー MA-1，ペプディエット，MA-mi (表 5-10 参照, p.113) である．

ii) β-ラクトグロブリンは加熱により変性し，低アレルゲン化する

牛乳タンパク質の 10% を占める β-ラクトグロブリンは球状タンパク質であり，一般に抗原性が強いと考えられているが，加熱により球状構造の解きほぐれが起こり変性する．そのため加熱の影響を受けやすく，72.8℃ で変性するとされている[11]．実際に 83℃ の加熱で生の牛乳の抗原性の約 1/3 に，100℃ まで温度をあげると約 1/6 にまで低下する (表 5-34)．

② 不溶化による低アレルゲン化

カゼインは不溶化しにくいが β-ラクトグロブリンは加熱や副材料による不溶化が起こり，抗原性が低下する．

表 5-35, 表 5-36, 表 5-37 に原材料として乳成分を含むいろいろな種類のパン，クッキー中の β-ラクトグロブリンとカゼインを従来法と新法 FASPEK® で測定した結果を示す．β-ラクトグロブリンは従来法では FASPEK® による測定値の 1/10,000 以下にまで減りほとんどのパンで測定感度以下になり，小麦粉による不溶化が起こったと考えることができる．カゼインは測定法を変えても測定結果がほぼ同じであり，ほとんど小麦粉の影響を受けないことが明らかとなった．

一方，馬鈴薯でんぷんを用いる卵ボーロでは異なるパターンを示した (表 5-37)．β-ラクトグロブリンは従来法による測定では FASPEK® による測定値の 1/500 から 1/750 にとどまり，パンやクッキーにみられた小麦粉による不溶化による現象と比べると 10 倍以上の差があった．これは程度の差はあるものの，卵ボーロとクッキー中の卵抗原の関係にみられた現象と同じであった (表 5-30 参照, p.146)．

表 5-35　パン 1g 中の牛乳抗原量

	β-ラクトグロブリン		カゼイン	
	従来法	FASPEK®	従来法	FASPEK®
白パン	<0.4 μg	3.2 mg	6.7 mg	6.4 mg
パンドミー	<0.4 μg	1.4 mg	3.2 mg	2.4 mg

表 5-36　パン 1g 中の牛乳抗原量

	β-ラクトグロブリン		カゼイン	
	従来法	FASPEK®	従来法	FASPEK®
食パン 1	<0.4 μg	35 μg	29 μg	43 μg
食パン 2	<0.4 μg	590 μg	1.1 mg	920 μg
食パン 3	<0.4 μg	1.4 mg	3.2 mg	2.4 mg
ロールパン 1	<0.4 μg	830 μg	280 μg	650 μg
ロールパン 2	<0.4 μg	3.3 mg	5.0 mg	4.5 mg
ロールパン 3	0.43 μg	5.1 mg	5.1 mg	5.8 mg

表 5-37　クッキーおよび卵ボーロ 1 g 中の牛乳抗原量

ELISA system	β-ラクトグロブリン 従来法	β-ラクトグロブリン FASPEK®	カゼイン 従来法	カゼイン FASPEK®
クッキー 1	＜0.4 μg	7.8 μg	30 μg	17 μg
クッキー 2	＜0.4 μg	29 μg	7.8 μg	61 μg
クッキー 3	＜0.4 μg	540 μg	550 μg	780 μg
クッキー 4	6.5 μg	2.8 mg	8.5 mg	5.4 mg
卵ボーロ 1	2.0 μg	990 μg	3.7 mg	2.0 mg
卵ボーロ 2	2.2 μg	960 μg	3.9 mg	1.8 mg
卵ボーロ 3	2.3 μg	1.5 mg	4.1 mg	2.3 mg
卵ボーロ 4	4.9 μg	3.7 mg	17 mg	6.5 mg

(c) 調理による小麦の低アレルゲン化

小麦タンパク質には表 5-19 (p.135) に示したように不溶性タンパク質と水溶性タンパク質があり，生体側の反応性を抗原コンポーネントタンパク質として特異的 IgE 抗体で評価できるのは不溶性タンパク質のグルテンと ω-5 グリアジンである．公定法で定められたアレルギー物質検出キットによる食品中の小麦抗原の評価はグリアジンに対してのみ可能であるので従来法と FASPEK® によるグリアジンの定量により小麦の抗原性の検査を行った．

①加熱凝固による低アレルゲン化

自家製の生麩の調理によるグリアジン量を従来法と新法 FASPEK® により測定した結果を表 5-38 に示す．中心温度 100℃ の時間が長いほど（図 5-13，p.143），あるいは 120℃ まで上昇させることにより抗原性の低下が認められたが，FASPEK® による測定では低下が認められず，抗原性の低下は加熱による不溶化によるものと考えられる．

②副材料の影響

卵の OVA と OM，牛乳の β-ラクトグロブリンの抗原性の低下には小麦中の -SH 基の関与す

表 5-38　生麩中のグリアジン量

	生地 1 g あたりのグリアジン量 従来法	生地 1 g あたりのグリアジン量 FASPEK®
生麩生地	17 mg	770 mg
蒸し器 16 分（標準）	1.27 mg	732 mg
30 分	0.14 mg	707 mg
60 分	0.041 mg	799 mg
圧力鍋 20 分	0.036 mg	795 mg
180℃ オーブン 40 分	0.85 mg	537 mg

C　食事療法に生かすことができる調理による食品の低アレルゲン化

る不溶化が大きく影響したが，逆は必ずしも成立していない．牛乳を原材料として含む食パン（パンドミー），牛乳と卵を原材料として含む食パン（ホテルブレッド）と牛乳も卵も含まないフランスパンの各1g当たりのグリアジン量を従来法と新法FASPEK®にて測定したものを表5-39に示す．原材料として用いられる小麦粉中のグリアジンをすべて可溶化して測定するFASPEK®では理論通りに小麦粉の割合の高い順（フランスパン＞パンドミー＞ホテルブレッド）にパン1g中のグリアジン量が高かった．

　従来法では逆に副材料が多く，小麦粉含量の少ないはずのホテルブレッド中のグリアジン量が最も高く，グリアジン量が高い順に並べると，ホテルブレッド＞パンドミー＞フランスパンの順であった．本来はグルテンが形成されて不溶化するはずのグリアジンが副材料の牛乳や卵により不溶化が妨げられたため，抽出されたグリアジン量が多くなったと考えられる．程度の差はあるが，OVAの凝固による不溶化が副材料として用いる小麦粉により妨げられるのと同じ原理である．グルテンの形成が多いフランスパンとグルテンの形成の少ないホテルブレッドやロールパンでは食感が異なることからも理解できるデータである．

　うどんを乾麺からゆでたもの，ゆで麺いずれもゆで麺1gあたりで比較するとグリアジン量には差がなかった（表5-40）．表5-39と表5-40を比較するとわかるように，同量のうどんとパン中のグリアジン量はほぼ同一である．原材料として用いられる小麦粉の量はパンの方が多いことがわかる．

　一方，うどん100gを摂取できてもフランスパン一口（数g）で症状が発現する例をしばしば経験する．小麦アレルギー児にとっては水溶性画分の抗原性が問題になることがわかる．小麦の水溶性画分による好塩基球ヒスタミン遊離試験やCD203cで検討する好塩基球活性化試験からも水溶性画分に対する反応性のほうが高く[14]，グリアジン，特にω-5グリアジンに対して反応する症例は少なかったことと一致している．

表5-39　副材料の違いによるパン中のグリアジン量

	原材料	1gあたりのグリアジン量	
		従来法	FASPEK®
フランスパン	小麦	5.4 mg	630 mg
パンドミー	小麦・乳	6.2 mg	460 mg
ホテルブレッド	小麦・乳・卵	9.6 mg	280 mg

表5-40　うどん中のグリアジン量

	ゆでうどん1gあたりのグリアジン量	
	従来法	FASPEK®
乾うどん1（ゆで）	6.3 mg	52 mg
乾うどん2（ゆで）	4.8 mg	60 mg
さぬきうどん	5.2 mg	72 mg

6　調理による卵の低アレルゲン化の実際

　卵アレルギーの臨床において抗原性の評価の可能な卵白抗原コンポーネントタンパク質はOVAとOMである．この両者は卵の主要コンポーネント抗原であるが，調理による抗原性の変化の起こり方は同一ではない．そのためOVAとOMの加熱調理と副材料による抗原性の変化について理解することは「食べる」ための食事指導に必須の要件である．

　調理時に実施可能な卵の低アレルゲン化の方法を表5-41にまとめ，従来法によるOVA，OMの測定データをもとに，調理における卵黄および卵白の低アレルゲン化について具体的に示す．

表5-41　卵の低アレルゲン化の方法

①原材料として，使用量を減らす
　・卵黄のみ使用（つなぎ，衣，プリン，茶碗蒸し，焼き菓子など）
　・卵白タンパク質の混入を減らす：卵白を完全に除去する方法
　　　　　　　　　　　　　　　　水溶性のOMの移行を最小限にする（固ゆで卵）
②副材料の選び方
　・小麦粉や米粉による不溶化を利用すると低アレルゲン化しやすい
③調理法の工夫
　・調理法の選択：中心温度の上昇の早い調理法を選ぶ
　・調理温度：調理法によっては調理設定温度がそのまま中心温度に反映されるとは限らないことに注意
　　　　　　　同一調理法では高いほど低アレルゲン化に有効
　・調理時間：同一調理条件では長いほど低アレルゲン化に有効

(a) 卵黄のアレルゲン性は混入する卵白量により決まる：卵白との分離がキーポイント

　卵黄は色も鮮やかな黄色であり，おいしく，乳幼児では魚肉と並ぶビタミンDの主要供給源であり，その他の脂溶性ビタミンや鉄分も多い．抗原性を低下させて卵黄だけでも摂取させたい食材である．卵黄を含む食品を摂取したときにアレルギー症状を引き起こすのは，主として卵黄を分離するときに混入する卵白によるものである．卵アレルギー児が卵黄を摂取するコツは，できるだけ卵白の混入を減らす分離法で分離することと，固ゆで卵ではゆで上がったら直ちに卵黄と卵白を分離してOMの卵白から卵黄への移行を断つことである．可能な範囲で卵白成分を取り除き，さらに加熱することにより混入した卵白中のOVAとOMの低アレルゲン化をはかることが，実際面では有用である．

①卵白の混入を最小限にした卵黄の分離法

　生卵黄中のOVAとOMは分離の際の卵白の混入によるものがほとんどである．お菓子作りや料理に卵黄を使用するときには卵の殻あるいは卵分離器により卵白を除く．この場合には数％の卵白が残る．

　より完全に卵白を取る方法を示す．卵黄の周りにわずかに卵白が残る程度にまで卵白を除いたうえでリードクッキングペーパーの上で転がして卵白を絡め取り，卵黄膜に穴を開けて中の卵黄のみ回収する．家庭で簡単に実行できる方法である（以下，卵黄膜除去卵黄）．卵分離器を

表5-42　生卵およびマヨネーズ1g中のOVA, OM量

	OVA (mg)	OM (mg)	FASPEK® OVA (mg)
卵白	320	260	220
卵黄（卵分離器使用）	5.9	5.6	5.0
卵黄（卵白除去）	0.19	0.26	0.13
マヨネーズ	6.7	6.0	3.2

用いて分離した卵黄（生），卵黄膜除去卵黄（生），生卵白，マヨネーズ中のOVA, OMを測定したものを表5-42に示す．

- 加熱した料理に卵黄膜除去卵黄を用いると卵を使用した料理としては最も抗原性が低くなる．重症例において最初に摂取する「卵を使用した料理」となる．この卵黄膜除去卵黄は水で倍に薄めて衣に使用したり，そのままでハンバーグなどのひき肉料理のつなぎに使用することができる．つなぎに使用する場合には，煮込みハンバーグのように確実に中心温度を100℃まで上げることのできる調理法を選ぶようにする．
- 卵黄プリン，卵黄ボーロ，蒸しケーキなどのお菓子作りにも使用可能であり，加熱方法の工夫により1食分の摂取量をOVA, OMともに100μg以下にまで減量させることは可能である（卵黄プリン中のOVA, OM量は表5-44参照）．

②固ゆで卵黄中へのOMの移行

　生卵黄に水分が占める割合は卵白の約半分であり（表5-16, p.133），卵白中のOMは加熱によっても凝固せずに水溶性を保っている．そのため固ゆで卵を作製後放置しておくと卵白中の水分が卵黄へ移行するのに伴って，加熱後も水溶性が保たれているOMも卵黄中へ移行する．12分固ゆで卵黄を卵白から分離するまでの時間と卵黄の重量，OM量を表5-43に示す．時間経過に伴い水分の移行により重量が多くなり，移行するOM量も増加する．1時間放置してから卵白と分離した卵黄を1個分摂取するとOMは6mgを超えており，重症例ではアナフィラキシーを起こしうる量である．

- 食事指導のときには単に「固ゆで卵黄」と指示するのではなく，「○分固ゆで卵の殻をすぐにむいて，卵白から外した卵黄を…」と指示する必要がある．耐性の獲得を目指した治

表5-43　12分固ゆで卵黄中へのOVA, OMの移行

卵黄と卵白の分離までの時間	重量	卵黄1gあたりに含まれる抗原量	
		OVA	OVM
直後	15.48 g	<0.4 μg	11 μg
1時間	16.65 g	1.3 μg	380 μg
3時間	17.70 g	1.5 μg	1.6 mg
24時間	18.80 g	1.9 μg	2.8 mg

療に卵黄を用いるときには，ゆで上がった「直後に卵白と分離」，「1 時間放置してから卵白と分離」，というように分離までの時間を順次長くしていく．

(b) 卵白の低アレルゲン化
①原材料としての卵白の使用量を減らす

最も確実なのは卵を使用しないで調理することである．実際に天ぷらやフライの衣では卵を使用しないで調理することが可能である．

卵白の凝固性は卵黄でも代替が可能であるので，卵黄プリンや卵黄茶碗蒸しを作ることができる．

卵分離器で分けた卵黄あるいは卵黄膜除去卵黄 12 g を原材料とし，牛乳 60 g，砂糖 10 g を使用し，天板にお湯を張ったオーブン 160℃ にて焼いた卵黄プリン中の焼成時間別 OVA，OM 量を表 5-44 に示す．全卵プリンの抗原性(表 5-45)と比較するとその差は一目瞭然であり，検出される抗原量は OVA，OM ともに，全卵＞＞＞卵分離器分離卵黄＞卵黄膜除去卵黄であった．

OVA は卵分離器で分離した卵黄で作ったプリンでもほとんどの卵アレルギー児が摂取可能なレベルにまで検出可能な抗原量が減り，40 分以上の加熱で測定感度以下にまで低下した．

表 5-44 卵黄プリンの抗原性

	焼成条件	卵黄プリン生地 1 g あたりの抗原量	
		OVA(μg)	OM(μg)
卵分離器使用 卵黄プリン	卵黄プリン生地	730	690
	160℃，20 分	1.1	180
	160℃，40 分	<0.4	29
	160℃，60 分	<0.4	24
卵黄膜除去 卵黄プリン	卵黄プリン生地	52	33.0
	160℃，20 分	<0.4	4.7
	160℃，40 分	<0.4	1.6
	160℃，60 分	<0.4	1.0

表 5-45 全卵プリンの抗原性

	全卵プリン生地 1 g あたりに換算した抗原量	
	OVA(mg)	OM(mg)
全卵プリン生地	56.0	55.0
オーブン蒸し焼き 160℃，50 分 (天板にお湯を張り蒸し焼きにする)	10.0	15.0
オーブン 160℃，50 分加熱	0.90	10.9
蒸し器 20 分加熱	0.51	17.3

卵分離器で分離した卵黄で作ったプリン中の OM は軽症例では症状を起こさずに摂取可能である．しかし，ここにはデータを示さないが圧力鍋 30 分加熱した場合でも抗原性が残存しており，重症例では 1 個摂取すると腹痛などの症状が惹起される可能性があった．一方，卵黄膜除去卵黄を用いれば通常の調理法による調理でも，重症の卵アレルギー児が摂取可能なレベルまで，OM も低アレルゲン化することができた．

②調理法と副材料による卵の凝固性の違いがもたらす「食べる」側から見た OVA，OM の抗原性の低下のパターンの相違

　卵の重要な調理特性の 1 つに凝固性があり，この凝固性が OVA の抗原性の低下に大きく関与していることはすでに表 5-14（p.131）に示した通りである．OVA の凝固による不溶化のため「食べる」側から見た卵の抗原性は大きく偏っており，固ゆで卵では OVA：OM＝1：800～1,000（表 5-26，p.144）になっている．

　全卵を用いた茶碗蒸し 1 g 中の OVA と OM 量を表 5-46 に示す．全卵 180 g に対してかつお出汁 500 g と醤油 6 g，料理酒 10 g，食塩 2.5 g を用いて 1 碗 150 g の茶碗蒸しを作製した．25 分蒸した場合の OVA の抗原性は生の卵液の 1／40,000 以下に減少したが，OM は 1／8 に減少したのみであった．OM の抗原性には加熱時間を長くしても，また圧力鍋により調理しても大きな変化は認められなかった．OVA：OM＝1：3,800～7,000 と OM に比較して OVA の抗原性の低下が著明であった．

　全卵茶碗蒸しのデータを，生地 1 g 中にほぼ同量（1.28 倍）の卵抗原を含む全卵プリン（6 個分：全卵 162 g，牛乳 300 g，砂糖 50 g）のデータ（表 5-45）と比較すると，OVA と OM の抗原性の変化のパターンが大きく異なることが明らかとなった．加熱条件により多少の差があるが，茶碗蒸し中の OVA 量はプリン中の 1／10,000～1／1,000 であった．一方，OM の抗原量には両者間に数倍の差が認められたのみであった．これは茶碗蒸し中の OVA が加熱凝固により不溶化した影響によるものであると考えられた．

　全卵プリンの OVA と OM の抗原量の比は，最も差の大きかった蒸し器で 20 分蒸す場合の 1：34 であり，160℃ オーブンで 50 分間蒸し焼きでは 1：1.5 であった（表 5-45）．OVA と

表 5-46　全卵茶碗蒸しの卵抗原量

		茶碗蒸し 1 g あたり抗原量（従来法）	
		OVA（μg）	OM（mg）
生地		59,000	42
蒸し器	25 分	1.4	5.4
	40 分	1.0	5.3
	55 分	0.7	4.5
圧力鍋	6 分	1.1	5.9
	12 分	0.8	4.7
	18 分	0.6	4.2

OMの抗原性の低下のパターンが茶碗蒸しにおけるパターンと大きく異なっていた理由は，プリンではOVAの凝固が牛乳により妨げられたためであると考える．

調理法による抗原性の変化をハンバーグで検討した結果を表5-47に示す．牛ミンチ肉50 gに全卵5 g，炒めたまねぎ16.5 g，パン粉2.5 g，調味料1 gを使用したハンバーグ生地75 gを用いて3種の方法で検討した．フライパンでしっかりと焼いたハンバーグステーキにした場合，さらに煮込んだ煮込みハンバーグ，圧力鍋で煮込んだ煮込みハンバーグ中のOVA，OM量を示す．煮込むことにより全体を確実に加熱することができ，また圧力鍋を用いることにより抗原性の低下をはかることができた．

副材料の影響により同量の卵を原材料とした卵ボーロとビスケットでは，「食べる」側から見たOVA，OM量が約10倍違うことは表5-30（p.146）に示した通りである．一方，OVAとOMの抗原量は，いずれもおよそ1：1であった．小麦粉だけではなく米粉にも-SH基が多く含まれているため，米粉を用いた卵入り菓子類でも同様の現象が認められる．調理法によっては，小麦粉よりも米粉で作るほうがおいしく作れる場合がある．

(c) 調理食品・加工食品中のOVAとOMの抗原性のパターン分類

卵の抗原性の評価の鍵を握り，複雑な様相を呈するのはOVAである．OVAの「食べる」側からみた抗原性は，加熱凝固の仕方や副材料による不溶化が複雑に絡み合い，容易に抗原性が低下するものと抗原性は保たれているものとの間の幅が非常に広い．OMは卵白の使用量を減らし，加熱時間を長くすること，副材料により不溶化することにより，ほぼ一様に「食べる」側から見た抗原性が低下していく．

抗原分析や定量，生体側の反応については抗原コンポーネントタンパク質レベルでの解析が可能であるが，「食べる」のは抗原コンポーネント別に分けたコンポーネントタンパク質としてのOVAやOMではなく，食品としての卵である．これまでデータを示しながら述べてきたように，卵のOVAとOMの加熱調理や副材料による抗原性の低下のパターンは複雑であるが，大きくは表5-48のように分類することができる．

OVA/OMのパターンが同じ食品群間で摂取食品や摂取量を決定するのが安全性の面から極めて重要である．OVA/OMのパターンを念頭において食事指導をすることにより，最重症の卵アレルギー児でも外来において耐性獲得に導くことが可能である．

表5-47　加熱条件の異なるハンバーグ1個中**の抗原量

加熱条件	OVA[*1]	OM[*2]
生地（未加熱）	1,430 mg	900 mg
フライパンで両面蒸し焼き10分	691 μg	43 mg
両面蒸し焼き10分＋煮込み15分	90 μg	13 mg
両面グリル＋圧力鍋	<30 μg	610 μg

測定法　＊1：モリナガ卵測定キット（卵白アルブミン）
　　　　＊2：モリナガ卵測定キット（オボムコイド）
＊＊：原材料として全卵5 g，牛肉50 g，炒めたまねぎ16.5 g，パン粉2.5 g含む

C 食事療法に生かすことができる調理による食品の低アレルゲン化

表5-48 食品中のOVAとOMの抗原性の相対的関係

OVAとOMの抗原性の相対的関係		卵料理	卵を用いた料理 デザート・菓子
OVAの抗原性の低下はわずかで OMの抗原性のみ低下（8：1）		温泉卵	
OVAの抗原性が 著明に低下	OVA抗原性＜＜＜OM抗原性 （1：800〜1：4,000）	固ゆで卵	茶碗蒸し
	OVA抗原性＜＜OM抗原性 （1：60〜1：150）		ハンバーグ
OVAとOMが ほぼ同等に 低アレルゲン化	OVA抗原性＜OM抗原性 （1：3〜1：15）	錦糸卵，卵焼き	
	OVA抗原性≒OM抗原性 （1：1.1〜1：1.6）	炒り卵	卵ボーロ ビスケット
	OVA抗原性＞OM抗原性 （18：1〜4：1）		カステラ，ケーキ バウムクーヘン

第5章

☕ Coffee break　卵を制するものは食物アレルギーを制する

　卵の抗原性が加熱調理や副材料により大きく変わることは，ここまで読み進んでいただいた方には十分おわかりいただけたものと思う．固ゆで卵1個が摂取できても，卵ボーロ1個でじんま疹や咳が出ることがあること，加熱卵料理といっても固ゆで卵と炒り卵では症状の起こり方が全く違うことなど，一見不思議で理解しがたい現象も，「食べる」側からみた抗原性を検討することにより理解できる．

　卵の抗原性というと，加熱によっても抗原性が低下しないと考えられていたオボムコイドに目がいきがちであるが，実は卵タンパク質の54％を占める卵白アルブミンの抗原性がその鍵を握っているのである．オボムコイドは加熱により抗原性が低下しないのではなく，加熱によって凝固しないことがポイントである．

　一方，卵白アルブミンは固ゆで卵では固く凝固し，生理的条件下ではほとんど抽出できなくなる．炒り卵ではかき混ぜることにより凝固が妨げられて，固ゆで卵に比べて約800倍も多く抽出される（表5-26，p.144）．副材料の影響も大きく，副材料を用いると抽出される両コンポーネントタンパク質がほぼ同等となる（詳しくはp.145〜147参照）．また，ケーキなどの容量の大きい焼き菓子で中心温度を調べると，100℃以上に上がらないのは新鮮な発見であった．

　卵の抗原性をコンポーネントタンパク質レベルで検討することにより，初めて明らかとなった現象がこのようにたくさんある．生体側の反応性を抗原コンポーネントタンパク質レベルで評価するのに対応させて食物抗原を抗原コンポーネント別に理解することは，食事指導に必要不可欠である．

　卵の抗原性が理解できれば，牛乳や小麦のタンパク質の抗原性の変化を理解するのは容易である．正に卵を制するものは食物アレルギーを制するのである．

D 食品除去解除のための食事指導

1 食品除去解除の基本

　食物アレルギーの治療として，原因と診断した食物の必要最小限の除去を行うと，症状の軽快ないし症状出現の回避をはかることができる．次の課題は除去解除の時期の見極めと除去解除の方法の選抜である．食品除去解除ができて初めて，「食べること」を目指した食物アレルギーの治療が完了する．食品除去継続の必要性についての定期的な再評価を行い，除去解除のための食物経口負荷試験の適応があると考えられたときには，負荷試験を実施し，その結果に基づいて除去解除を進めていく．

　適切な時期に除去解除を行わないと，過敏性が高まり，ますます除去解除が困難になることがあるので注意する．過敏状態を作らないためにも，除去解除ができるまで定期的な通院が必要であることを，食物アレルギーと診断した時点でよく説明しておくことが大切である．

（a）食品除去の適応についての定期的な再評価の必要性

　食物アレルギーにおける症状発現には，発育とともに成熟していく機能が大きくかかわっているため，乳児期から幼児期早期に発症した食物アレルギーは，成長に伴い耐性を獲得していく．定期的評価により耐性の獲得が確認された場合には，早期の除去解除をはかるようにする．食品除去が有効である場合にも，漫然と食品除去を続けることがないよう，定期的に食物アレルギーの治療に精通した医師の指導を受けることが必要である．以下のような場合に，食品除去解除のための負荷試験を実施するかどうかを判断する．

①耐性の獲得が予測されるとき
ⅰ）症状の消失ないし著明改善から一定期間が経過したとき
　　● 乳児期発症の食物アレルギーの関与するアトピー性皮膚炎：1歳頃を目安
　　● 即時型反応：摂取回避による無症状の期間が半年〜1年続いたとき
ⅱ）誤食のエピソードや食事記録から耐性の獲得が予測された場合

②入園，入学など生活環境が変化するとき
　食品除去によりアトピー性皮膚炎が軽快，あるいは即時型反応を起こすことがなくなると，そのまま除去を続け，医療機関への受診を怠りがちである．このような場合でも，集団生活に入る前に「保育所におけるアレルギー疾患生活管理指導表」，「学校におけるアレルギー疾患生活管理指導表」の提出を園・学校から求められて受診するので，そのときが見直しのきっかけとなる．
　食事記録から耐性が獲得されていることが確認できれば，そのまま食品除去の解除を行う．一方，長期間にわたり厳格な除去がされている場合には，食品除去の継続の必要性の確認，あ

るいは，摂取可能量の決定のための負荷試験を行う．この場合には，過敏性が非常に高まっている場合があるので，抗原特異的IgE抗体価が低くても慎重に負荷試験を行う．

③食品除去中に症状の再燃・悪化がみられるようになったとき

　乳児期発症の食物アレルギーの関与するアトピー性皮膚炎では，1歳過ぎには食物アレルギーに関しては耐性を獲得してアトピー性皮膚炎が治る場合が多いが，別の原因・悪化因子により，アトピー性皮膚炎が再燃する場合がある．食品除去を継続中に症状の再燃や悪化がみられた場合には，その食品がまだその時点においてもアトピー性皮膚炎の原因となっているかどうかを確認するために，負荷試験を行う．負荷試験陰性が確認できれば，速やかに除去を解除し，その他の皮膚炎悪化因子を見つけて適切な治療を行う．

(b) 乳児期発症の食物アレルギーの関与するアトピー性皮膚炎における除去解除

　この疾患の多くは，母親の摂取する食物中のタンパク質が数十 ng/mL（1日量として数十 μg まで）母乳中に分泌されてアレルゲンとして働いて皮膚症状が出現する．母親の食事内容からの原因食物の完全除去，あるいは卒乳により症状は完全に消失し，ステロイド軟膏のみならず保湿剤も不要となることが多い．アレルゲンとしては卵が最も頻度が高く，牛乳，小麦がそれに続く．いずれも早期に摂取を開始したい食物ばかりである．

　アレルゲンと診断された食物は1歳までは摂取を開始しないが，アレルゲンと診断されたもの以外は，1歳時には乳児が摂取するのに適した食物を何でも摂取できるようになることを目標に離乳食を進めていく．

　1歳時には，アレルゲン特異的IgE抗体の測定と好塩基球ヒスタミン遊離試験（HRT）を行い，除去解除の方法を決める．この時期にはまだ耐性の獲得ができていない場合も多く，もともと摂取量も少ないので，耐性の獲得のための負荷試験を行うよりも，1回摂取により症状の出現がないことを確認して摂取開始し，受診ごとに摂取量を増量する方法が適している．

①アレルゲン特異的IgE抗体陰性例

　生後6か月以内に診断し，除去を開始すると1歳時にはアレルゲン特異的IgE抗体が陰性化することが多い（第3章図3-2参照，p.51）．その場合には，耐性の獲得の確認のための負荷試験も可能である．耐性獲得の確認のための負荷試験が陰性であれば，摂取を開始する．

②アレルゲン特異的IgE抗体陽性例

　重症例や除去開始の時期が遅かった場合には，1歳時には診断時と同等あるいは診断時よりも高いアレルゲン特異的IgE抗体を示すことが少なくない．HRTが陽性を示す場合には，慎重に摂取開始する．

　一方，この時期の特徴として食品除去によりHRTがlow-responder化する例が多いので注意する．このときはヒスタミン遊離曲線を見て，抗原濃度C（40～70 ng/mL）をピークとした山型を描いているときには，耐性を獲得していない場合があるので注意し[15]，慎重に少量の抗原を含む食品を用いた1回摂取試験，あるいは負荷試験を行う．low-responderであるが負荷試験陽

性を示すことの多い典型的な low-responder 例のヒスタミン遊離曲線は**第2章図2-12** の下段の図に示したとおりである(p.48).

　離乳食を進めていくときに新たな食品を加える際には1口から開始するが，負荷試験も抗原性の低い食品を用いて，総負荷量の設定を低くし，負荷試験陰性を確認しながら，受診ごとに増量していくと，耐性を獲得していない場合にも重篤な症状を起こすことなく，安全に摂取できる閾値を決めることが可能である．

③除去解除のための1回摂取試験あるいは負荷試験において即時型反応が出現したとき

　乳児期発症の食物アレルギーの関与するアトピー性皮膚炎において，1回摂取試験あるいは負荷試験において初めて即時型反応を経験することが多い．皮膚の発赤やじんま疹など限局性の皮膚症状のみが認められた場合には，1〜2週間後に再度，同量の食品の摂取により症状が惹起されるかどうかを確認する．多くの場合，症状が出現しなくなっているので，同量摂取を次回来院時まで続ける．以後も，受診時に増量した食品による1回摂取試験を行って陰性を確認できた場合には次の受診までその量の摂取を継続する．

　皮膚症状以外の症状が出現，あるいは全身性の皮膚症状が出現したときには，即時型反応出現症例と同様に，症状の重篤さに応じて数か月以上は除去を続けたうえで，即時型反応症例の除去解除の方法に準じて対応する．

(c) 即時型反応既往例における食品除去解除

　食品除去の解除は食物アレルギーの治療のなかで最も重要な部分であり，さまざまな方法で実施されているのにもかかわらず，エビデンスが乏しいのが現状である．ここでは卵，牛乳，小麦など学童期までに耐性を獲得しやすい食物に関して，負荷試験結果をもとに除去解除を進めていく方法を中心に述べる．食品除去解除を行う場合には，常に安全性の確保を最優先にしながらQOLの向上を目指すことが大切である．

①安全に除去解除を行うための注意事項

i) 負荷試験陰性を確認後に食品除去解除を行うときの注意
- 体調不良時には，摂取量を減らす
- 何らかの理由で摂取を中断した場合には，中断前の摂取量よりも1〜2段階少ない量から摂取を再開する

ii) 集団生活の場における除去解除
- 学校など食数が多い給食では，混入と誤配を避けるための対策として除去食の種類を減らす必要がある．そのため，給食では提供されるすべての調理形態が摂取可能になってから，除去解除するのが基本である
- 細かな対応が可能な保育園では，摂取可能になった食品を指示書に具体的に記載する

　園・学校などの集団生活の場における除去解除の対応は，家庭における対応とは異なる．特に，学校では何種類もの食事を提供することによる調理時における混入や誤配による誤食を避けるために，除去する場合には完全除去食の実施が原則である．そのため，自宅での摂取量が少ない間は学校での除去解除は行わずに，完全除去食を摂取することになるのも安全性の確保

のためにはやむを得ない．また，口腔内違和感が残り，摂取しようとしない場合には，完全な耐性獲得には至っていないと判断する．

　保育園では，給食でも個別に対応できる園が多い．きめ細やかな対応が実施されている園では，自宅で安全に摂取できる範囲内で園でも摂取可能である．このような対応ができる園に対しては，摂取できる食品を具体的に記載した食事指示書を提出する．図5-14～図5-17に京都府医師会乳幼児保健委員会で作成した診断書と指示書を例示する．除去解除の指示は必ず医師の指示に基づくものとし，園と保護者の連絡を緊密にして，体調不良時には一時的に摂取を中止するなどの配慮が必要である．

iii）保育園における食事指示書と受診記録の実際

　社団法人京都府医師会乳幼児保健委員会が作成した「保育所・幼稚園で役立つアレルギー対応マニュアル」には図5-14～図5-17に示す診断書と指示書が掲載されている．一部書式の改変は行っているが，京都府下の保育園ではこの様式の使用が勧められている．京都市内の保育園では20年以上前から食物アレルギー児への対応がされており，卵，牛乳，小麦に関してはほとんどの園で代替食の提供がなされている．単に完全除去食とその代替食を実施するのではなく，「保育所におけるアレルギー疾患生活管理指導表」の記載内容よりもきめ細やかな対応がなされている．きめ細やかな対応が裏目に出る誤配・誤食の増加はなく，園児のQOLの向上に大きく貢献しているという現状を踏まえた指示書である．

　これまでは，ほとんどの園が給食における食品除去を希望する場合には，診断書と指示書の提出を義務付けているが，書式がバラバラであったこと，除去品目の指示書であったので摂取可能食品が増えるたびに書き換えが必要になり，数か月に1回の書類記入が必要になるという煩雑さがあった．

　そこで，診断書は年に1回のみとすること，食品除去が必要と診断した食品については除去食品ではなく，摂取可能食品に〇を付けるようにした．経過中に除去の必要な食物を使用した調理食品や加工食品のうち，給食で摂取可能と主治医が判断した場合には摂取可能食品に追加して〇を付ければよいようにした．そのため，新たな書類の作成は不必要であり，書き加えるだけでよく，現在摂取している食品がよくわかるようになった．それぞれの園で食材として使用しないため除去の必要性の判断を必要としない食品はあらかじめ二重線で削除，記載されていないが給食で使用する食品は追加できるようになっている．書類を記入する立場から必要な指示を短時間で記入できるように工夫して作成したものである．

　もう1つの特徴は，変更届に受診記録と次回受診予定日を記載するようになっていることである．食物アレルギーを重症化することなく治すためには，定期通院により常に除去の目的が「食べること」であることを確認し，適切な食事指導を受けることが必要である．保育園における代替食の提供はほぼ完璧であり，家庭で卵，牛乳，小麦を含まない食事を2食用意することは慣れてくると容易である．そのため，つい除去を続けたまま医療機関を離れてしまい，小学校入学時になって慌てるというのがよくあるパターンである．単に不必要な除去を続けていただけで簡単に除去解除できる症例が多いが，一部には非常に過敏性が高まっている症例もある．過敏状態を作ることを避けるためにも，園側も通院状況を把握して，長時間受診を怠っている場合には受診を促すようにするという効果も狙っている．

食物アレルギー児における食品除去のための診断書

氏名 ＿＿＿＿＿＿＿＿＿＿（男・女）　　　平成　年　月　日生

診断名：　＃1　食物アレルギー
　　　　　＃2　＿＿＿＿＿＿＿＿＿＿＿＿＿＿＿
　　　　　＃3　＿＿＿＿＿＿＿＿＿＿＿＿＿＿＿

食物アレルギーによる症状発現の予防のため，以下の食物の除去が必要である．
これまでに経験した症状と食品除去の必要性の根拠を以下に示す．

食物名	食物摂取により経験した症状	食品除去の根拠*（重複回答可）
鶏卵　：	(　　　　　　　　　　)	(　　　　)
牛乳**：	(　　　　　　　　　　)	(　　　　)
小麦　：	(　　　　　　　　　　)	(　　　　)
大豆　：	(　　　　　　　　　　)	(　　　　)
〔　〕：	(　　　　　　　　　　)	(　　　　)
〔　〕：	(　　　　　　　　　　)	(　　　　)
〔　〕：	(　　　　　　　　　　)	(　　　　)

＊　食品除去の根拠：①既往歴，②負荷試験陽性，③特異的 IgE 抗体陽性，④未摂取
＊＊牛乳アレルゲン除去調製粉乳：必要：ミルク名〔　　　　　　〕・不要．

誤食時の対応は以下の通りです（該当する番号に○，持参薬品名記入）．
　1．緊急常備薬の内服（薬品名　　　　　　　　　　　　　）
　2．エピペン®0.15 mg 大腿外側筋肉内注射後，救急車で医療機関受診
　3．医療機関受診（救急車要請も考慮）

本診断書の内容については来年 4 月に再評価が必要です．
園における食品除去は完全除去を原則としますが，個々に対応が可能な場合や摂取可能食品が増えた場合には指示書に記載します．

平成　年　月　日

　　　　　　　　　　　　　　　　　医療機関名
　　　　　　　　　　　　　　　　　住所
　　　　　　　　　　　　　　　　　電話番号
　　　　　　　　　　　　　　　　　医師名　　　　　　　印

図 5-14　保育園給食における食品除去のための診断書（および変更届け）

食物アレルギー食事指示書（変更届）

受診日	摂取可能食品変化の有無	変化の内容（摂取可能な食品が増えた場合には量も記入）	次回受診予定日 主治医のサイン
月　日	・変化なし ・変化あり		月　日 サイン_____
月　日	・変化なし ・変化あり		月　日 サイン_____
月　日	・変化なし ・変化あり		月　日 サイン_____
月　日	・変化なし ・変化あり		月　日 サイン_____
月　日	・変化なし ・変化あり		月　日 サイン_____
月　日	・変化なし ・変化あり		月　日 サイン_____
月　日	・変化なし ・変化あり		月　日 サイン_____
月　日	・変化なし ・変化あり		月　日 サイン_____
月　日	・変化なし ・変化あり		月　日 サイン_____
月　日	・変化なし ・変化あり		月　日 サイン_____
月　日	・変化なし ・変化あり		月　日 サイン_____
月　日	・変化なし ・変化あり		月　日 サイン_____
月　日	・変化なし ・変化あり		月　日 サイン_____
月　日	・変化なし ・変化あり		月　日 サイン_____

受診するときには毎回持参して主治医に記入していただいてください．
摂取可能な食品が増えた場合には診断時の指示表に赤で追加してください．

図 5-15　通院記録と食事指示書（変更届）

卵アレルギー児の摂取可能食品

	卵を使用する料理の種類	全部摂取可能であれば○*	（一部の食品が摂取可能な場合の具体例）他の食材も考慮して摂取可能であれば○
卵料理	卵料理（調理条件、特に加熱の仕方により抗原性が異なるので注意）		スクランブルエッグ，オムレツ，卵とじ，卵スープ，錦糸卵，茶碗蒸し（　　　　　　　　　　　　　　）
	12分以上の固ゆで卵		卵黄のみ 卵白も可
卵を少量用いる料理	つなぎに卵を用いるもの		ハンバーグステーキ，肉団子（　　　　　　　　　　　　　　）
	衣に卵を用いるもの		てんぷら，フライ，フリッター，ピカタ（　　　　　　　　　　　　　　）
加工食品	加工食品の原材料		ハム，ベーコン，ソーセージ，練り製品（　　　　　　　　　　　　　　）
生卵白の混じるもの	生卵黄を主成分とするもの		マヨネーズ
卵を含む菓子等	生卵または加熱不十分な卵を原材料とする菓子		ムース，アイスクリーム，ババロア，カスタードクリーム，フレンチトースト（　　　　　　　　　　　　　　）
	卵入り菓子（材料，調理条件により抗原の強さが大きく異なるので注意）		プリン，ホットケーキ，バウムクーヘン，カステラ，ケーキ類，ドーナツ，卵ボーロ（　　　　　　　　　　　　　　）
	卵入り焼き菓子		ビスケット，クッキー（　　　　　　　　　　　　　　）
	パンの生地に卵を用いたもの		テーブルロール（　　　　　　　　　　　　　　）
その他	灰汁取りに卵白を用いるもの		コンソメスープ（缶詰）（　　　　　　　　　　　　　　）
	卵入り麺		パスタ，中華麺（　　　　　　　　　　　　　　）
	うずら卵（水煮，茹でたもの）		うずら卵水煮，うずらゆで卵（　　　　　　　　　　　　　　）
	魚卵		タラコ，子持ちシシャモ，その他の魚卵

園で使用しないものは二重線で削除，指示が必要な食品は（　）内に記載してください。
＊右欄の食品をすべて摂取可能であれば○

図5-16　保育園給食における摂取可能食品リスト（卵）

牛乳アレルギー児の摂取可能食品

	通常量摂取可能な食品に○	摂取可能量に関するコメント
牛乳・乳製品	牛乳*，乳児用調製粉乳*，脱脂粉乳*	
	ヨーグルト，チーズ，生クリーム，練乳 ( )	
	バター	
牛乳・乳製品を含む料理，菓子	ホワイトソース，クリームシチュー，カレー ババロア，プリン，アイスクリーム，ムース ( )	
	ケーキ類，クッキー類，卵ボーロ，パン ( )	
牛乳・乳製品を含む加工食品	ソーセージ，ハム，ベーコン マーガリン，〔乳成分入り〕調製豆乳 ( )	
	乳糖を含むインスタント調味料	

＊牛乳アレルゲン除去調製粉乳(アレルギー用ミルク)による代替
　必要(商品名　　　　　　　　　　)，不必要

小麦アレルギー児の摂取可能食品

	通常量摂取可能な食品に○	摂取可能量に関するコメント
小麦の主食	うどん，ソーメン，パスタ，中華麺，パン ( )	
小麦を主原料としたもの	餃子・シュウマイの皮，マカロニ ケーキ類，クッキー類 ( )	
調理に用いる小麦	天ぷら，フライ，ムニエルなどの衣 ( )	
小麦を含む加工食品	ルー，練り製品などのつなぎ ( )	
	醤油	

大豆アレルギー児の摂取可能食品

	通常量摂取可能な食品に○	摂取可能量に関するコメント
大豆	大豆，枝豆( )	
大豆製品	豆乳，湯葉，きな粉，おから，豆腐，油揚げ 納豆( )	
	味噌，醤油	

園で使用しないものは二重線で削除し，指示が必要な食品は(　)内に記載してください．

図5-17　保育園給食における摂取可能食品リスト(牛乳，小麦，大豆)

②負荷試験の結果に基づく食品除去解除

i）耐性の獲得が予想されるとき

　年齢，病歴，過去の症状発現の既往歴，アレルゲンを含む食物の現在の摂取状況（食物日誌による確認を含む），臨床検査結果（抗原特異的IgE抗体，ヒスタミン遊離試験などIgE関連検査）などから総合的に判断して耐性獲得が予想される場合には，通常摂取量を負荷総量として耐性獲得の確認のための負荷試験を行う．

1. **耐性獲得の確認のための負荷試験をパスしたとき**

　耐性の獲得の確認のために通常の摂取量を総負荷量とした負荷試験をパスした場合には，最大1回負荷量が総負荷量の1/2程度のことが多い．この量を1回摂取量の目安として摂取開始する．摂取間隔，増量の仕方は，食品の種類によっても，それまでの誘発歴によっても異なる．また，原材料としてアレルゲンとなっている食物を同量使用した食品であっても調理法や加工条件が異なる場合には，抗原性が大きく異なっている場合がある．そのため，負荷食品と異なる食品を摂取開始する場合には，必ず少量より開始する．すでに述べてきたように，卵の抗原性は調理法と副材料により大きく異なるので注意する．

　投与間隔は週に1〜2回程度から開始することが多く，症状出現のないことを確認しながら，日常生活において摂取する量と回数にまで増やす．この間，反復して症状が誘発され，しかも症状が重い場合には，負荷試験はパスしたが，まだ耐性の獲得に至っていないと判断し，症状の出現がみられない摂取可能量を続け，数か月後に再評価する．

2. **耐性獲得の確認のための負荷試験陽性例**

　問診，食事記録，臨床検査結果などから耐性獲得が予想され，確認のために通常摂取量を総負荷量とした負荷試験を行ったのに陽性であった場合には，二通りの対応がある．除去を継続し，一定期間後の再負荷試験により，陰性を確認してから除去を解除する場合と，負荷試験により確認された閾値以下の摂取可能量から開始する場合である．

①食品除去を続け，数か月〜1年後に再評価

　耐性の獲得が予想されて負荷試験を行ったのにもかかわらず少量の負荷食物で陽性を示した場合，あるいは誘発された症状が重篤であった場合には，食品除去を数か月以上継続したうえで，再度，耐性獲得の確認のため，あるいは摂取可能量を決定するための負荷試験を行い，その結果により除去解除の方法を決定する．

②閾値以下の摂取可能量の摂取を開始

　耐性の獲得が予想されたのにもかかわらず，負荷試験が陽性であった場合でも，症状誘発閾値が高く，安全に摂取可能な量を設定できる場合には，閾値以下の量の摂取を開始することは可能である．安全に摂取を続けることができた場合には，次の段階として徐々に増量が可能かどうかについて，1回投与試験，あるいは負荷試験により検討していくことになる．

　このときに「食べる」側から見た抗原量の評価を正しく行ったうえで，抗原量に基づいて徐々に増量していくことにより，安全に摂取していくことができる．『食物アレルギー診療ガイドライン2012』では，研究段階の治療と位置づけているが，経口免疫療法の緩徐法に相当すると考えられ，実際には食物アレルギーの治療に熟練した医師により日常診療のなかで行われている治療である．

安全性の確保のために，摂取食品と摂取量を抗原性に基づいて具体的に指示することと，患児または保護者の判断による増量を行わないことを，しっかりと指導しておくことが必要である．

ii）耐性の獲得には至っていないが，負荷試験により安全に摂取可能な量を決定できたとき

　通常量の摂取は難しいことが明らかな場合には，それまでの既往や食事記録から安全に摂取することができる食品と量を推測し，その量を総負荷量として症状誘発閾値を決定し，その半量から摂取を開始する．

iii）症状誘発の閾値が極めて低く，安全に摂取できる量の確定が困難であるとき

　誤食による重篤な症状の誘発を繰り返す場合には，通常の摂取量を総負荷量とした耐性獲得の確認のための負荷試験を行うことは危険である．特に学童期になる頃まで厳格な食品除去を続けている症例では，微量のアレルゲン摂取により症状が誘発されることがある．このような場合には，自然経過により耐性を獲得することは期待できないので，軽微なアレルギー症状の段階での対応の方法を教育しながら極微量の抗原摂取量から開始し数年かけて行う超微量漸増法と，症状誘発が起こることを覚悟のうえ，減感作をはかる目的で行われる急速減感作療法がある．

1. 抗原コンポーネント別に行う超微量漸増法

　卵に関しては主要アレルゲンコンポーネントである卵白アルブミン（OVA），オボムコイド（OM）の抗原量を「食べる」側から適切に評価することが可能となり，摂取抗原量を抗原コンポーネントタンパク質別にコントロールすることが可能になったため，最重症の症例に対しても治療が可能となった．初期の1回摂取量の食品中の抗原コンポーネントタンパク質量は20μg以下に設定し，時間をかけて抗原量をもとに摂取食品の増量を行う．この治療を安全に行うためには，患児の病態を十分に把握し，かつ調理による食品の抗原コンポーネント別抗原量について熟知した医師が指導することが必要である．

2. 急速減感作療法：専門医による研究的段階の治療

　学童期になる頃まで厳格な食品除去を続けており，微量のアレルゲン摂取により重篤な症状が誘発されることを繰り返す症例に対する対応策が必要となった．そこで，入院のうえ安全のための万全の体制下で，閾値以下の量から摂取開始し，症状の誘発を覚悟しながら摂取アレルゲン量を短期間に増やし，耐性の獲得を目指す積極的治療に関する臨床研究が行われるようになった．成功例も報告されている[16,17]が，追試した研究では，重篤なアナフィラキシー反応も副反応として出現している．成功，不成功となる要因，単なる減感作の維持である症例と，耐性が獲得された症例が生じる理由と耐性獲得のメカニズムが未だ不明であり，今後，解明していく必要がある．また，原因食物によっても耐性の獲得率が異なっている．

　そのため，『食物アレルギー診療ガイドライン2012』では，安全性の確保と適応症例の選択，耐性獲得のメカニズムの解明など解決すべき課題が残っている現時点では，これらの積極的治療は専門医が研究的に行う段階の治療であると位置づけ，一般診療として行うべきではないとしている．食物アレルギーが「治る」ためのメカニズムの解明にもつながる研究として注目されている．

2 食物経口負荷試験結果に基づく「食べること」を目指した食事指導

(a) 『食物アレルギー診療ガイドライン 2012』における負荷食品の抗原量

『食物アレルギー診療ガイドライン 2012』に負荷食品としてあげてある卵，牛乳，小麦の例における総量負荷時の抗原量を表 5-49～表 5-51 に示す．測定は「食べる」側から見た抗原量をよく反映する従来法による．

表 5-49　鶏卵負荷時の総抗原量（OVA と OM）
　　　　（『食物アレルギー診療ガイドライン 2012』における負荷食品例）

負荷食品	ステップ	負荷開始量	総負荷量	総量負荷時の抗原量 OVA	総量負荷時の抗原量 OM
20 分固ゆで卵	1	卵黄 1 g	卵黄 1 個 卵白との分離時間 ・直後 ・1 時間放置後	<6.4 μg 20.0 μg	107.7 μg 3.3 mg
	2	微量	全卵 1/16～1/8 個相当	34.9 μg ～69.8 μg	32.8 mg ～65.5 mg
	3	卵白 1 g（約 1/32 個）	全卵 25 g (1/2 個)～50 g (1 個)	279 μg ～558 μg	262 mg ～524 mg

表 5-50　牛乳負荷時の総抗原量（β-ラクトグロブリンとカゼイン）
　　　　（『食物アレルギー診療ガイドライン 2012』における負荷食品例）

負荷食品	ステップ	負荷開始量	総負荷量	総量負荷時の抗原量* β-ラクトグロブリン	総量負荷時の抗原量* カゼイン
生牛乳	1	0.05～0.1 mL	15 mL～30 mL	(3.3～11.85) mg ～(6.6～23.7) mg	(510～1,260) mg ～(1.02～2.52) g
	2	1～5 mL	100 mL～200 mL	(22～79) mg ～(44～158) mg	(3.4～8.4) g ～(6.8～16.8) g

＊：生牛乳は製品により抗原含有量に差があるため，（　）内は最も少ないものと多いものの幅を示す

表 5-51　小麦負荷時の総抗原量（グリアジン）
　　　　（『食物アレルギー診療ガイドライン 2012』における負荷食品例）

負荷食品	ステップ	負荷開始量	総負荷量	総量負荷時の抗原量* グリアジン
ゆでうどん	1	0.5 g	15 g～30 g	(72～94.5) mg～(144～189) mg
	2	1 g	50 g～100 g	(240～315) mg～(480～630) mg

＊：うどんは製品により抗原含有量に差があるため，（　）内は最も少ないものと多いものの幅を示す

①卵に関する注意事項

　卵に関してはゆで時間の指定が必要である．表5-49では20分固ゆで卵の抗原量を示す．また微量の抗原量を含む食品として卵黄があげられているが，ゆでてからの放置時間が長くなると卵白中のOMが水分と一緒に卵黄中に移行していき，1時間放置するだけで抗原量が30倍に増え，重症例ではアナフィラキシーを起こすOM量となる（表5-43参照，p.153）．1歳前後の卵アレルギー児における除去解除のときには，固ゆで卵黄の作成法に関する細かい注意を与えることが必要である．卵黄アレルギーではなく，卵白中のOMによる症状であれば卵白の混入をなくした卵黄を使用した調理食品の摂取が可能である．

　負荷食品の種類と負荷開始量，総負荷量の決定は抗原特異的IgE抗体やHRTの結果を参考にして慎重に決定する．

②牛乳に関する注意事項

　牛乳の成分は季節による変動があり，調製法により数倍の差があることに注意する．表5-34（p.148）に示したように加熱によりβ-ラクトグロブリンの抗原性は数分の1にまでは減少するが，カゼインの抗原性はほとんど変わらない．牛乳1 mL中にカゼインが約50 mgと大量に含まれ，ステップ1（総負荷量15 mL〜30 mL）でも鶏卵のステップ3以上の抗原量を含むことになるので，慎重に負荷試験を行うようにする（表5-50）．牛乳の普通摂取量200 mLの抗原タンパク質量は固ゆで卵1個やうどん1食分の抗原量に比べて20〜30倍多いので，安全に「食べること」を目指した治療を行ううえで，総負荷量を慎重に検討して閾値を決定する必要がある．

③小麦に関する注意事項

　小麦の主要抗原としてグリアジンが注目され，公定法で定められた検知法による加工食品の抗原量の測定もグリアジンに関して行われている．ステップ2のゆでうどん100 gでも測定される抗原量は最大630 mgと，卵の抗原量と同じレベルであり，安全に摂取できる量を決定しやすい（表5-51）．

　パン中の従来法によるグリアジン定量値も，1 gあたりで見るとうどん中のものとほぼ同等であるが，パンのほうがうどんよりも症状を誘発しやすい．これはパンの原材料としてのグリアジンはうどんの約10倍である（表5-39，表5-40，p.151）ことと関係がある可能性があるが，グリアジンはプロテアーゼによる分解を受けやすいため，生体内でどの程度の抗原性を発揮するのか疑問である．ここにはデータを示さないが，HRTやCD203cで検討すると，好塩基球はグリアジンよりも水溶性画分に強く反応するため[14]，パン中にはうどん中よりも水溶性画分が多く残っているため，症状が誘発されやすい可能性が考えられる．

(b) 食物経口負荷試験結果を反映させた食品摂取可能量
①鶏卵負荷試験結果を反映させた食品摂取可能量

　加熱・調理による抗原性の変化が，抗原コンポーネントタンパク質により大きく変わる鶏卵について，負荷試験後の食事指導の参考となるデータを示す．

　加熱方法を変えた卵1個中のOVAとOM量は表5-26（p.144）に示したように，OM量はほ

ぼ同じであるが，OVA量は調理方法により大きく変わる．「加熱卵料理」の代表である12分固ゆで卵と3分間炒り卵を比較してみると，卵1個中のOM量は前者では1,000 mg，後者では1,280 mgと同レベルであるが，OVA量は固ゆで卵中の1.2 mgに対して，炒り卵中のOVA量は980 mgと800倍以上である．そのため，たとえ固ゆで卵1個を用いた負荷試験をパスし

表5-52 鶏卵負荷試験結果を反映させた食事指導用卵含有食品摂取可能量の目安
～OM量を一定にした「加熱卵料理」における比較～

摂取可能な食品の量 \ 負荷試験陰性食品の量	20分固ゆで卵（1/8個）OVA 69.8 μg OM 65.5 mg	12分固ゆで卵（1/16個）OVA 75 μg OM 62.5 mg	3分間 炒り卵[*3]（1/20個）OVA 49 mg OM 64 mg
煮込みハンバーグ[*1]	2/3 個		4 個
ハンバーグステーキ[*2]	1/10 個		1 個
マヨネーズ	摂取できず		7 g
バターロール	1/50個でも症状が出現することあり（大量生産のバターロールは1個可）		12 個
卵ボーロ（1個：0.45〜0.5 g）	摂取できず		15〜80 個
卵入りビスケット（1枚：4 g）	1/20 枚		20 枚
カステラ	摂取できず		40 g（大 2/3 切）

[*1]，[*2] とも1個中に全卵5 g，牛肉50 gを含み調理前の重量75 g．[*1]：蒸し焼き10分＋煮込み15分，[*2]：蒸し焼き10分
[*3]：よく熱したフライパンに溶き卵を流し入れ，パラパラになるまで弱火で3分間かき混ぜ続ける
・OVAが凝固するゆで卵ではOVAの低下が著明であり，凝固性を利用した食品のみ少量摂取可能と判定
・OVAとOMを同等に不溶化させた食品を負荷食品とするほうが負荷試験結果を食事指導に生かしやすい

表5-53 鶏卵負荷試験結果を反映させた食事指導用卵含有食品摂取可能量の目安
～OVAとOMの不溶化がほぼ同等における炒り卵を負荷食品として用いた場合～

	炒り卵[*1] 1/50個分 OVA 19.6 mg OM 25.6 mg	炒り卵 2/50個分 OVA 39.2 mg OM 51.2 mg	炒り卵 4/50個分 OVA 78.4 mg OM 102.4 mg
煮込みハンバーグ[*2]	2 個	4 個	8 個
ハンバーグステーキ[*3]	1/2 個	1 個	2 個
マヨネーズ	2.9 g	5.8 g	11.7 g
バターロール	5 個	10 個	20 個
卵ビスケット（1枚：4 g）	8 枚	17 枚	34 枚
卵ボーロ（1個：0.45〜0.5 g）	6〜25 個	12〜51 個	24〜102 個
カステラ（大1切れ：58 g）	1/4 切れ	1/2 切れ	1 切れ

[*1]：よく熱したフライパンに溶き卵を流し入れ，パラパラになるまで弱火で3分間かき混ぜ続ける
[*2]，[*3] とも1個中に全卵5 g，牛肉50 gを含み調理前の重量75 g．[*2]：蒸し焼き10分＋煮込み15分，[*3]：蒸し焼き10分
OVAとOMの抗原性がほぼ同等の割合で低下する調理法による食品を負荷食品とするほうが食事指導に応用しやすい
注意事項1：炒り卵は作り方を一定にする必要がある．各家庭で作ったものを負荷食品とし，抗原量を測定して抗原量を確認する必要あり
注意事項2：ハンバーグに関しては調理によるOVAの抗原性の低下がOMの約10倍であるので，この表の逆は成り立たないので注意

ても OVA 量が少ないため，摂取できる卵含有食品が限られてくる．多くの焼き菓子中の卵抗原は OVA，OM がほぼ同等に残っているか，むしろ OVA のほうが多く残っているからである（表 5-25，表 5-30，表 5-32，p.143，146，147）．一方，炒り卵を負荷食品として用いた負荷試験をパスした場合には，その結果を食事指導にうまく生かすことが可能である．表 5-52 に OM 量を一定にした固ゆで卵と，炒り卵を負荷食品としたときの負荷試験パス後に摂取可能な卵を含む料理と焼き菓子を示す．固ゆで卵の負荷試験をパスしても，その結果を食事指導に生かすことが難しいことがわかる．この結果から，臨床的に応用しやすい少量の炒り卵による負荷試験をパスしたときの摂取可能食品を表 5-53 に示す．

表 5-54 には，12 分固ゆで卵と 3 分炒り卵をそれぞれ 1/4 個用いた負荷試験をパスしたときの摂取可能食品を，OVA の抗原量を基準にしたときと OM の抗原量を基準にしたときに分けて示す[18]．OM 特異的 IgE 抗体陰性の卵アレルギー児では，OVA 量を基準に考えればよい．一方，OVA 特異的 IgE 抗体陰性で OM 特異的 IgE 抗体のみ陽性の症例は皆無に等しい．

表 5-55 にうずら卵のなかの OVA と OM の抗原性を示す．うずら卵はもともと卵黄が主体であることもあり，OVA と OM の含有量は少ない．市販の水煮は高温処理しており，OVA，OM ともに検出感度以下である．

表 5-54 負荷試験結果に基づく食事指導用の食品中 OVA，OM 抗原量

負荷食品	食品名	OVA を基準にした摂取可能量	OM を基準にした摂取可能量
12 分固ゆで卵 M サイズ 1/4 個摂取可能な場合（12.5 g）OVA 0.3 mg OM 250 mg	卵ボーロ	摂取できず（1/10 個まで）	通常量摂取可能
	ビスケット	（1/5 枚まで）	
	煮込みハンバーグ（全卵 5 g 入）	通常量摂取可能（3 個まで）	
	ハンバーグステーキ（全卵 5 g 入）	少量摂取可能（2/5 個）	
	マヨネーズ	（0.04 g まで）	
	カステラ（1 切れ：58 g）	（1/240 切れまで）	
	バウムクーヘン（1 切れ：50 g）	摂取できず	
	シフォンケーキ（1 切れ：85 g）		
炒り卵* 1/4 個分（調理前 12.5 g）摂取可能な場合 OVA 245 mg OM 320 mg	卵ボーロ	通常量摂取可能	通常量摂取可能
	ビスケット		
	煮込みハンバーグ（全卵 5 g 入）		
	ハンバーグステーキ（全卵 5 g 入）		
	マヨネーズ		
	カステラ（1 切れ：58 g）		
	バウムクーヘン（1 切れ：50 g）	少量摂取可能（約 30 g）	
	シフォンケーキ（1 切れ：85 g）	少量摂取可能（約 25 g）	

＊：3 分間かき混ぜながら加熱する

〔伊藤節子：食物アレルギー患者指導の実際．アレルギー 2009；58：1490-1496 より改変〕

表 5-55　鶏卵特異的抗体で評価したうずら卵 1 g 中の抗原量

		従来法 OVA	従来法 OM	FASPEK®
うずら卵	生	22 mg	12 mg	37 mg
	2 分ゆで	0.45 μg	7.5 μg	46 mg
	5 分ゆで	<0.4 μg	4.7 μg	42 mg
	12 分ゆで	<0.4 μg	1.7 μg	40 mg
	水煮	<0.4 μg	<0.4 μg	24 mg
鶏卵	生	210 mg	170 mg	141 mg
	12 分ゆで	24 μg	20 mg	146 mg

②厚生労働科学研究班による鶏卵，牛乳，小麦負荷食品を基準にした摂取可能食品の目安

　厚生労働科学研究班(海老澤元宏班長)による鶏卵(生)，牛乳，小麦負荷標準食品を用いた経口負荷試験パス時の摂取可能食品の目安を表 5-56〜表 5-59 に示す(卵，牛乳，小麦標準負荷食品は 2008 年当時使用されていたものを測定)．

　抗原量を見てもわかるように，この表が示すのは負荷食品をパスしたときの摂取可能食品であり，逆は成り立たないことに注意する必要がある．逆が成り立たない最大の理由として，これまで述べてきたように，抗原コンポーネントタンパク質の加熱調理や副材料による抗原性の変化は一様でないことがあげられる．

表 5-56　負荷試験結果からみた固ゆで卵と卵を使用した調理食品の摂取可能量の目安

KKFC-E 量	OVA 含有量	OM 含有量	摂取可能な固ゆで卵量，料理の量	OVA 含有量	OM 含有量
1/20	44 mg	32 mg	固ゆで卵白(12 分)　1 g (1/32 個)	38 μg	31.5 mg
			ヒレカツ　100 g	60 μg	5.7 mg
			煮込みハンバーグ(卵 5 g，牛肉 50 g) (＋スープ 182 g)	91 μg	13 mg (0.5 mg)
			ロールキャベツ(卵 5 g，牛肉 50 g) (＋スープ 113 g)	85.1 μg	18.2 mg (5.3 mg)
1/10	88 mg	64 mg	固ゆで卵白(12 分)　2 g (1/16 個)	76 μg	63 mg
			ハンバーグステーキ(卵 5 g，牛肉 50 g)	691 μg	41 mg
1/5	176 mg	128 mg	固ゆで卵白(12 分)　4 g (1/8 個)	152 μg	126 mg
3/10	264 mg	192 mg	固ゆで卵白(12 分)　5.3 g (1/6 個)	228 μg	189 mg
全量	880 mg	640 mg	固ゆで卵白(12 分)　20 g (5/8 個)	760 μg	630 mg

表 5-57 負荷試験結果からみたパンと菓子類の摂取可能量の目安

KKFC-E 量	OVA 含有量	OM 含有量	パンと菓子の通常摂取量	OVA 含有量	OM 含有量
1/20	44 mg	32 mg	バターロール 1　2 個 72 g	79.2 µg	374.4 µg
			バターロール 2　(1 個 36 g)2 個 72 g	7.8 mg	6.8 mg
			卵ビスケット 1　(1 枚 4 g)10 枚	16.0 mg	30.0 mg
			卵ボーロ 1　(10 粒 5 g)30 粒	18.0 mg	30.0 mg
			卵ボーロ 2　(10 粒 4.5 g)	20.7 mg	29.3 mg
			マヨネーズ 5 g	33.5 mg	30.0 mg
1/10	88 mg	64 mg	卵ボーロ 3　(10 粒 4.5 g)15 粒	47.2 mg	61.6 mg
			カステラ　1 切れ　58 g	70.0 mg	17.0 mg
1/5	176 mg	128 mg	シフォンケーキ　1/5 切れ (17.3 g)	153.8 mg	95.0 mg
3/10	264 mg	192 mg	バウムクーヘン　1/12 切れ 33.3 g	263.3 mg	50.0 mg
全量	880 mg	640 mg	シフォンケーキ　1 切れ 84.5 g	769.0 mg	42.3 mg

表 5-58 負荷試験結果からみた牛乳・乳成分を使用した食品の摂取可能量の目安

KKFC-M の量	β-LG, カゼイン含有量	摂取可能な牛乳, 粉乳量	β-LG, カゼイン含有量	摂取可能なパンと菓子の量	β-LG, カゼイン含有量
1/20	β-LG 0.72 mg カゼイン 45 mg	牛乳　0.9 mL	β-LG 0.71 mg カゼイン 30.6 mg	チーズビスケット 1 枚 2.2 g	β-LG 5.9 µg カゼイン 1.2 mg
		育児用調製粉乳 1.4 mL	β-LG 0.69 mg カゼイン 23.8 mg	卵ビスケット 1 枚 4 g	β-LG 26 µg カゼイン 34 mg
		加熱牛乳 1 mL	β-LG 0.046 mg カゼイン 45 mg	卵ボーロ 1 10 粒 5 g	β-LG 11.5 µg カゼイン 20.5 mg
				卵ボーロ 2 10 粒 4.5 g	β-LG 9.9 µg カゼイン 17.6 mg
				バウムクーヘン 1/8 切れ 50 g	β-LG n.d. カゼイン 8.0 mg
1/10	β-LG 1.44 mg カゼイン 90 mg	牛乳　1.8 mL	β-LG 1.42 mg カゼイン 61.2 mg	卵ボーロ 3 10 粒 4.5 g	β-LG 22.1 µg カゼイン 76.5 mg
1/5	β-LG 2.88 mg カゼイン 180 mg	牛乳　3.6 mL	β-LG 2.84 mg カゼイン 122.4 mg	メロンパン 1 個 85.0 g	β-LG 77.3 µg カゼイン 127.4 mg
3/10	β-LG 4.32 mg カゼイン 270 mg	牛乳　5.4 mL	β-LG 4.27 mg カゼイン 184 mg	ミルクウエハース 1 本 6 g	β-LG 600 µg カゼイン 252 mg
全量	β-LG 14.4 mg カゼイン 900 mg	牛乳　18 mL	β-LG 14.2 mg カゼイン 612 mg	バターロール 1 個 35.8 g	β-LG n.d. カゼイン 501.2 mg

n.d.：検出感度以下

表 5-59　負荷試験結果からみたうどんとパンの摂取可能量の目安

負荷試験陰性 KKFC-W 量	グリアジン量 （mg）	摂取可能な うどんの量	摂取可能な パンの量
1/20	4.8	0.7〜1.0 g	0.5〜0.9 g
1/10	9.5	1.5〜2.0 g	1.0〜1.8 g
1/5	19.1	3.0〜4.0 g	2.0〜3.5 g
3/10	28.6	4.5〜6.0 g	3.0〜5.3 g
全量	95.4	15.1〜20.0 g	9.9〜17.7 g

（c）重症卵アレルギーにおける摂取抗原量に基づく食事指導における注意

　食事指導の範囲内であっても，安全性の確保は極めて重要である．安全性の確保には以下に述べるような条件を満たすことが必要であるが，この治療は定期的に通院し，保護者が医師の指示内容をきちんと守ることができることを十分に確認したうえで行う治療である．即時型反応〜アナフィラキシーを発症したときには，速やかに対応することが大切であることはいうまでもない．

　安全にかつ「食べること」を目指した治療として，効果をあげるための条件としては，
- 4 週に 1 度を目安に定期受診すること
- 食事日誌をつけること：指示通りの食事ができているかどうかを確認と保護者の調理能力を把握し，調理食品を選定するのに必要
- 材料の分量と調理法を指示通りにし，決して保護者の判断でアレンジしないことを確認する
- 体調不良時には摂取量を半分にするなど，重症度やその時点での摂取量に応じて個別に与える注意事項を守ること
- 軽微な症状が出現時に緊急常備薬をすぐに内服し，拡大の傾向があれば医療機関を受診できることの確認

が必要であるが，1 回摂取抗原タンパク質量を 20 μg 以下から開始し，計画的に抗原量を増やして数年かけた経口免疫療法として行えば，卵に関しては最重症例でも重篤な症状を経験することなく，成功する方法である．

　このときに発現する症状は『食物アレルギー診療ガイドライン 2012』によるグレード 1 とヒスタミン H_1 受容体拮抗薬の有効な腹痛を許容範囲とする．症状が出現すれば，速やかにあらかじめ処方しておいたヒスタミン H_1 受容体拮抗薬を内服する．具体的には，ザジテン®DS を力価として，0.03 mg/kg が有効である．経験上，内服しやすく，他剤よりも速効性があること，有効性が高いこと，抗 PAF 作用も有することから使用している．早期に内服させるため，意識状態低下と本剤による眠気の判別困難例は経験しておらず，1 回投与ではけいれんの心配もない．後発医薬品不可として処方する．あらかじめエピペン®の処方をして，使用のタイミングをしっかりと教えておく必要がある．自験例ではこの治療中にエピペン®が必要になったことはない．

第5章 文献

1) 伊藤節子：加工食品中微量アレルゲン物質．アレルギーの臨床 2006；**26**：441-444
2) Eda A, Sugai K, Shioya H, et al.: Acute allergic reaction due to milk proteins contaminating lactose added to corticosteroid for injection. Allergol Int 2009；**58**：137-139
3) 伊藤節子，平家俊男，三河春樹：保育園における食品除去に関する実態調査．平成5年度厚生省アレルギー総合研究事業研究報告書，1994：259-261
4) 鈴木洋一：食物アレルギーの乳幼児へのアミノ酸調整粉末投与の際はビオチンの補充を．アレルギー 2010；**59**：1587-1588
5) 熊谷朗：EPAの医学．中山書店，1994：61-94
6) 富川盛光，鈴木直仁，宇理須厚雄，他：日本における小児から成人のエビアレルギーの臨床像に関する検討．アレルギー 2006；**55**：1536-1542
7) 伊藤節子：調理・加熱による食品中のアレルゲンの変化．臨床免疫・アレルギー科 2009；**51**：383-389
8) 伊藤節子：「食べる」側から見た食品の抗原性の評価と調理による低アレルゲン化：抗原コンポーネントレベルにおける検討と臨床応用．日小ア誌 2011；**25**：63-67
9) 油谷賢一，小山由利子，渡邊恵理子，他：モリナガFASPEK特定原材料測定キットを用いた食物アレルギー物質を含む食品素材の検出．アレルギーの臨床 2006；**26**：472-477
10) 伊藤節子：食品アレルゲン：卵．日本食品免疫学会(編)：食品免疫・アレルギーの事典，朝倉書店，2011：153-156
11) 清水孝良：乳成分の変化．上野川修一，他(編)：ミルクの事典，朝倉書店，2009：58-64
12) Matsuo H, Kohno K, Niihara H, et al.: Specific IgE determination to epitope peptides of omega-5 gliadin and high molecular weight glutenin subunit is a useful tool for diagnosis of wheat-dependent exercise-induced anaphylaxis. J Immunol 2005；**175**：8116-8122
13) 尾辻健太，二村昌樹，漢人直之，他：ω-5グリアジン特異的IgE抗体検査の臨床的有用性について．アレルギー 2011；**60**：971-982
14) 伊藤節子，平井博之：好塩基球活性化の指標であるCD203c発現解析における反応閾値についての検討―HRTシオノギとの比較検討―．日小ア誌 2009；**23**：587
15) 伊藤節子：アレルゲン同定におけるヒスタミン遊離試験の有用性．小児科 2003；**44**：1205-1215
16) Itoh N, Itagaki Y, Kurihara K: Rush specific oral tolerance induction in school-age children with severe egg allergy: one year follow up. Allergol Int 2010；**59**：43-51
17) Kurihara K: Immunotherapy for food allergy. Allergol Int 2010；**59**：9-14
18) 伊藤節子：食物アレルギー患者指導の実際．アレルギー 2009；**58**：1490-1496

Coffee break　アレルゲン除去食の目的は，安全に，楽しく「食べること」である

　食物アレルギーの治療がうまくいっているかどうかは，まず，診察室に入ってくる子どもと母親（保護者）の様子からわかる．

　名前を呼ぶと，子どもが走って入ってきて，まず，診察室の丸椅子を回す，お気に入りのおもちゃを取りにいく，母親は食物日誌を片手に入って来る，食物日誌を見るときちんと記録がかけている，子どもに語りかける口調も優しい，このようなときには治療がうまくいっている．診察室でいつもみられる光景である．

　乳児の場合には，母親の膝の上で安心した表情でしっかりと筆者の目を見て語りかけるような表情をする．母親の子どもを見る眼差しも穏やかで優しく，ゆったりとした感じをかもし出している．これも一安心である．もちろん体重の増加も発育も良好である．

　食物アレルギーの治療としてのアレルゲン除去の目的は安全に，楽しく「食べること」であり，QOLの向上がみられなくてはならない．治療によりむしろQOLの低下が認められるのであれば，本末転倒である．保育園児は，園の協力によりアレルゲン除去食が適切に提供されているため，通園児の家族のQOLは一様に良好である．

　2002年から容器包装された加工食品については，アレルギー物質の食品表示が義務化された．これを境にして，食事指導が大きく変わった．「念のために」怪しい食品は除去する，から「必要最小限の除去」に食事指導の方法が変わったのである．アレルギー物質の表示のルールと限界をよく教えておくことにより，食物アレルギー児の家庭のQOLは大きく向上する．

第6章

誤食時の対応と海外旅行時の注意

A　誤食時・接触時の症状の起こり方と対応の要点

1　誤食時の症状の進行の仕方と対応

　アレルゲンを含む食品を誤食したときの症状の典型的な進行のしかたと対応の要点を図6-1に示す[1]．摂取直後に感じる口腔内違和感からはじまり，嘔吐，皮膚のかゆみと発赤，じんま疹，口唇腫脹，腹痛，喉頭浮腫による咳嗽，呼吸困難，喘鳴，鼻症状（鼻汁など），眼症状（球結膜浮腫など），傾眠，意識障害などが次々と出現していき，最重症例では血圧低下を伴い，ショック状態に陥る．

　IgE抗体の関与する即時型反応により，それぞれの臓器において出現する症状はいずれもアナフィラキシーの部分症状であると考えることができるので，はじめは単一の臓器における症状であっても全身性の症状へと進む可能性を念頭においた対応が必要である．

　症状発現の臓器と症状の程度とは，摂取した食物中の抗原量および抗原性の強さと生体側の条件（腸管の透過性や血清中の抗原特異的IgE抗体量，過敏状態にあるかどうかなど）により決

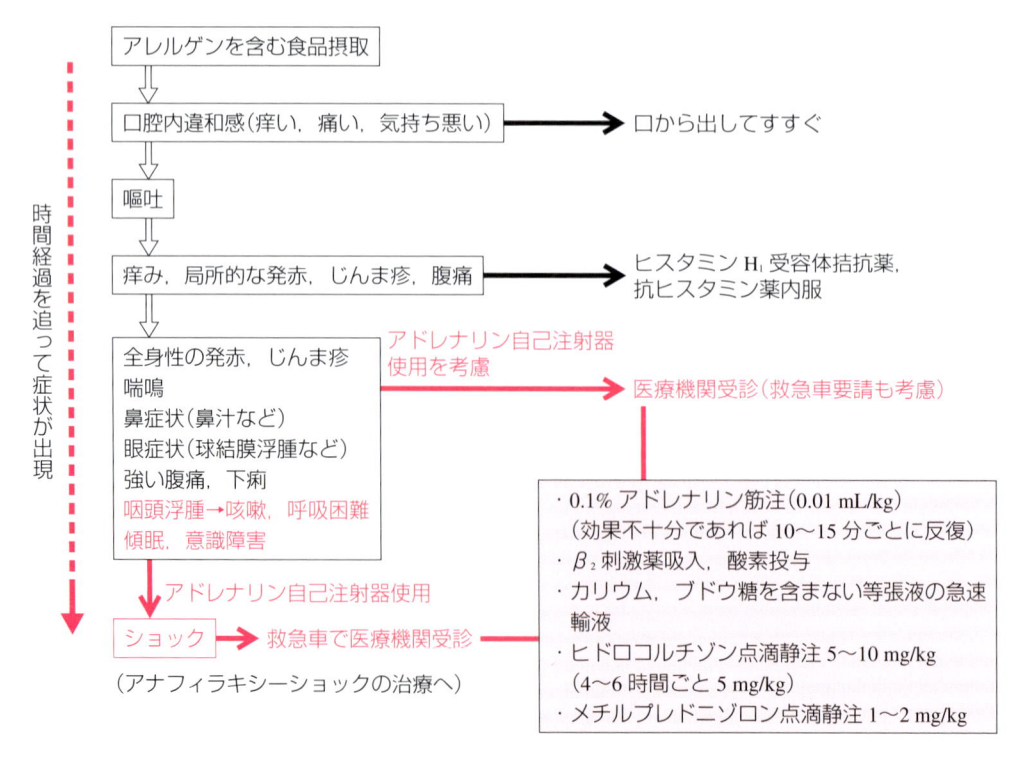

図6-1　即時型アレルギー反応による症状と対応
〔伊藤節子：食物アレルギーの治療．馬場実（編）：やさしい食物アレルギーの自己管理　改訂版．医薬ジャーナル社，2009：46より一部改変して引用〕

まる．そのため，同一の児においても摂取した食物の調理条件や体調，食後の激しい運動や入浴などの食物摂取以外の条件によっても出現する症状の程度が異なることに注意する必要がある．

　喉頭浮腫による咳嗽や呼吸困難，血圧の低下，意識障害をきたしたときには緊急性が極めて高く，ただちに救急車にて医療機関を受診する．アドレナリン自己注射器(エピペン®)を携帯している場合には，救急車を待つ間にエピペン®を使用する．医療機関に到着後も症状が持続しているときには，再度 0.1％アドレナリン注射液 0.01 mL/kg（最大 0.5 mL）の筋肉内注射を行う．10～15 分間隔で繰り返して注射することができる．血圧の低下が確認された場合にカリウムとブドウ糖を含まない等張液(生理食塩水など)の急速輸液を行う．酸素投与，β_2 刺激薬の吸入，ステロイドの点滴静注などを速やかに行う．

2　園・学校生活における配慮

　園・学校における食物アレルギー児への配慮は給食を摂取するときばかりではなく，学校生活，教材や実習，学外活動などさまざまな機会において必要である．

- 給食当番
    - 除去食品を含むメニューの配膳やその日の食器の下膳は避ける
- 食品を使った教材
    - 小麦粘土，牛乳パックなど
- 調理実習
    - 生卵：高学年になれば上手に殻を割る練習を家庭でしておく
    - 小麦粉，そば粉：空中に飛散するので注意
- 宿泊を伴う活動
    - 事前にメニューと原材料表を手に入れ，保護者がチェック
    - 除去対応が困難な場合には，安全に摂取できることを確認したレトルト食品などを持参
- エピペン®についての理解を深める
    - アナフィラキシーの恐れがある場合には，エピペン®を持参
    - エピペン®を持参するときには，保管方法や打つときの補助について本人，保護者，園・学校関係者間でよく打ち合わせをしておく
    - エピペン®の打ち方のDVDの貸し出しも学校関係者の理解を得るのに役立つ
    - エピペン®を打つときには補助することが望ましい（小学校低学年までの児童の力ではうまく作動しないことがある）

B アナフィラキシーの予防と対応の実際

アナフィラキシーへの対応はアレルゲンを含む食品の摂取回避，誤食時の対応，症状出現時の速やかな対症療法よりなる．

1 アレルゲンを含む食品の摂取回避

アナフィラキシーの治療の原則は，まず，過去にアナフィラキシーを起こしたアレルゲンを含む食品の摂取を回避することである．

アナフィラキシーショックを起こすような重症例では，加工食品中に含まれる微量の抗原によっても症状が誘発されるので注意が必要である．2002年4月の食品衛生法の改正とその後の追加により，現在では特定原材料(卵，牛乳，小麦，そば，落花生，えび，かに)が容器包装された加工食品1g中に検知法により定められた方法で抗原タンパク質として数μg以上含まれているときには表示が義務付けられ，当該抗原タンパク質濃度が10μg/g以上の場合に表示を怠ると食品衛生法違反となる．ただし，あくまでも濃度表示であるため，表示義務以下の抗原タンパク質濃度であっても1食分摂取するとアナフィラキシーを起こしうることを知っておく必要がある．

2 園・学校の給食における誤食を起こさないための工夫

2009年に京都市内の保育園において行ったアンケート調査では，誤食についての質問に回答のあった117園中77園(65.8％)で131回の誤食を経験していた．原因食品としては卵が最も多く，牛乳，小麦がそれに続き，3食品で78.6％を占めていた．これは除去食品の内容(図5-1，p.104)と全く同じであったが，卵の割合が減少し小麦の割合が増加していた．

誤食の起こったときは，配膳時が70.1％と最も多く，調理時が44.2％，給食摂取時が41.6％であった．

いかに注意をして給食を作り，配膳時に細心の注意を払い，給食時間にも注意を払っても，一瞬の隙に，本人が隣の子の食事をとって食べたり，隣の子が患児に与えたりすることがある．これが給食摂取時の誤食である．

給食で食品除去が必要なのは，乳児期発症の食物アレルギーの関与するアトピー性皮膚炎と即時型反応を起こす児である．前者の場合も離乳食として直接摂取すると即時型反応を起こすことがある．いずれも微量の抗原で症状を起こすのが特徴である．そのために最も有効で確実なのは原材料として使用しないことである．

通常のレシピでは少量使用するが，栄養面からも調理面からも使用せずに調理できる場合には使用しないようにする．実際に多くの保育園でこのような取り組みがされており，調理時のみならず配膳時や摂取時の誤食の予防に役立っている．

誤食を起こさないための工夫

- 原材料として少量用いる場合には，使用しないで皆が同じ物を摂取する
  - 衣の卵，つなぎの卵など
- 加工食品は卵，牛乳，小麦を使用しないものを探す
  - 加工食品の原材料の一覧表を保護者に渡し，チェックしてもらう
- 飛沫や飛散による混入を避けるための工夫
  - 調理や盛り付けの場所を離す
  - 調理器具には蓋をし，盛り付け後にはラップをする
- 注意喚起のための工夫
  - 小さな調理器具は専用とし，目印をつけておく
  - 食器やトレイに目印をする

3 家庭，園・学校における誤食時の対応

過去にアナフィラキシーを起こしたことのある食品を誤って口にしたり，さわったときの対応を図6-2に示す[1]．

誤食時あるいは口腔内違和感を覚えたときには，ただちに自分で口から出す，周囲の人が誤嚥に注意して吐かせて口をすすがせる，さわった手を洗い流すなど，吸収される抗原量をでき

- アレルゲンを含む食品を口に入れたとき → 口から出してすぐ
  （口腔内違和感は重要な症状）　　　　　　大量に摂取したときには誤嚥に注意して吐かせる

- 皮膚についたとき → 洗い流す
  （さわった手で眼をこすらない）

- 眼症状（かゆみ，充血，球結膜浮腫）が出現したとき → 洗眼後，抗アレルギー薬，副腎皮質ステロイド薬点眼

↓

緊急常備薬（ヒスタミンH_1受容体拮抗薬，抗ヒスタミン薬，副腎皮質ステロイド薬など）を内服し，症状観察

- 皮膚・粘膜症状が拡大傾向にあるとき
- 咳嗽，声が出にくい，呼吸困難，喘鳴，傾眠，意識障害，嘔吐，腹痛などの皮膚・粘膜以外の症状が出現したとき

→ アドレナリン自己注射器使用を考慮
→ 医療機関受診（救急車要請も考慮）

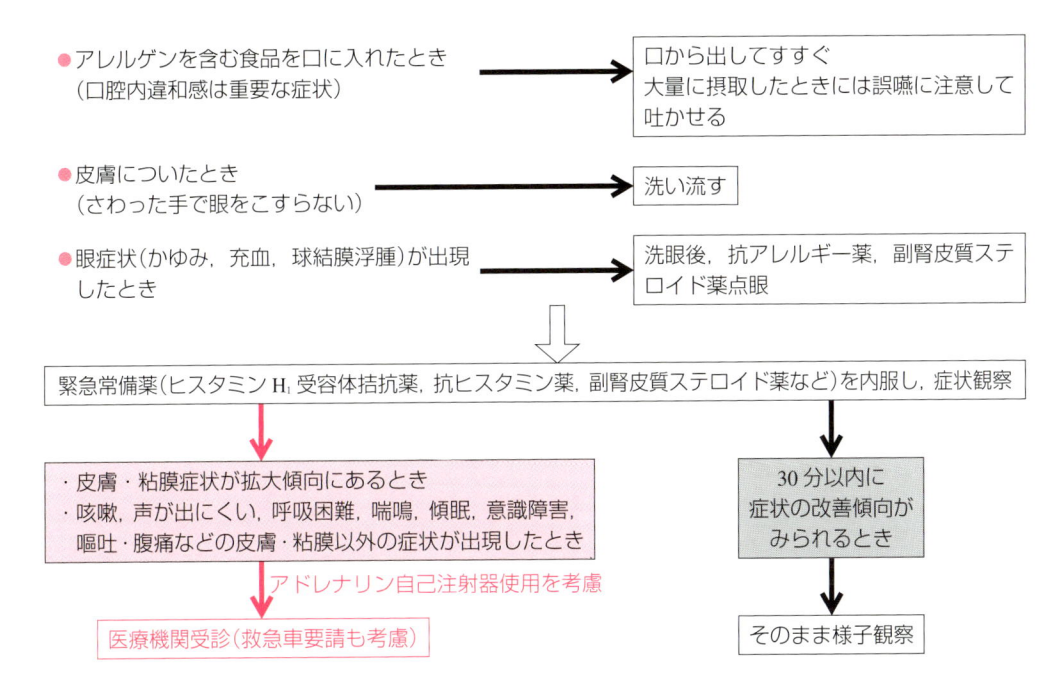

30分以内に症状の改善傾向がみられるとき → そのまま様子観察

図6-2　誤って食物アレルゲンを摂取したりさわったときに行うこと
〔伊藤節子：食物アレルギーの治療．馬場実（編）：やさしい食物アレルギーの自己管理 改訂版．医薬ジャーナル社，2009：47より一部改変して引用〕

るだけ減らす対策をとったうえで，医師より緊急常備薬として処方されている抗ヒスタミン薬，抗アレルギー薬（ヒスタミン H_1 受容体拮抗薬）などを内服する．それでも症状の進行がみられる場合や複数の臓器において症状が発現した場合には，ただちに医療機関を受診する．

　緊急常備薬として処方される薬剤で速効性があるのは，抗ヒスタミン薬とヒスタミン H_1 受容体拮抗薬である．口腔内あるいは咽頭違和感を覚えた時点で内服すると，口腔・咽頭違和感はすぐに消失し，同時に出現した皮膚症状等も軽減する．経験的にはザジテン®が最も即効性があり，有効性が高い．確実に効く必要があるので商品名を指定して処方し，ジェネリック医薬品は使用不可とする．ザジテン®は抗 PAF 作用も有しているので，理論的にもアナフィラキシーの予防に有用である．薬の副作用による眠気をその後の症状の進行と見誤るようなことは起きていない．発熱時以外であれば緊急時に 1 回内服したのみでは熱性けいれんが起こることはない．治療に悪影響を及ぼすことはないので，ためらわずに内服するように指導する．また，速効性が求められるので，ドライシロップ剤を処方するか，カプセル剤の場合にはカプセルを外して内服するように指示する．

　副腎皮質ステロイド薬には速効性はないが，二相性の反応の抑制効果を期待して主治医より指示が出されている場合には内服する．

　食品をさわった手で眼をこすると球結膜や眼瞼結膜の浮腫が起こることが多い．眼症状が出現した場合には，洗眼後，抗アレルギー薬やステロイドの点眼薬を点眼する．

　緊急常備薬を内服しても症状が治まらずに進行する場合には，ただちに医療機関を受診する必要があり，救急車の要請も考慮する．血圧低下が疑われるときには嘔吐に注意して，仰臥位に寝かせ下肢を約 30 度高くする．決して歩かせてはならない．

　体重 15 kg 以上でアドレナリン自己注射器（エピペン®）が処方されている場合には，エピペン®を大腿前外側に筋肉内注射後，速やかに医療機関を受診する．

4　アドレナリン自己注射器（エピペン®）使用時の注意

　アナフィラキシーショックへの対応として，早期のアドレナリン投与が効果的であるとして早期治療の重要性が指摘されている．蜂毒アレルギーでは，刺されてからアドレナリン注射までの時間が短いほど死亡率が少なかったことが報告されている．

　自己注射薬として，体重 15 kg 以上 30 kg 未満を対象とするエピペン®注射液 0.15 mg と，体重 30 kg 以上を対象とするエピペン®注射液 0.3 mg の使用が認可されている．傾眠状態やショックに陥る前に，皮膚・粘膜症状が拡大傾向にあるときや，皮膚・粘膜症状以外に咳嗽，声が出にくい，呼吸困難，喘鳴などの症状が出現した時点でエピペン®を使用することが重要である．

　本剤の処方は講習を受けた登録医が，過去に食物により重篤なアナフィラキシーを起こした児や，アナフィラキシーショックを起こす危険性が高いと判断される児に対して行う．アドレナリンは劇薬であり，急激な末梢血管収縮作用や血圧上昇作用があるため，基礎疾患のないことを確かめたうえで処方する．2011 年 9 月より保険適用が認められた．新型エピペン®では処方するたびに練習用のトレーナーも本体に付属してついてくるようになった．薬剤の有効期限は 1 年であるので，再処方の必要性についてもあらかじめ説明しておく必要がある．

使用前

使用後

安全キャップ　　　使用後の針が格納されている

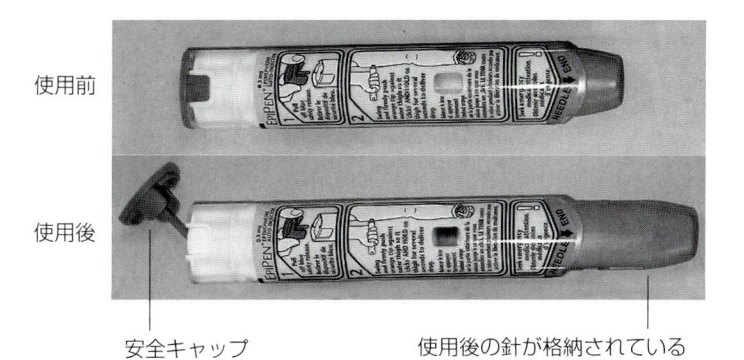

図6-3　新型エピペン®の使用前後

　エピペン®はケースから取り出し，青色（旧型では灰色）の安全キャップを外して，反対側の先端のオレンジ色（旧型では黒色）の部分を大腿前外側に押し付けると注射針が飛び出し，自動的に薬液が注入されるようになっている．低年齢児の力ではうまく作動しないことがあるので，周囲の人による補助が望ましい．エピペン®は大腿前外側筋肉内注射用としてのみ製造されており，誤って他の部位に注射すると副作用を起こす場合があるので注意する．事故を防ぐため，安全キャップは使用時以外には決して外さないようにする．

　注射針の刺さった痛みに驚いて，アドレナリン注射が完了する前に針を抜いて必要量が注射されなかった例もあるので，年長児においても周囲の人による補助が望ましい．新型ではオレンジ色のカバーが飛び出していればうまく注射できたと判断できる．使用済みのエピペン®はケース内には収まらなくなっているので，そのまま搬送される医療機関に持参する．針はオレンジ色のカバーの中に格納されているため安全である（図6-3）．旧型では使用後はケースに入れて蓋をして針先をケース内に固定して医療機関に持参する．

　エピペン®は，アナフィラキシーを起こしたときに医療機関で治療を受けるまでの緊急薬であり，使用後，救急車によりただちに医療機関を受診する必要がある．回復後も二相性のアナフィラキシー反応の出現にも注意し，経過観察が必要である．

　エピペン®は遮光下にて室温保存であるので，冷蔵庫内には入れないようにする．学校などで本人以外が保管する場合には，とっさの場合にも取り出せるように関係者の間で周知徹底することが必要である．

　『学校のアレルギー疾患に関する取り組みガイドライン』（日本学校保健会）において，アナフィラキシーの現場に居合わせた教職員がエピペン®の使用法を知っている場合に，自分で打つことができない状態の児童に代わって注射を行っても医師法には抵触せず，民事および刑事責任を問われることはないという見解が示されている．また，エピペン®をその場に携帯している場合には，救急車要請時にその旨を伝えておくと，救急車到着時までに注射できていない場合には，救命救急士による注射を受けることが可能となった．

C 国内・海外旅行時の注意

1 旅行時,宿泊行事における注意点

　食物アレルギーへの対応可能な宿泊施設が増えているものの,まだ不十分である.園・学校行事によるときには旅行会社が間に入ることが多いが,間接的な情報では確認が難しいので,園・学校あるいは保護者から宿泊施設に対して食事の原材料に関する資料の提供を求めるようにする.特に,加工食品に関する詳しい原材料が書かれた資料を保護者が入念にチェックすることが必要である.個人旅行の場合には,宿泊施設に直接問い合わせ,対応が難しいと判断したときには別の宿泊施設を探す.

　問い合わせに対して対応可能という返事が来たときには,摂取できない食品を文書で伝える.この場合には,家庭で一部摂取できる場合であっても,完全除去を依頼するのが原則であり,原材料をチェックした上で調味料に関してはどこまで使用可能であるかをきちんと伝える.ただし,醤油のように原材料表示としては小麦が入るが,最重症例も含めてほとんどの小麦アレルギー児で使用可能な食品については,使用できる場合にはきちんと伝えるようにする.

　国内旅行であっても,飛行機を使用する場合や風光明媚なところ(=医療機関を探しにくいところ)へ行くときには,エピペン®を持参すべきかどうかをあらかじめ主治医と相談し,勧められた場合には処方を受け持参する.

2 海外旅行時にエピペン®を携帯するときの注意

　家族旅行,あるいは学校行事として海外へ行く機会が増えている.アナフィラキシーの既往のある場合にはエピペン®の携帯が望ましい.飛行機は密室であり,緊急着陸は困難であるため,手荷物として機内に持ち込む必要がある.手荷物検査で危険物として没収されないために,英文の薬剤証明書(図6-4)と薬剤の英文の説明書を用意しておく.あらかじめ医師の行うことと保護者に行ってもらうことを表6-1にまとめた.

表6-1 海外旅行時のエピペン®所持についてあらかじめ準備すること

医師が行うこと	・薬剤証明書の発行:手荷物検査時提示用 ・英文の添付文書の用意 http://files.epipen.gethifi.com/footer-pdfs/patient-packaging-insert-pdf/Prescribing-Information.pdf
保護者が行うこと	・機内食および滞在先のホテルの食事についての問い合わせ ・航空会社(渡航先の国内線を含む)や訪問する国の大使館にエピペン所持に関して問い合わせる

C 国内・海外旅行時の注意

Certificate for the Personal Use of Medicines

Patient's Name： _____

Date of birth： _____

Address： _____

This is to confirm that I have prescribed _____ EpiPen®Injection 0.3 mg/0.15 mg

(epinephrine injection 0.3 mg/0.15 mg) to Mr./Mrs. _____ for the

treatment of his/her anaphylactic reaction due to <u>insect stings / foods / drugs /</u>

<u>other</u>(_____).

I would like him / her to keep this medication on his/her for use as necessary.

Physician's signature： _____   Date： _____

＜Contact Information＞

Physician's Name： _____

Institution / Department： _____

Address： _____

TEL / FAX： _____

図6-4　エピペン®機内持ち込みのための診断書

📖 第6章　文献
1) 伊藤節子：食物アレルギーの治療．馬場実（編）：やさしい食物アレルギーの自己管理 改訂版．医薬ジャーナル社，2009：46

索　引

和文索引

あ

汗　24
悪化因子の回避　72
アトピー性疾患実態調査　73
アトピー性皮膚炎　6, 22, 51, 68, 69, 71, 72, 74, 75, 81, 89, 95, 159
　―の悪化因子　71
　―の原因　71
　―の診断の手順　18
　―の診断の手引き　70
　　食物アレルギーの関与する―　72, 79, 85, 86, 128, 159
アトピー性皮膚炎有症率全国調査　73
アトピー素因　10, 26, 79, 85
アドレナリン自己注射器　179, 182
アナフィラキシー　4, 6, 39, 42, 68, 98, 180
アナフィラキシーショック　4
新たな食物アレルギー　15, 53
アラポート®HRT　28, 41
アレルギー炎症　12
アレルギー家族歴　21
アレルギー性疾患　86, 89
アレルギー表示　97
　―の対象外　100
　特定原材料の―　31, 88
　乳の―　126
アレルギー物質の表示制度　96, 101
アレルギーマーチ　68, 79, 87
アレルゲン　8, 180
　―除去　18, 55
　―除去食　92, 105
　―診断　18
安全性の確保　35

い

1回摂取試験　160
1日30品目　122
胃液の分泌　55
胃酸　9
一般検査　26
一般商品　103
陰性化　60

え

英文の薬剤証明書　184
栄養面の代替　112
栄養面への配慮　107
エピペン®　179, 182

お

横断的調査　50
オープン法による食物経口負荷試験　37
オボムコイド　133

か

確率　34
加工食品　102, 156
カゼイン　114, 134, 148, 168
加熱　112, 139
加熱凝固による低アレルゲン化　144, 150
加熱条件　156
加熱調理　138
過敏状態　158
過敏性の増強　54
花粉　25
カルシウム　92, 107
　―の充足　107

索引

　　─の代替　125
寛解群　61
感作　11, 27, 75, 87
　　経皮─　14
　　経母乳─　13
感作源　136, 137
感作状態　79, 96
　　─の把握　33, 40
感作率　74, 75, 76
　　ダニによる─　86
完全除去　31

き

気道の過敏性　82
起泡性　113
急速減感作療法　167
牛乳　113, 125, 134, 137, 148, 169
牛乳アレルゲン除去調製粉乳　119, 126
　　─による代替　113
吸入抗原　75
牛乳抗原　149
牛乳負荷時の総抗原量　168
凝固性　113
　　─の違い　155
局所免疫能　10
極端な食品除去　54
魚類　116

く

果物　29
果物・野菜のアレルギー　30
グリアジン　151, 168
グルテン　114, 135

け

経口DSCG　88, 94
経口免疫療法　83
経皮感作　14
経母乳感作　13

経母乳負荷試験　21, 36, 38, 77, 127
鶏卵　112, 124, 132, 136
　　─の組成　132
鶏卵特異的抗体　172
鶏卵負荷試験　169
　　─結果　170
鶏卵負荷時の総抗原量　168
血清総IgE値　26, 51, 86
血中総IgE値　11
原因抗原診断　12, 94
原因食品　104
原因食物アレルゲン診断　77
原因食物抗原　26, 40
原因療法　53
原材料の違い　146

こ

好塩基球ヒスタミン遊離試験　19, 26, 28, 41, 60
甲殻類　117
後期除去開始群　51, 86
口腔アレルギー症候群　15
抗原　6, 81, 85
抗原コンポーネントタンパク質　57, 132, 167
抗原コンポーネントタンパク質レベル　40
抗原診断　92, 94, 111
抗原性　129, 139, 154
　　─低下　112
　　─のパターン分類　156
　　─の評価　129
抗原摂取量　69
抗原特異性　27
抗原特異的IgE抗体　27, 55, 56, 81
抗原特異的IgG抗体　55, 56, 57, 61
抗原曝露　57
抗原量　81
　　─の変化　148
好酸球　26
構成割合　136, 137

誤解されやすい表示　99
呼吸器症状発現　82
誤食　178, 180
誤食時の症状　36
誤食時の対応　181
コホート研究　73
小麦　114, 127, 135, 138, 150, 169
　　―の低アレルゲン化　150
小麦負荷時の総抗原量　168
米　116

さ

3回食　121
再現性の確認　22
臍帯血中の食物特異的IgE抗体　13
殺菌剤　25
サブクラス抗体　55, 57

し

閾値　166
湿疹　24
室内環境　21
室内環境抗原　11
室内ペット　11, 21
至適濃度　42
住環境整備　85, 89
柔軟剤　24
従来法　130
受動喫煙　21
授乳中の母親の食事　128
授乳・離乳の支援ガイド　120
消化機能の未熟性　9
症状の起こり方　20
症状の再燃・悪化　108, 159
症状誘発　167
商品管理　100
除去食品　104
初期量　39
食環境整備　85
食事記録　20

食事指導　94, 101, 158, 170, 171, 174
食事療法　50, 53, 92
食品除去　36, 54, 92, 94, 95, 111, 158, 166
　　―実施のコツ　103
　　―の定期的再評価　108
　　―の方法　111
　　―の見直し　108
　　極端な―　54
　　必要最小限の―　53, 54
　　不必要な―　54
　　母乳摂取中の―　94
食品除去解除　108, 158, 160, 166
　　―のタイミング　95
　　―のための食事指導　158
　　―の時期の見極め　158
食品摂取　88
食品摂取可能量　169
食物アレルギー　75, 95, 159
　　―の関与するアトピー性皮膚炎　72, 79, 85, 86, 128, 159
　　―の定義　2
　　IgE依存性の―　68
　　新たな―　15, 53
　　乳児期発症の―　22, 68, 72, 159
食物アレルギー児の離乳食の進め方　123
食物以外の症状悪化因子　24
食物側の要因　8
食物経口負荷試験　18, 33, 36, 82, 94, 160, 166, 169
　　―実施の時期　28
　　―の適応　83
　　―の分類　36
　　―陽性例　166
　　オープン法による―　37
　　シングル盲検―　37
　　二重盲検―　33, 37
食物抗原　21, 68, 72, 74, 75, 80, 87
　　母乳中の―　6, 13, 68, 72, 81, 85
食物抗原特異的IgE抗体　136
食物除去試験　18, 31, 77

—のコツ　　31
食物日誌　　20, 21, 40
　　　—の書き方　　22
　　　—の活用法　　23
食物不耐症　　3
シングル盲検食物経口負荷試験　　37
新生児・乳児消化管アレルギー　　68
身長体重曲線　　109, 111
新法FASPEK®　　130

す

水溶性画分　　138
水溶性タンパク質　　135
スギRAST陽性率　　83
スギ花粉症発症率　　83
砂かぶれ　　25

せ

生活環境　　158
生活リズム　　121
生体側の反応性　　136
生体側の要因　　8
成長期　　92
石けん　　24
摂取回避　　180
摂取可能量　　36, 166
　　　—の目安　　172, 173, 174
摂取抗原量　　6
洗剤　　24
喘息発症の予防　　82
喘鳴の既往　　83
喘鳴発症率　　79, 83, 86

そ

早期除去開始群　　51, 86
早期診断　　29, 30
早期治療介入　　85, 88, 89
即時型反応　　4, 12, 29, 39, 64, 68, 69, 81, 82, 83, 85, 160
　　　—既往例　　160

　　　—の回避　　33
そば　　118

た

大豆　　115
耐性の獲得　　64, 108, 158, 166
代替表記　　100
出汁　　105, 121, 123
ダニ　　25
　　　—対策　　53, 79
　　　—による感作率　　86
ダニRAST陽性率　　83
ダニアレルギー　　79
ダニ特異的IgE抗体　　51
卵　　112, 124, 132, 136, 139, 152, 169
　　　—の抗原性の変化　　147
　　　—の低アレルゲン化　　152
卵アレルギー　　51, 125, 174
卵抗原量　　143, 155
卵除去食開始　　57, 58

ち

遅発型反応　　29, 77
中心温度　　141, 143
腸管局所　　53
腸管透過性　　9, 53, 55
腸管のバリア機構　　9
超微量漸増法　　167
調理　　139
調理温度　　140
調理食品　　156
調理法　　40
直接摂取　　82

て

低アレルゲン化　　119, 129, 138, 139, 144, 148, 149, 150, 154
　　　加熱凝固による—　　144, 150
　　　小麦の—　　150
　　　卵の—　　152

卵白の— 139
　鉄　92, 107
　鉄欠乏性貧血　122

と

　特異的IgE抗体　26
　特定加工食品　100
　特定原材料のアレルギー表示　31, 88
　取り分け料理　124

に

　2回食　121
　肉類　117
　二重盲検食物経口負荷試験　33, 37
　乳児期　53, 86
　乳児期発症の食物アレルギー　22, 68, 72, 159
　乳児湿疹　76
　乳糖　98
　乳糖不耐症　3
　乳のアレルギー表示　126

はひ

　パーセンタイル曲線　109
　発育曲線　109
　ピーナッツ　118
　ビオチン欠乏症　113
　非寛解群　61
　ヒスタミン　11
　ヒスタミン中毒　3
　ヒスタミン遊離曲線　42
　ビタミンD　107
　必要最小限の食品除去　53, 54
　非特異的吸収　9
　皮膚テスト　29, 77
　皮膚プリック／スクラッチテスト　12
　表示制度　102, 103
　　アレルギー物質の—　96, 101
　微量抗原　57

ふ

　負荷食品　39, 166
　負荷総量　39
　副材料　145
　　—の違い　146
　不必要な食品除去　54
　不溶化　145, 149, 151
　　OMの—　147
　不溶性タンパク質　135
　プリック／スクラッチテスト　29
　プリック・プリックテスト　30
　プロバビリティーカーブ　34
　分泌型IgA　10, 55

へほ

　ペット　25
　ペプシン　9, 55
　保湿剤　24
　母乳　10
　母乳摂取中の食品除去　94
　母乳中の食物抗原　6, 13, 68, 72, 81, 85

まめも

　紛らわしい表現　103
　免疫学的機序　2, 18, 26
　免疫寛容　12, 85
　問診　18, 20, 40

やゆよ

　薬剤の英文の説明書　184
　野菜・果物　118
　誘発される症状の予測　33
　予防注射液　14

ら

　ラテックス・フルーツ症候群　15
　卵黄　132
　　—の分離法　152
　卵黄膜除去卵黄　152

卵白　76, 132, 154
　　―の使用量　154
　　―の低アレルゲン化　139
卵白量　152
卵白アルブミン　133
卵白抗原量　145
卵白特異的 IgE 抗体　51, 63
卵白特異的 IgG 抗体　63

離乳食　120
離乳食の進め方　120
　　食物アレルギー児の―　123
離乳の開始　88, 120
離乳の完了　122
量的因子　40
累積感作率　80

り・る

理解しにくい表示　98

わ

わかりにくい表示　100

欧文索引

β-ラクトグロブリン　134, 149, 168
bystander protein　15
CD203c　28
critical period　81
DSCG　29, 58
HRT（basophile histamine releasing test）　28, 41
　　―の活用　44
　　―の結果判定時の注意　44
　　―の有用性　42
HRT シオノギ®　28, 35, 41, 42, 44, 60
IgE/IgG 比　64
IgE-mediated food allergy　6, 7
IgE 依存性の食物アレルギー　68

IgE 依存性反応　4
IgG_4 抗体　61
low-responder　35, 44, 159
low-responder 化　60
OM　130, 133, 139, 144, 145, 168
　　―の移行　153
　　―の不溶化　147
OVA　130, 133, 139, 144, 145, 168
　　―の移行　153
QOL　97
RAST 陽性率　79
S-S 結合　147
ω-5 グリアジン　138

おわりに

　アレルギー性疾患の診療は日々進歩しており，その結果はガイドラインに反映されている．食物アレルギーに関しては，食物アレルギーの診断と治療における問題点を整理してエビデンスに基づく治療のあり方を提示する目的で，2000年4月に日本小児アレルギー学会内に食物アレルギー委員会が立ち上げられた．そこで検討された内容は学会誌に順次掲載されたのち，「食物アレルギー診療ガイドライン2005」にまとめられた．その後の新しい知見に基づき，内容も大幅に刷新された形で2011年10月には，「食物アレルギー診療ガイドライン2012」が作成された．ガイドラインの性格上，総論的であり，もっと具体的に書いて欲しいという声を沢山いただいた．

　筆者も日本小児アレルギー学会食物アレルギー委員として食物アレルギーガイドライン2005および2012の作成に携わった．ガイドラインの性格上そこには書けなかったことも，本書には個人の見解として載せた．特に要望の多かった調理による食品の抗原性の変化や調理食品中の抗原性などについても，個別のデータを提示するというよりも，抗原性の変化の起こり方の原則を理解していただくことを念頭に書いた．卵に関するデータが多いが，卵は抗原コンポーネントタンパク質ごとに調理による低アレルゲン化の起こり方が異なる複雑な抗原性を示す食品であるからである．

　食品中の抗原量の測定には測定系の選定が重要である．2002年にアレルギー物質の食品表示が義務化された．このときに公定法として定められたアレルゲンタンパク質の測定系(従来法)は，食品中の抗原コンポーネントタンパク質の抗原性を「食べる」側から評価するのに適していた．一方，2006年より使用され，現行の公定法である新法による測定系は原材料として使用した抗原量をよく反映し，加工食品中のアレルゲン物質の検出という本来の目的に合致した非常に優れた測定系であった．本書に記したのは，主に「食べる」側からの抗原性を評価するのに適した従来法によるデータであり，一部新法による測定結果を示すことにより調理による抗原の変化の法則を説明した．従来法による測定キットは途中で発売が中止されたが，森永生科学研究所の本庄勉氏のご指導により測定を続けることができた．この場を借りて厚く御礼申し上げる．

　本書の中のデータの一部は厚生労働科学研究補助金免疫アレルギー疾患等予防・治療研究事業，科学研究費補助金基盤研究(C)(課題番号22500785)，財団法人旗影会助成金，2012年度同志社女子大学研究助成金(個人研究)による研究の成果である．関係各位に深謝する．

　最後に，本書の刊行を提案し多大なご援助をいただいた診断と治療社の堀江康弘編集部長，編集部の土橋幸代さん，小林雅子さんに深謝し，あとがきとさせていただく．

伊藤節子

- 本書の複製権・翻訳権・上映権・譲渡権・公衆送信権（送信可能化権を含む）は株式会社診断と治療社が保有します．
- JCOPY 〈(社)出版者著作権管理機構 委託出版物〉
  本書の無断複写は著作権法上での例外を除き禁じられています．複写される場合は，そのつど事前に，(社)出版者著作権管理機構（電話 03-3513-6969，FAX03-3513-6979，e-mail：info@jcopy.or.jp）の許諾を得てください．

抗原量に基づいて「食べること」を目指す

乳幼児の食物アレルギー

ISBN978-4-7878-1972-7

2012年9月7日　初版第1刷発行
2013年7月29日　初版第2刷発行
2015年8月10日　初版第3刷発行

執　　筆	伊藤節子
発　行　者	藤実彰一
発　行　所	株式会社　診断と治療社

〒100-0014　東京都千代田区永田町2-14-2　山王グランドビル4階
TEL：03-3580-2750（編集）　03-3580-2770（営業）
FAX：03-3580-2776
E-mail：hen@shindan.co.jp（編集）
　　　　eigyobu@shindan.co.jp（営業）
URL：http://www.shindan.co.jp/
振替：00170-9-30203

表紙デザイン　ジェイアイ
印刷・製本　株式会社　加藤文明社

©Setsuko ITO, 2012. Printed in Japan.
乱丁・落丁の場合はお取り替えいたします．

［検印省略］